高等医药院校试用教材

针 灸 治 疗 学

(供针灸专业用)

主　　编　杨长森
副 主 编　何树槐
编　　委　刘冠军　陈汉平　张家维

上海科学技术出版社

图书在版编目(CIP)数据

针灸治疗学 / 杨长森主编. —上海：上海科学技术出版社，1985.5(2025.10重印)
高等医药院校试用教材.供针灸专业用
ISBN 978-7-5323-0494-3

Ⅰ.①针… Ⅱ.①杨… Ⅲ.①针灸疗法-医学院校-教材 Ⅳ.①R245

中国版本图书馆 CIP 数据核字(2016)第 036781 号

针灸治疗学
(供针灸专业用)
　主编　杨长森

上海世纪出版(集团)有限公司
上海科学技术出版社　　　　出版、发行
(上海市闵行区号景路 159 弄 A 座 9F-10F)
邮政编码 201101　　www.sstp.cn
常熟市华顺印刷有限公司印刷
开本 787×1092　1/16　印张 14.75
字数：354 千字
1985 年 5 月第 1 版　2025 年 10 月第 33 次印刷
ISBN 978-7-5323-0494-3/R・133
定价：35.00 元
——————————————————
本书如有缺页、错装或坏损等严重质量问题，请向印刷厂联系调换

前　　言

由国家组织编写并审定的高等中医院校教材从初版迄今已历二十余年。其间曾进行了几次修改再版,对系统整理中医药理论、稳定教学秩序和提高中医教学质量起到了很好的作用。但随着中医药学的不断发展,原有教材已不能满足并适应当前教学、临床、科研工作的需要。

为了提高教材质量,促进高等中医药教育事业的发展,卫生部于一九八二年十月在南京召开了全国高等中医院校中医药教材编审会议。首次成立了全国高等中医药教材编审委员会,组成32门学科教材编审小组。根据新修订的中医、中药、针灸各专业的教学计划修订了各科教学大纲。各学科编审小组根据新的教学大纲要求,认真地进行了新教材的编写。在各门教材的编写过程中,贯彻了一九八二年四月卫生部在衡阳召开的"全国中医医院和高等中医教育工作会议"的精神,汲取了前几版教材的长处,综合了各地中医院校教学人员的意见;力求使这套新教材保持中医理论的科学性、系统性和完整性;坚持理论联系实际的原则;正确处理继承和发扬的关系;在教材内容的深、广度方面,都从本课程的性质、任务出发,注意符合教学的实际需要和具有与本门学科发展相适应的科学水平;对本学科的基础理论、基本知识和基本技能进行了较全面的阐述;同时又尽量减少了各学科间教材内容不必要的重复和某些脱节。通过全体编写人员的努力和全国中医院校的支持,新教材已陆续编写完毕。

本套教材计有医古文、中国医学史、中医基础理论、中医诊断学、中药学、方剂学、内经讲义、伤寒论讲义、金匮要略讲义、温病学、中医各家学说、中医内科学、中医外科学、中医儿科学、中医妇科学、中医眼科学、中医耳鼻喉科学、中医伤科学、针灸学、经络学、腧穴学、刺灸学、针灸治疗学、针灸医籍选、各家针灸学说、推拿学、药用植物学、中药鉴定学、中药炮制学、中药药剂学、中药化学、中药药理学等三十二门。其中除少数教材是初次编写者外,多数是在原教材,特别是在二版教材的基础上充实、修改而编写成的。所以这套新教材也包含着前几版教材编写者的劳动成果在内。

教材是培养社会主义专门人才和传授知识的重要工具,教材质量的高低直接影响到人才的培养。要提高教材的质量,必须不断地予以锤炼和修改。本套教材不可避免地还存在着一些不足之处,因而殷切地希望各地中医药教学人员和广大读者在使用中进行检验并提出宝贵意见,为进一步修订作准备,使之成为科学性更强、教学效果更好的高等中医药教学用书,以期更好地适应我国社会主义四化建设和中医事业发展的需要。

全国高等中医药教材编审委员会
一九八三年十二月

编 写 说 明

本教材为了适应当前中医高等院校针灸专业的教学需要,我们根据《针灸治疗学教学大纲》规定的范围,采用1964、1978年版《针灸学》为蓝本,结合课堂教学和临床教学的经验体会,广泛地收集有关资料,加以扩充编辑而成。

本书以继承发展针灸学术,保持中医特色为宗旨。因此,在内容的抉择方面,力求符合"三基本"的教学原则,即要求在掌握针灸基本理论、基本知识和基本技能的基础上,进行临床实践,不断地积累经验和提高理论水平,以求更好地继承发展针灸学术。

本书分总论、各论和专论三篇。

上篇总论分针灸的治疗作用、治疗原则、辨证概要和针灸处方等四章,对有关针灸临床理论问题,作出提纲挈领的综述,以便为学习各论奠定良好的基础。

中篇各论分内科、妇科、儿科、外科、五官科和急救等六章,共有一百多个病症。每个病症分概说、病因病机、辨证、治疗、其他疗法、按语、成方选辑、验案举例、资料摘录等九个项目。对每个病症的命名含义、理、法、方、穴和刺灸操作的具体运用,进行了比较系统的介绍。其中辨证和治疗两项,是教学的重要内容,故叙述不厌其详。成方、验案和资料摘录,目的在于罗列文献,温故知新,学以致用,培养诊疗思考能力,以提高临床教学的质量。

下篇专论分子午流注、灵龟八法和针刺麻醉三章。

子午流注和灵龟八法是依据人体经脉气血流注盛衰的理论,按时进行取穴针灸治疗的方法,有它一定的理论基础和应用意义。针刺麻醉是在针刺止痛的基础上发展起来的,由于它具有镇痛显著、使用方便等优点,所以在外科手术中应用较广。为了便于研究,本书辑为专论,以供参考。

本教材的总论和内科病证部分由南京中医学院杨长森执笔;妇科病证、儿科病证和急救部分由北京中医学院何树槐执笔;外科病证部分由上海中医学院陈汉平执笔;五官科病证部分由广州中医学院张家维执笔;专论部分由长春中医学院刘冠军执笔。

本书编写时间匆促,又受学识水平所限,疏漏之处,希望同志们多提宝贵意见,以便再版时修改订正。

纪青山和赵毅两同志在本书的定稿时协助工作,我们表示衷心感谢。

目 录

上篇 总 论

1 针灸的治疗作用 ⋯⋯⋯⋯⋯⋯⋯⋯ 1
  1·1 调和阴阳 ⋯⋯⋯⋯⋯⋯⋯⋯⋯ 1
  1·2 扶正祛邪 ⋯⋯⋯⋯⋯⋯⋯⋯⋯ 1
  1·3 疏通经络 ⋯⋯⋯⋯⋯⋯⋯⋯⋯ 2
2 针灸的治疗原则 ⋯⋯⋯⋯⋯⋯⋯⋯ 3
  2·1 补虚与泻实 ⋯⋯⋯⋯⋯⋯⋯⋯ 3
  2·2 清热与温寒 ⋯⋯⋯⋯⋯⋯⋯⋯ 3
  2·3 治标与治本 ⋯⋯⋯⋯⋯⋯⋯⋯ 3
  2·4 同病异治与异病同治 ⋯⋯⋯⋯ 4
  2·5 局部与整体 ⋯⋯⋯⋯⋯⋯⋯⋯ 4

3 辨证纲要 ⋯⋯⋯⋯⋯⋯⋯⋯⋯⋯⋯ 5
  3·1 八纲辨证 ⋯⋯⋯⋯⋯⋯⋯⋯⋯ 5
  3·2 脏腑辨证 ⋯⋯⋯⋯⋯⋯⋯⋯⋯ 6
  3·3 经络辨证 ⋯⋯⋯⋯⋯⋯⋯⋯⋯ 11
  3·4 三焦辨证 ⋯⋯⋯⋯⋯⋯⋯⋯⋯ 13
4 针灸处方 ⋯⋯⋯⋯⋯⋯⋯⋯⋯⋯⋯ 14
  4·1 选穴原则 ⋯⋯⋯⋯⋯⋯⋯⋯⋯ 15
  4·2 配穴方法 ⋯⋯⋯⋯⋯⋯⋯⋯⋯ 16
  4·3 特定穴的应用 ⋯⋯⋯⋯⋯⋯⋯ 17

中篇 各 论

1 内科病证 ⋯⋯⋯⋯⋯⋯⋯⋯⋯⋯⋯ 22
  1·1 感冒 ⋯⋯⋯⋯⋯⋯⋯⋯⋯⋯⋯ 22
  1·2 中暑 ⋯⋯⋯⋯⋯⋯⋯⋯⋯⋯⋯ 24
  1·3 疟疾 ⋯⋯⋯⋯⋯⋯⋯⋯⋯⋯⋯ 26
  1·4 咳嗽 ⋯⋯⋯⋯⋯⋯⋯⋯⋯⋯⋯ 28
  1·5 哮喘 ⋯⋯⋯⋯⋯⋯⋯⋯⋯⋯⋯ 30
  1·6 肺痨 ⋯⋯⋯⋯⋯⋯⋯⋯⋯⋯⋯ 32
  1·7 失音 ⋯⋯⋯⋯⋯⋯⋯⋯⋯⋯⋯ 34
  1·8 呃逆 ⋯⋯⋯⋯⋯⋯⋯⋯⋯⋯⋯ 35
  1·9 噎膈 ⋯⋯⋯⋯⋯⋯⋯⋯⋯⋯⋯ 37
     [附] 反胃 ⋯⋯⋯⋯⋯⋯⋯⋯ 38
  1·10 胃痛 ⋯⋯⋯⋯⋯⋯⋯⋯⋯⋯ 38
  1·11 呕吐 ⋯⋯⋯⋯⋯⋯⋯⋯⋯⋯ 40
  1·12 腹痛 ⋯⋯⋯⋯⋯⋯⋯⋯⋯⋯ 42
  1·13 泄泻 ⋯⋯⋯⋯⋯⋯⋯⋯⋯⋯ 44
  1·14 痢疾 ⋯⋯⋯⋯⋯⋯⋯⋯⋯⋯ 46
  1·15 便秘 ⋯⋯⋯⋯⋯⋯⋯⋯⋯⋯ 48
  1·16 脱肛 ⋯⋯⋯⋯⋯⋯⋯⋯⋯⋯ 50
  1·17 胁痛 ⋯⋯⋯⋯⋯⋯⋯⋯⋯⋯ 51
  1·18 黄疸 ⋯⋯⋯⋯⋯⋯⋯⋯⋯⋯ 53
  1·19 鼓胀 ⋯⋯⋯⋯⋯⋯⋯⋯⋯⋯ 55
  1·20 脚气 ⋯⋯⋯⋯⋯⋯⋯⋯⋯⋯ 57
  1·21 水肿 ⋯⋯⋯⋯⋯⋯⋯⋯⋯⋯ 58
  1·22 消渴 ⋯⋯⋯⋯⋯⋯⋯⋯⋯⋯ 60
  1·23 胸痹 ⋯⋯⋯⋯⋯⋯⋯⋯⋯⋯ 61
  1·24 惊悸 ⋯⋯⋯⋯⋯⋯⋯⋯⋯⋯ 63
  1·25 不寐 ⋯⋯⋯⋯⋯⋯⋯⋯⋯⋯ 65

  1·26 癫狂 ⋯⋯⋯⋯⋯⋯⋯⋯⋯⋯ 67
  1·27 痫证 ⋯⋯⋯⋯⋯⋯⋯⋯⋯⋯ 68
  1·28 郁证 ⋯⋯⋯⋯⋯⋯⋯⋯⋯⋯ 70
  1·29 淋证 ⋯⋯⋯⋯⋯⋯⋯⋯⋯⋯ 71
  1·30 癃闭 ⋯⋯⋯⋯⋯⋯⋯⋯⋯⋯ 73
  1·31 遗精 ⋯⋯⋯⋯⋯⋯⋯⋯⋯⋯ 74
     [附] 阳痿 ⋯⋯⋯⋯⋯⋯⋯⋯ 75
  1·32 疝气 ⋯⋯⋯⋯⋯⋯⋯⋯⋯⋯ 76
  1·33 头痛 ⋯⋯⋯⋯⋯⋯⋯⋯⋯⋯ 77
  1·34 眩晕 ⋯⋯⋯⋯⋯⋯⋯⋯⋯⋯ 79
  1·35 中风 ⋯⋯⋯⋯⋯⋯⋯⋯⋯⋯ 81
  1·36 面痛 ⋯⋯⋯⋯⋯⋯⋯⋯⋯⋯ 84
  1·37 面瘫 ⋯⋯⋯⋯⋯⋯⋯⋯⋯⋯ 85
  1·38 痹证 ⋯⋯⋯⋯⋯⋯⋯⋯⋯⋯ 87
     [附] 坐骨神经痛 ⋯⋯⋯⋯⋯ 88
  1·39 痿证 ⋯⋯⋯⋯⋯⋯⋯⋯⋯⋯ 89
     [附] 多发性神经炎 ⋯⋯⋯⋯ 90
  1·40 腰痛 ⋯⋯⋯⋯⋯⋯⋯⋯⋯⋯ 91
  1·41 落枕 ⋯⋯⋯⋯⋯⋯⋯⋯⋯⋯ 92
  1·42 漏肩风 ⋯⋯⋯⋯⋯⋯⋯⋯⋯ 93
2 妇科病证 ⋯⋯⋯⋯⋯⋯⋯⋯⋯⋯⋯ 95
  2·1 月经不调 ⋯⋯⋯⋯⋯⋯⋯⋯⋯ 95
  2·2 痛经 ⋯⋯⋯⋯⋯⋯⋯⋯⋯⋯⋯ 97
  2·3 经闭 ⋯⋯⋯⋯⋯⋯⋯⋯⋯⋯⋯ 99
  2·4 崩漏 ⋯⋯⋯⋯⋯⋯⋯⋯⋯⋯⋯ 101
  2·5 绝经前后诸证 ⋯⋯⋯⋯⋯⋯⋯ 103
  2·6 带下病 ⋯⋯⋯⋯⋯⋯⋯⋯⋯⋯ 104

2·7 妊娠恶阻	106	4·11 扁平疣 149
2·8 妊娠痫证	107	4·12 牛皮癣 150
2·9 滞产	108	4·13 脱骨疽 152
2·10 胞衣不下	110	4·14 破伤风 153
2·11 产后腹痛	111	4·15 扭伤 155
2·12 恶露不下	112	4·16 风疹 156
2·13 恶露不绝	113	4·17 斑秃 158
2·14 产后血晕	115	**5 五官科病证** 160
2·15 乳少	116	5·1 目赤肿痛 160
2·16 阴挺	117	5·2 针眼 161
2·17 阴痒	119	5·3 眼睑下垂 162
2·18 不孕	120	5·4 迎风流泪 163
3 儿科病证	122	5·5 目翳 165
3·1 顿咳	122	5·6 近视 166
3·2 小儿泄泻	123	5·7 色盲 167
3·3 疳疾	125	5·8 斜视 168
3·4 急惊风	126	5·9 青盲 169
〔附〕慢惊风	128	5·10 暴盲 171
3·5 小儿痿证	128	5·11 耳鸣、耳聋 172
3·6 小儿遗尿	130	5·12 聋哑 173
3·7 痄腮	132	5·13 聤耳 175
4 外科病证	134	5·14 鼻渊 176
4·1 疔疮	134	5·15 鼻衄 177
4·2 乳痈	135	5·16 牙痛 179
4·3 痔疮	137	5·17 咽喉肿痛 180
4·4 瘰疬	139	**6 急救** 182
4·5 瘿气	141	6·1 高热 182
4·6 湿疹	142	6·2 厥证 184
4·7 乳癖	144	6·3 痉证 186
4·8 肠痈	146	6·4 脱证 187
4·9 蛇丹	147	6·5 出血 189
4·10 丹毒	148	6·6 剧痛证 192

下篇 专 论

1 子午流注针法	195	〔附〕飞腾八法 221
1·1 子午流注的意义	195	**3 针刺麻醉** 222
1·2 子午流注的起源与发展	195	3·1 针麻的特点 222
1·3 子午流注针法的组成	196	3·2 针麻的原理 222
1·4 子午流注针法的临床运用	203	3·3 针麻的方法 223
2 灵龟八法	217	3·4 辅助用药 225
2·1 灵龟八法的组成	217	3·5 针麻的要求 225
2·2 灵龟八法的运用	219	

上篇　总论

1　针灸的治疗作用

1·1　调和阴阳

阴阳学说在祖国医学中的应用非常广泛。从经络脏腑到病因病机及至于辨证论治，无一不包涵着阴阳对立统一的规律。

《灵枢·根结》说："用针之要，在于知调阴与阳，调阴与阳，精气乃光，合形与气，使神内藏。"阐明了针灸治疗疾病具有调和阴阳的作用。

人体在正常的情况下，保持着阴阳相对平衡的状态。如果因七情六淫以及跌仆损伤等因素使阴阳的平衡遭到破坏时，就会导致"阴胜则阳病，阳胜则阴病"等病理变化，而产生"阳盛则热，阴盛则寒"等临床证候。针灸治病的关键就在于根据证候的属性来调节阴阳的偏盛偏衰，使机体转归于"阴平阳秘"，恢复其正常的生理功能，从而达到治愈疾病的目的。

针灸调和阴阳的作用，基本上是通过经穴配伍和针刺手法来完成的。例如，由肾阴不足，肝阳上亢而引起的头痛，治当育阴潜阳，可取足少阴经穴针以补法，配足厥阴经穴针以泻法。又如阳气盛、阴气虚可导致失眠，阴气盛、阳气虚则可引起嗜睡。两者都可以取阴蹻的照海和阳蹻的申脉进行治疗，但失眠应补阴泻阳，嗜睡应补阳泻阴。还有从阳引阴，从阴引阳等法，都具有调和阴阳的作用。

1·2　扶正祛邪

扶正，就是扶助抗病能力；祛邪，就是祛除致病因素。疾病的发生、发展及其转归的过程，即正气与邪气相互斗争的过程。

《素问·刺法论》说："正气存内，邪不可干。"《素问·评热病论》说："邪之所凑，其气必虚。"说明疾病的发生，是正气处于相对劣势，邪气处于相对优势而形成的。如果正气旺盛，邪气就不足以致病。假使正气虚弱，邪气就会乘虚侵入而致病。

既病之后，机体仍然会不断地产生相应的抗病能力，与致病因素作斗争。若正能胜邪，则邪退而病向愈；若正不敌邪，则邪进而病恶化。因此，扶正祛邪是保证疾病趋向良性转归的基本法则。

针灸治病，就在于能够发挥其扶正祛邪的作用。大凡针刺补法和艾灸有扶正的作用，针刺泻法和放血有祛邪的作用，但在具体运用时必须结合腧穴的特殊性来考虑。例如，膏肓、气海、命门等穴，多在扶正时用之；而十宣、中极、人中等穴，多于祛邪时用之。

此外，还要根据邪正消长的转化情况，区别病证的标本缓急，随机应用扶正祛邪的法则。

否则，就不能取得预期的疗效，甚至造成不良后果。所以，《素问·离合真邪论》说："用实为虚，以邪为真，用针无义，反为气贼，夺人正气，以从为逆，荣卫散乱，真气已失，邪独内著，绝人长命，予人夭殃。"

1·3 疏通经络

人体的经络"内属于脏腑，外络于肢节"。十二经脉的分布，阳经在四肢之表，属于六腑；阴经在四肢之里，属于五脏。并通过十五络的联系，沟通表里，组成了气血循环的通路，它们"内溉脏腑，外濡腠理"，维持着正常的生理功能。

就病理而言，经络与脏腑之间也是息息相关的。病起于外者，经络先病而后可传于脏腑；病生于内者，脏腑先病而后可反映于经络。例如，太阳伤寒，首先出现头项腰背疼痛的经络证候，然后出现脏腑证候。又如阑尾炎、胆囊炎在腹痛、胁痛的同时，都可在其下合穴附近找到压痛点。这些病证的由来，就是因为某些致病因素导致经络脏腑的气血偏虚偏实的结果。

针灸治病，就是根据经络与脏腑在生理病理上相互影响的机理，在腧穴部位进行针刺或艾灸，取得"通其经脉，调其血气"的作用，从而排除病理因素，治愈疾病。所以《灵枢·刺节真邪》说："用针者，必先察经络之实虚……一经上实下虚而不通者，此必有横络盛加于大经，令之不通，视而泻之，此所谓解结也。""解结"，就是疏通经络的意思。

2 针灸的治疗原则

2·1 补虚与泻实

补虚,就是扶助正气;泻实,就是祛除邪气。在疾病过程中,正气不足则表现为虚证,治宜补法;邪气亢盛则表现为实证,治宜泻法。

《素问·通评虚实论》说:"邪气盛则实,精气夺则虚。"《灵枢·经脉》说:"盛则泻之,虚则补之。"这是针灸补虚泻实的基本原则。如果违反了这个原则,犯了虚虚实实之戒,就会造成"补泻反则病益笃"的不良后果。正确的运用这一原则,除正确地掌握针灸补泻的操作方法外,还要讲究经穴配伍,才能取得较好的疗效。

本经补泻。在一般情况下,凡属某一经络、脏腑的病变,而未涉及其他经络脏腑者,即可在该经取穴补泻之。这就是"不盛不虚以经取之"的本经补泻法。

异经补泻。假使经络发生了彼虚此实,或彼实此虚的病理变化,那末,针灸处方就不局限于采用某一经的穴位。例如,合谷配复溜不仅是两经同用的处方,而且手法不同,效果亦异,用泻法可治感冒无汗,用补法可治阴虚盗汗。

本经补泻和异经补泻都可以用"五输穴"生克补泻法。

此外,运用补虚泻实的原则,还可以与"俞募"、"原络"、"会"、"郄"等配穴法有机地结合起来,更好地发挥针灸的治疗作用。

2·2 清热与温寒

清热,指热证用"清"法。温寒,指寒证用"温"法。这与治寒以热、治热以寒的意义是一致的。

《灵枢·经脉》说:"热则疾之,寒则留之。"《灵枢·九针十二原》说:"刺诸热者,如以手探汤,刺寒清者,如人不欲行。""疾之"和"如以手探汤",是指治热病宜浅刺而疾出;"留之"和"如人不欲行",是指治寒病宜深刺而留针。

凡热邪在表,或热闭清窍而致神昏不省人事等,针刺应浅而疾出,如用三棱针在大椎或井穴点刺出血少许,确有清热泄毒,醒神开窍之效。假使热邪入里,即"阴有阳疾",亦可采用深刺久留的方法,直到热退为止,如热未退,还可反复施术。

凡寒邪入里,或寒邪内生之疾,针刺应深而留针,并可酌加艾灸以扶正壮阳,温散寒邪。假使寒邪在表,壅遏络脉而肢体痹痛,亦可浅刺疾出,用三棱针点刺放血。

此外,热证可用"透天凉"法;寒证可用"烧山火"法。

2·3 治标与治本

标本的含义颇广。要之,内为本,外为标;正气为本,邪气为标;病因为本,症状为标;先病为本,后病为标。

《素问·标本病传论》说:"知标本者,万举万当,不知标本,是谓妄行。"这是强调标本在辨证论治中的重要性。应用治标与治本的原则是：缓则治其本、急则治其标和标本兼治。

缓则治本。在一般情况下，病在内者治其内，病在外者治其外。正气虚者扶正，邪气盛者祛邪。治其病因，症状自解。治其先病，后病可除。这与"伏其所主，先其所因"、"治病必求其本"的道理是一致的。

急则治标。在特殊情况下，标与本在病机上往往是相互夹杂的，因此，论治时必须随机应变，即根据标本证候的缓急，来决定施治的先后步骤。当标病急于本病时，则可先治标病，后治本病。例如，由于某些疾病引起的大小便不通，则当先通其大小便，然后治其本病。张景岳说："盖二便不通，乃危急之候，虽为标病，必先治之。此所谓急则治其标也"。

标本兼治。当标病与本病处于俱缓或俱急的状态时，均可采用标本兼治法。例如，由肝病引起的脾胃不和，可在治肝的同时兼调脾胃。又如，正虚邪实的鼓胀病，单纯扶正或单纯祛邪都是片面的，惟有攻补兼施，才有可能获得比较理想的疗效。

2·4　同病异治与异病同治

同病异治，即同一疾病用不同的方法治疗。异病同治，即不同疾病用同一的方法治疗。这一原则是以病机的异同为依据的，即《素问·至真要大论》所谓"谨守病机，各司其属"之意。

同病异治。某些疾病，受病部位和症状虽然相同，但因其具体的病机不同，所以在治法上亦因之而异。例如，同是胃病，有属肝气犯胃者，治宜疏肝和胃，行气止痛，取足厥阴、足阳明经穴和有关募穴组成处方，针用泻法，亦可少灸。有属脾胃虚寒者，治宜补脾健胃，温中散寒，取足太阴、足阳明经穴和有关背俞组成处方，针用补法，并可多灸。

异病同治。许多疾病，受病部位和症状虽然不同，但因其主要的病机相同，所以可以采用同一的方法治疗。例如，肝胆之火上逆的头痛和肝胆之气郁结的胁痛，都可以取足厥阴、足少阳的经穴和有关俞募穴治疗。又如直肠、子宫、胃等内脏下垂病变，尽管它们的发病部位和具体症状迥然不同，但它们的病机均属中气虚陷，因而在治法上都可以针灸百会、中脘、气海等穴，以益气升陷。

2·5　局部与整体

（1）局部治疗　一般指针对局部症状的治疗而言。例如，口喎取地仓、颊车，鼻塞取迎香、巨髎。口喎、鼻塞可见于多种全身性疾患，解除这些症状，将有助于全身性疾患的治疗。

（2）整体治疗　一般指针对某一疾病的原因疗法。例如，肝阳上亢的眩晕，取太冲、照海滋肾平肝，肝风平熄则头晕目眩等症自可向愈。风寒外束的感冒头痛，取合谷、外关发汗解表，表邪得解则头痛恶寒等症可除。

（3）局部与整体兼治　即既重视原因治疗，又重视症状治疗，将两者有机地结合起来，则有利于提高疗效。例如，脾虚泄泻，既取天枢、足三里制泻，又取三阴交、脾俞补脾，等等。

单从穴位的主治作用来看，有些穴位只主治局部病证，如承泣治目疾、颧髎治面痛等。有些穴位不仅能治局部病，而且能治全身疾病，如气海治少腹痛，大椎治项背痛，但它们对全身性疾病亦有主治作用。

因此，针灸治病，要善于掌握局部与整体的关系，从辨证论治的整体观念出发，选配穴位，进行治疗，才能避免头痛医头、脚痛医脚的片面性。

3 辨证纲要

3·1 八纲辨证

（1）阴阳　在八纲辨证中，阴阳是辨证的总纲。一切疾病的病理变化都可以归纳为阴阳偏盛偏衰两大类。凡是不及的、抑制的、衰退的、寒性的皆属于阴；太过的、兴奋的、亢进的、热性的皆属于阳。这是基本的分类。在分别阴阳二纲的基础上，还必须结合表里、虚实寒热等纲进行具体分析，才能全面地掌握病情的性质。

阴阳辨证

辨证	阴证	阳证
主要症状	颜面苍白、暗淡，恶寒，不渴，懒言，声音低微，大便溏泄，小便清长	颜面潮红、有光，发热，烦热，烦渴，呼吸迫促，声音洪亮，大便秘结，小便短赤
脉象	沉细微弱	洪大滑数
舌诊	舌质淡，舌苔白	舌质红，舌苔黄

（2）表里　这是鉴别疾病部位的内外和病情深浅的两个纲领。病变在皮肤、肌肉、经络的属于表，病变在脏腑的属于里。疾病反映于体表的证候称作"表证"，反映于脏腑的证候称作"里证"。

表里辨证

辨证	表证	里证
主要症状	怕冷，发热，四肢痛，无汗或有汗	高热不怕冷，烦躁，神昏，谵语，呕吐，口渴，便秘或泄泻
脉象	浮或浮数	沉或沉数
舌诊	薄白	黄

（3）寒热　这是鉴别疾病性质的两个纲领。寒证是感受寒邪或机体活动功能衰退所表现的征象；热证是感受热邪或机体的功能亢进所表现的征象。

寒热辨证

辨证	寒证	热证
主要症状	怕冷喜暖，口不渴或渴喜热饮，面色苍白，手足不温，大便溏薄，小便清长	发热喜凉，口渴喜冷饮，面目红赤，大便秘结，小便短赤
脉象	迟或沉细	数或洪数
舌诊	舌质淡，舌苔白滑	舌质红，苔黄而干燥

（4）虚实　这是鉴别人体正气强弱和邪气盛衰的两个纲领。虚证是指正气不足的证候，多见于慢性病；实证是指邪气亢盛的证候，多见于急性病。

虚 实 辨 证

辨 证	虚 证	实 证
主要症状	精神萎靡,面色黄白,形体消瘦,心悸气短,自汗盗汗,大便溏薄,小便频数或不禁	精神烦躁,胸腹胀满,疼痛拒按,大便秘结或里急后重,小便不通,或淋沥涩痛
脉象	无力	有力
舌诊	舌质淡,无苔	舌质红,苔厚腻

由于人体感受的病邪性质和受病部位不同,以及正气强弱的差异,因而临床所见的病证往往是错综复杂的。所以,八纲之间,既有区别又有联系,临证时必须针对具体情况灵活运用。

例如,就阴阳与表里、寒热的关系来说,在里的多属于阴,在表的多属于阳。寒化的多属于阴,热化的多属于阳。

又如,从表里与寒热、虚实的关系来说,表证有表寒、表热、表虚、表实等区别;里证有里寒、里热、里虚、里实等不同。更有表寒里热、表热里寒、表实里虚、表虚里实、表里俱寒、表里俱热、表里俱实、表里俱虚等变化。这些变化,充分说明了八纲之间的联系非常密切,因此临证时必须充分运用"四诊"对症状和体征进行综合分析,分清阴阳表里虚实寒热的主证及其各种变化的特点,作出正确的诊断,才能做到合理治疗。

3·2 脏腑辨证

(1) 肺

【概说】

肺居胸中,司呼吸,主一身之气,外与皮毛相合,上与喉鼻相通。故外邪由皮毛口鼻而入,多先犯于肺。肺主治节,朝百脉,与五脏六腑的关系最为密切,故肺病日久可以影响其他脏腑,其他脏腑的病变亦可影响于肺,其中以脾肺兼病与肺肾兼病为多见。肺病的病理变化,主要是肺气宣降失常,证候表现为咳嗽、哮喘、咯血、胸闷、胸痛、鼻塞、流涕、鼻衄、咽喉肿痛、失音等。

【证治】

邪热蕴肺:邪热犯肺,蕴遏不解,而致肺失清肃。证见咳嗽,痰粘色黄,气息喘促,胸痛胸闷,身热口渴,或鼻流黄涕,鼻衄,咽喉肿痛,舌干而红,脉数。治疗应取手太阴与阳明经穴为主,毫针泻之,或用三棱针放血,禁灸。

痰浊阻肺:因湿痰内阻,而影响肺气的清肃,则可致咳嗽气喘,喉中痰鸣,痰稠量多,胸胁支满疼痛,倚息不得安卧。治疗可取手太阴与足阳明经穴为主,以针泻之并可施灸。

外感风寒:风寒袭于肺卫,肺气失宣,遂致恶寒发热,头痛,骨节酸楚,无汗,鼻塞流涕,咳嗽而痰涎稀薄,口不渴,舌苔薄白,脉象浮紧等。治疗宜取手太阴、阳明经穴为主,以针泻之并可施灸。

(2) 大肠

【概说】

大肠为传导之官,职司传导糟粕。因其经脉上络于肺,又因脾胃为受纳、运化水谷的脏腑,故它在生理病理上与肺、脾、胃的关系最为密切。大肠的病变,主要是传导功能失常,其病证表现为：便秘、泄泻、里急后重、便血、肠痈、脱肛等。

【证治】

大肠寒证：多因外受寒邪或内伤生冷，而致传导失常，其证多见腹痛肠鸣，大便泄泻，舌苔白滑，脉象沉迟等。治疗可取本腑募穴及下合穴为主，针灸并用，以希散寒止泻。

大肠热证：邪热侵于大肠，血气壅滞，其证便泻黄糜，臭秽异常，腹痛胀急，甚则里急后重，痢下赤白，身热口渴。如热结而为肠痈，则腹痛拒按，脚屈不能伸展。苔黄，脉多滑数。治疗可取本腑募穴、下合穴及手足阳明经穴为主，针泻不灸，以使邪热外泄。

大肠虚证：多因久泻不止，或下痢久延，而致大便不禁，肛门滑脱，脉象细弱，舌淡苔薄，凡此皆气虚下陷之故。治疗应取足太阴、阳明及任脉经穴为主，针补重灸，以补益大肠之气。

大肠实证：多因积滞内停，邪壅大肠所致。其证多见大便秘结，或下痢不爽，腹痛拒按，苔厚，脉沉实有力。治疗可取手足阳明经穴为主，针泻不灸，行气通腑而排除积滞。

（3）脾

【概说】

脾主中州，司运化，以升为健，主四肢肌肉。故脾病证候，偏于运化失常、肢体消瘦及肿胀等病变。又以脾能统血，如脾虚统摄无权，则可见便血、女子崩漏等。

【证治】

脾虚证：脾虚则运化失常，致使水谷精微无以输布全身，临床证候则为面色萎黄，中气不足，懒言，倦怠无力，肌肉消瘦。如因脾虚而致阳气不振，则有腹满便溏，四肢欠温，足跗浮肿，舌淡苔白，脉象濡弱等证。治宜取本脏俞、募与足太阴、阳明经穴为主，针补重灸。

脾实证：仅是和脾虚相对而言。其病多系饮食停滞，证见大腹胀满，或有疼痛；或系湿热蕴蒸，证见肤黄溺赤；或由湿阻而脾阳不运，证见脘闷而腹满，大小便不利，甚至形成肿胀。治宜取足太阴、阳明经穴为主，针刺泻法。

脾寒证：有因脾阳衰微，水湿不化，以致阴寒偏胜者；亦有由于过食生冷，脾阳因而不振者。在证候上都可有腹痛隐隐，泄泻，膜胀，四肢清冷，舌淡苔白，脉象沉迟。治宜取本脏俞募与足太阴、阳明经穴为主，针补重灸。

脾热证：脾为湿土，如受热邪，则多为湿热互蒸。证见脘痞不舒，身重困倦，口腻而粘，不思饮食。亦有口泛酸甜，口糜流涎，头重如裹，身热不扬，便溏粘滞，小溲短黄，渴不多饮，舌苔厚腻而黄，脉象濡数。治宜取足太阴、阳明经穴为主，针刺泻法，不灸。

（4）胃

【概说】

胃主纳谷，为"水谷之海"，以降为和。凡饥饱失宜，寒热不当，辛辣不节，都能影响胃的和降功能，以致发生脘腹疼痛、呃逆、呕吐、吐血、便血、嗳腐吞酸等证。

【证治】

胃虚证：胃病日久，胃气虚惫，常见胃脘隐隐作痛，痛而喜按，得食痛减，旋即微痞，嗳气不除，气馁少力，面色少华，唇舌淡红，脉缓软弱。治宜取本腑俞募及足阳明经穴为主，针补多灸。

胃实证：包括两种情况：一系胃火炽盛，证见消谷善饥，口渴欲饮；一系食滞留阻，证见脘腹胀闷，甚至疼痛拒按，舌红苔黄，脉象滑实。治宜取足阳明经穴和本腑募穴为主。

胃寒证：系胃阳不足，寒邪偏盛。其证为胃脘绞痛，时时泛吐清涎，喜热饮，四肢厥冷，或伴呕吐,呃逆,舌苔白滑,脉象沉迟或弦紧。治宜取俞募与足阳明、手厥阴经穴,针灸并用,酌情补泻。

胃热证:系胃阴不足,热邪偏盛。其证为善饥嘈杂,口干喜饮,食入即吐。气火上犯,可致呃逆不已;胃火下移,消烁津液,则为大便燥结。舌质红,少苔或苔黄,脉象弦数或洪数。治宜取手足阳明经穴为主,针泻不灸。

(5) 心

【概说】

心主血脉,又主宰神明。前者是指推动血液循环的心脏功能而言,后者是指统管神志思维活动而言。由于它在生理上具有主血脉和主宰神明的功能,所以当外感病邪或七情内伤而呈现血脉病变或神志病变时,都属于心病的范围。在血脉病方面的症状,主要有吐血、衄血、斑疹以及血液运行的失调等。在神志病方面的症状,主要有心悸、健忘、失眠、昏迷、谵语、癫狂等。

【证治】

心阳不足:多因心气久虚,损及心阳所致。证见心悸不宁,怔忡恐惧,咯血吐血,气短,气喘,舌质淡或夹瘀点瘀斑,脉微弱或兼歇止,甚至口唇指甲青紫,这是心阳不振,血运不畅之象。治宜取本脏背俞和手少阴、任脉经穴为主,针灸并用,施以补法,旨在益气助阳,温经复脉。

心阴亏虚:常见心悸而频,虚烦不安,少寐多梦,掌心发热,健忘盗汗,舌尖淡红或干红少苔,脉细数等证,这是阴虚内热之象。治宜取背俞与手少阴、厥阴经穴为主,配以足少阴经穴,针补不灸,以调补心肾,使水火既济,则诸证可平。

心火上炎:证见口舌生疮,木舌重舌,咽痛口苦,口渴咽干,小便赤少,甚至吐血、衄血,舌赤苔黄,脉数,这是心火上炎或迫血妄行所致。治宜取手少阴、厥阴、太阳经穴为主,兼取手阳明经穴为辅,针用泻法,以泄诸经之热。

痰火蒙心:凡外感邪热内蕴或五志之火过极,都能导致痰火蒙蔽神明。常见神昏谵语,惊狂,不寐,壮热面赤,舌干色绛,苔黄厚腻,脉滑洪数等证。治宜取手少阴、厥阴经穴,甚者并用手足阳明、督脉及十二井穴,针用泻法或用三棱针点刺出血,以泻诸经之热,宣通经气,豁痰宁神。

(6) 小肠

【概说】

小肠为"受盛之官",职司分别清浊。其病理变化主要是分别清浊的功能失常,肠中水液不能充分泌渗吸收,以致水谷不分,清浊混淆。其症状表现主要是大小便失调,如大便泄泻、小便不利等。又因小肠与心的经脉互为表里,在生理上有着密切的联系。在病理上亦可相互影响。如心热可下移于小肠而为尿血,小肠有热亦可上逆于心而为口舌生疮。

【证治】

小肠寒证:多因饮食不节,生冷伤及中阳所致。常见肠鸣泄泻,小便短少,腹痛喜按,苔白,脉迟等证,这是中焦虚寒,水谷不化,泌别失职之象。治宜取俞、募、下合穴为主,兼取足阳明经穴为辅,针灸并用,以温运肠胃。

小肠热证:若心火下移,则见小便热赤涩痛,心烦口渴,甚至小便带血,脉象沉数等证;若小肠邪热上侵,则见口舌生疮,溃疡口臭等证。治宜取手少阴、太阳经穴为主,针用泻法,以泄诸经之火。

(7) 肾

【概说】

肾主水,藏精,主骨,又为命火所寄,故称水火之脏,为先天之本。当外感病邪或房室内伤引起肾脏病变时,则可出现水肿、消渴、遗精、阳痿、气喘、晨泄、腰痛等证候。肾与膀胱在生理病理上有着密切的联系,因此,如肾气不化,则水液不能输入膀胱,小便短少,甚至无尿。膀胱不利,则尿液潴留,水无出路,每致水毒上凌心肾。

【证治】

肾阳不足:每见阳痿早泄,溲多遗溺,腰脊痠楚,足膝无力,头昏耳鸣,面白畏寒,舌淡,脉弱等证,这是阳虚不能温摄下元之象。治宜取背俞及任督经穴,以灸为主,针补为辅,温运肾阳,固摄精气。

肾不纳气:证见气短喘逆,呼吸不续,动则尤甚,自汗,懒言,头晕,畏寒,两足逆冷,舌淡,脉弱或浮而无力等证。这是肾气浮动,摄纳无权之象。治宜取背俞及任、督经穴为主,针补多灸,温肾益气,引气归元。

阳虚水泛:证见周身漫肿,下肢尤甚,按之陷而不起,大便溏泄,舌苔润滑,脉沉迟无力等证。这是肾阳衰惫,气不化水之象。治宜取背俞及任脉、足少阴、太阴经穴,针用补法,重灸,以温经气,使阳回气化,水道通利,则肿胀自消。

肾阴亏虚:常见形体瘦弱,头昏耳鸣,少寐健忘,多梦遗精,口干咽燥,或时有潮热,腰脚痠软,或见咳嗽,痰中带血,舌红少苔,脉多细数等证。这是肾精不足,阴虚火旺之象。治宜取背俞、足少阴经穴为主,兼取足厥阴、手太阴经穴,针用补法,不灸,使阴复则火降。

(8) 膀胱

【概说】

膀胱为津液之腑,职司小便。因此,其病理变化,主要为膀胱的启闭失常。如膀胱不约,则溲数、遗尿;膀胱不利,则癃闭、淋沥。

【证治】

膀胱虚寒:每见小便频数,或遗尿,舌淡苔白,脉沉迟等证。这是下焦虚寒,肾气不固之象。治宜本腑俞、募及有关背俞、任脉穴为主,针补并灸,振奋膀胱约束功能。

膀胱实热:每见小便短涩不利,黄赤混浊,甚或闭而不通,或淋沥不畅,兼夹脓血砂石,茎中热痛,少腹急胀,舌赤苔黄,脉多数实等证。这是湿热内蕴,气机阻滞之象。治宜取本腑俞、募及任脉、足三阴经穴,针泻不灸,以疏诸经之气,使气化畅利,湿热下泄,则诸证自除。

(9) 心包

【概说】

心包为心之宫城,有护卫心脏的作用。故凡病邪内传入心,如温邪逆传,痰火内闭等,多由心包代受其邪。由于心包代行心令,为神明出入之窍,在主宰思维活动的生理功能方面与心是一致的。因此,邪入心包,其病理变化亦主要是表现在神志方面,故临床以神昏谵语或癫狂躁扰等神志失常为其主证。

【证治】

心包病变的具体证治与心病略同,不予重复。

(10) 三焦

【概说】

三焦是六腑之一，职司一身之气化。大凡人体内脏的功能活动，诸如气血津液的运行布化，水谷的消化吸收，水分的代谢等，都赖其气化作用而维持正常活动。所以说，三焦的气化功能，是概括了人体上中下三个部分所属脏器的整个气化作用。故当其发生病变，影响的范围也就必然广泛。但就其病理机制而言，关键则主要是在于气化功能失司，水道通调不利，以致水湿潴留体内，泛滥为患，故临床以肌肤肿胀、腹满、小便不利等为其主证。

由于三焦联系脏腑，所以其病变又每与肺、脾、肾、膀胱等脏器有着密切的联系。例如三焦气化失司，可影响到肺气的宣降；三焦不利，可导致脾胃的升降失常；三焦化气行水功能失职，亦使肾和膀胱温化水液的功能受到影响。

【证治】

三焦虚证：多因肾气不足，三焦气化不行而水湿内停所致。证见肌肤肿胀，腹中胀满，气逆肤冷，或遗尿，小便失禁，苔多白滑，脉沉细或沉弱。治宜取俞、募及下合穴为主，兼取任脉等经穴，针灸并用，以温通经气，扶助肾阳。肾阳得复，气化乃行，则水湿得以排除，而诸证自愈。

三焦实证：多由实热蕴结于里，而致三焦化气行水的职能失常，水液潴留体内所引起。临床多见身热气逆，肌肤肿胀，小便不通，舌红苔黄，脉多滑数等证。治宜取俞、募及下合穴为主，用泻法，单针不灸，以使经气疏通，湿热外泄而化气行水的功能得以恢复正常。

(11) 肝

【概说】

肝为风木之脏，内寄相火，而性喜条达，且有储藏血液的功能，故其病变机转一般较为复杂，但主要亦不外肝气郁结、肝火亢盛，肝阳上扰以及肝风内动等。肝气郁结，多由七情内伤所致，因肝喜条达而恶抑郁，恼怒太过，则木失条达，疏泄无权，以致气机郁结。肝郁太过，气郁化火，则形成肝火亢盛。肝体阴而用阳，如肝阴不足则肝阳势必上扰而为本虚标实之候。肝阳亢盛势必引动肝风，煽动相火，以致内风扰动。肝病的症状主要有：胸满胁痛，呕逆，头痛目赤，目眩，发痉，口眼㖞斜，筋肉瞤动等。

此外，由于肝开窍于目，又主一身之筋，所以目疾与筋病，又每与肝脏有关。又由于肝为藏血之脏，所以妇女经漏等病亦与肝有一定的关联。

【证治】

肝气郁结：多因情志抑郁而起。证见胁肋疼痛或走窜不定，胸闷不舒，气逆干呕或吐酸水，或腹痛泄泻，苔薄脉弦。这是肝气横逆走窜经络，侮土犯胃的现象。治疗以取本经腧穴为主，兼取足少阳、太阴、阳明经穴。针刺平补平泻，通经气而疏肝木，兼以调和脾胃。

肝火亢盛：每因气郁化火而成。证见头目胀痛，或巅顶痛，眩晕，目赤肿痛，心烦不寐，舌红苔黄，脉弦有力。治取本经腧穴为主，针泻不灸，以泻肝经之火。

肝风内动：多见猝然昏倒，不省人事，四肢抽搐，角弓反张，口㖞，半身不遂，语言蹇涩，苔腻，脉弦等。此证由于肝阳妄动，气血并走于上或经络受阻所致。治宜取足厥阴、督脉经穴及十二井穴为主，毫针泻之或用三棱针点刺出血。

肝阴亏虚：其证每见头目昏眩，两目干涩或雀目，耳鸣，但声响低弱，按之鸣减，肢体麻木或振摇瞤动，抑或出现烘热，咽干，少寐多梦，舌红少津，脉多弦细或数等证。这是肝阴不足，虚阳上扰，本虚标实之象。肝阴不足，多由肾阴亏乏，水不涵木所致。治宜取足厥阴、少阴经穴,单针不灸,补肝之阴而潜虚阳。

(12) 胆

【概说】

胆附于肝而为表里,在生理上关联至为密切,在病理上亦多相互影响。例如,肝郁可引起胆汁疏泄不畅,而胆汁淤结亦可导致肝失调达。故胆病亦多由肝火旺盛所致,其证多见口苦、胁痛、头痛、目眩等。由于胆主决断,其性刚强,故胆气虚弱之体,必见胆怯之象。

【证治】

胆火亢盛:多见头痛目赤,口苦,耳聋,耳鸣,胁痛,呕吐苦水,舌红起刺,脉弦数等证。这是肝胆火旺,走窜经络,上冲头目之故。治疗当取足少阳、厥阴经穴为主,针泻不灸,疏通经气,泄热泻火。

3.3 经络辨证

《灵枢·九针十二原》说:"凡将用针,必先诊脉,视气之剧易,乃可以治也。"说明针灸治疗之前,必先有明确的诊断,而诊脉是辨证施治的先决条件之一。本节重点介绍经络穴位辨证方法。

(1) 经穴按诊法　针灸治疗,历来很重视体表经穴的检查。《灵枢·官能》说:"察其所痛,左右上下,知其寒温,何经所在。"《灵枢·周痹》说:"刺痹者,必先切循其下之六经,视其虚实,及大络之血结而不通,及虚而脉陷空者而调之。"即用切按、循摄等方法在经穴部位寻找异常变化,如压痛、寒温、结节、凹陷和皮疹等,作为辨证施治的依据。目前,在皮肤针和穴位注射疗法中应用最多。

1) 检查方法:用拇指指腹沿经络路线轻轻滑动,或用拇、食指轻轻撮捏,以探索浅层的异常反应;稍重可用按压揉动的方法,以探索较深层的异常反应。用力要均匀,并注意左右对比。一般先检查腰背部,然后检查胸腹及四肢部,如俞、募、郄、合等穴的所在。

2) 异常反应:切诊所见的异常反应有几种:皮下触及的结节或索条状物,称之为"阳性反应物";局部有疼痛或酸胀等感觉,总称为"压痛点";其他还会有局部肌肤呈隆起、硬结、凹陷、松弛以及颜色、温度的变化等。根据这些不同的现象来分析,以推断有关经络脏腑的虚实寒热等证候。

3) 临床应用:背部按诊:以拇指紧贴于病人脊椎棘突之右侧或左侧,施以适当压力,从下向上推。一般先由第十二胸椎向第一胸椎推压,再由骶椎向腰椎推压。检查脊柱后,可推压两侧的髂骨和肩胛骨部。

脊椎的异常变化,如某一棘突较为突出,周围组织紧张,或某一棘突较为凹陷,周围组织松弛,这些现象,同时多伴有压痛等异常感觉。还须注意,上下棘突之间距离有无变大或缩小,脊柱有无偏斜和造成两侧紧张度不同,脊椎两旁的异常反应,即上述皮下结节或索条状物及压痛等。根据其出现的部位,在排除其局部病变之后,一般可推断属于某一脏腑的疾病。

临床上还可以结合脏腑的背俞和募穴进行按诊。应用时,以这些穴位为主并在其邻近部探索异常反应。例如,中府、肺俞对于肺、支气管病证;巨阙、中脘、不容、梁门对于心、胃疾患;期门、日月对肝胆病证;章门、育门对于脾病证;京门、志室,对于肾病证;天枢、大巨、腹结,对于大肠病证;关元、中极对于膀胱及生殖脏器病证等,有一定的诊断意义。

四肢部按诊,以郄穴为主,兼及合穴等。例如,郄门对于心胸病证;梁丘、足三里对于胃病证;上巨虚对于大肠病证;阴陵泉、地机对于泄泻证;三阴交、筑宾对于生殖脏器病证等,亦有一定的诊断意义。

(2) 经穴电测定法　近代从皮肤的电现象研究,发现穴位部的皮肤电阻一般较低。利用经穴测定仪可测定穴位的导电量。分析各经代表性穴位的导电量高低,可以推断各经气血的盛衰。其代表性穴位,一般采用原穴,此外为井穴、郄穴及背俞等。皮肤电测定法还用于耳穴的探查,可参阅《刺法灸法学》耳针疗法部分。

经穴测定的注意事项如下:①测定前,被测定者要安静地休息20～30分钟。倘在运动或行走远路后,须延长休息时间。如果有条件,最好在清晨起床后测定,以减少干扰测定的因素。②室内要保持安静和适宜温度。③被测定者的皮肤尽可能保持干燥。④测定前,探测极不要接触被测定者的皮肤。⑤测定时,电流应由小到大,防止突然过大。⑥测定时,除接触皮肤的时间一致外,每次接触皮肤的压力轻重也要一致,否则就会影响到测定的结果。⑦测定经穴时,避免电极过多摩擦穴位。⑧测定后,应将开关关闭,同时必须将电极插头立即拔下,并妥善保存,勿放置潮湿地方。

按测定的结果,分析左右两侧的数字的高低和差数。①高数和最高数:所谓高数的标准,一般是比其他数字高三分之一者(但相差少的,并不能说完全没有问题,不过没有相差三分之一的容易判断,所以还需要根据具体情况决定)。如果出现几个高数,还可以在高数中选出最高数。高数表示病情属实。②低数和最低数:低数的标准是比其他数字低三分之一者,如果出现几个低数,可以在低数中选出最低数。低数表示病情属虚。③左右差数:即指同一经左右的相差数。如左右相差数在一倍以上者,即表示该经有病变。这种差数有时也用于没有高数和低数的情况下。

通过上法的观察分析,查得某一经(或数经)有异常后,仍应参合其他辨证方法进行综合分析,才能得出较为正确的结论。

(3) 知热感度测定法　知热感度测定法,也是根据经络理论的一种诊断方法,由日本赤羽幸兵卫开始应用。这是以线香点火烘烤两侧十二经井穴或背俞穴,测定其对热的敏感度,并比较左右的差别,从而分析各经的虚实和左右不平衡的现象。测定方法如下:

1) 测定时使用的热源,一般采用特制的线香,也有改用其他电热器的。要求热度稳定,不要过高过低。

2) 患者先露出手足,严寒时须等手足温暖后再行测定。十二井穴一般都位于指(趾)甲角的内外侧,足少阴肾经涌泉不便测定,改测足小趾甲的内侧,称为"内至阴"穴;赤羽幸兵卫又以手中指甲角尺侧为"中泽"(桡侧为中冲)与膈俞相应;足中趾甲角外侧为"中厉兑",与"胃管下俞"(日本称"八俞")相应。

3) 线香燃着后烘烤各经井穴,一上一下速度要匀,每一上下约为二分之一秒,并要清楚计数,当患者感到烫时即止,即以其计数为该穴知热感度的读数。或以热原烘烤井穴,掌握一定的距离,不上下提放,而以感到烫热的时间(秒)为计数。

4) 同一经井穴,一左一右,先手后足,依次测定。井穴不便测定时可改测背俞穴。如因火星误烫或因其他情况而中止时,应重新开始测定。

从左右两侧的差数,分析各经虚实。数字高者一般为虚的现象,数字低者为实的现象。或两侧均高,或两侧均低,则为左右经俱虚或俱实。

其虚实可采用该经有关腧穴或背俞穴施行针灸予以调整。

3·4 三焦辨证

三焦是六腑之一,关于它在生理上的部位范围以及功能活动,已经在前面脏腑辨证章节中作过介绍。本节所讲的三焦,是清代温热病学家吴鞠通借用三焦名称,作为辨别温病证候浅深、轻重的分类,属于证候分类学的范围,与脏象学说所讲的三焦,含义略有不同。

(1) 三焦的证候分类　在临床上是代表温热病的初、中、末三个阶段,亦即温病的整个发展过程。

1) 温病初期:始于上焦,病在手太阴肺经。证见头痛,微恶风寒,身热,无汗,或有汗不畅,口渴或不渴,咳嗽,午后热重。如果逆传手厥阴心包经,便会出现烦躁口渴,神昏谵语,夜寐不安,舌色绛红等证。

2) 温病中期:邪入中焦,包括足阳明胃经和足太阴脾经的病变。即但发热,不恶寒,日晡热甚,面红目赤,呼吸气粗,大便秘结,小便赤少,舌苔干黄,甚或黑有芒刺,属中焦阳明经的证候。如身热不扬,午后较重,头重如裹,神志模糊,胸闷不饥,口中淡腻,泛恶欲呕,小便短赤,大便不爽或溏薄,舌苔白腻,脉象濡缓,属足太阴脾经的证候。

3) 温病末期:邪入下焦,正虚邪盛,病情更趋复杂,包括足少阴肾经和足厥阴肝经的病变。凡面赤,身热手足心热,心烦不寐,唇裂舌燥,咽痛,下利,耳聋等,均属肾阴内涸的证候。凡热深厥深,心中憺憺,手足蠕动,甚则瘛疭等,均属肝风内动的证候。

(2) 温病三焦证治

上焦温病,温热犯肺者,取手太阴、阳明、督脉经穴,发汗解表,清热宣肺。逆传心包者,取手厥阴、少阴、督脉经穴,清心泻火,安神定志。针用泻法,不灸,并可在井穴上放血,以泄血分之热。

中焦温病,热结阳明者,取手足阳明、督脉经穴,和胃肠募穴,清泄阳明热邪,通调腑气,散结通便。湿热相搏者,取足太阴、阳明、督脉经穴,清热化湿,和中疏表。针用泻法,深刺久留,不灸。

下焦温病,真阴内涸者,取足少阴经穴,针用补法;取手少阴、厥阴经穴,针用泻法,以冀补水泻火,扶正祛邪。肝风内动者,取足厥阴、少阴、少阳、督脉经穴,针用泻法,以冀育阴潜阳,平熄内风。

针灸治疗温热病在《内经》中早有翔实的记载。例如《灵枢》有《热病》、《刺节真邪》、《五邪》、《邪气脏腑病形》等篇;《素问》有《刺热》、《热论》、《气穴》、《评热病论》等篇,对于温热病的病因、病机、诊断、取穴、刺法以及预后等,都有比较系统的论述。为后世研究运用针灸治疗温热病,奠定了坚实的基础。

4 针灸处方

针灸处方,是针对病情需要,在辨证立法的基础上,选择适当的腧穴和刺灸方法,加以配伍组合而成。处方是否得当,关系着治疗效果的优劣。因此,学习针灸必须讲究针灸处方。

有关针灸处方方面的基本规律,历代针灸专书积累了极其丰富的资料。例如《灵枢·终始》说:"从腰以上者,手太阴阳明皆主之;从腰以下者,足太阴阳明皆主之。"《针灸聚英·四总穴歌》说:"肚腹三里留,腰背委中求,头项寻列缺,面口合谷收。"阐明针灸处方的基本规律是循经取穴,即根据经络的循行,腧穴的分布及其主治作用,为针灸处方配穴的理论基础。但由于人体的经络纵横交错,腧穴星罗棋布,主治作用十分繁杂。初学不易得其要领。为了便利学习,兹将经穴主治纲要列表如下,以便参其异同,执简驭繁。

经穴主治纲要

手 三 阴 经

经 名	主 治		
	本 经 特 点	二经相同	三 经 相 同
手太阴经	肺、喉病		
手厥阴经	心、胃病	神志病	胸部病
手少阴经	心病		

手 三 阳 经

经 名	主 治		
	本 经 特 点	二经相同	三 经 相 同
手阳明经	前头、鼻、口齿病		
手少阳经	侧头、胁肋病	耳病	眼病、咽喉病、热病
手太阳经	后头、肩胛病、神志病		

足 三 阳 经

经 名	主 治		
	本 经 特 点	二经相同	三 经 相 同
足阳明经	前头、口、齿、咽喉病、胃肠病		
足少阳经	侧头、耳病、胁肋病	眼病	神志病、热病
足太阳经	后头、腰背病(背俞主治脏腑病)		

足 三 阴 经

经 名	主 治	
	本 经 特 点	三 经 相 同
足太阴经	脾胃病	经带病、小溲病
足厥阴经	肝病、前阴病	
足少阴经	肾病、肺病、咽喉病	

任 督 二 脉

经 名	主 治	
	本 经 特 点	二 经 相 同
督脉	中风、昏迷、热病、头痛病	神志病、口齿、咽喉、胸、肺、脾、肠、肾、膀胱病、经带病
任脉	回阳固脱,有强壮作用	

4·1 选穴原则

（1）近部选穴 即在受病的脏腑、五官、肢体的部位，就近选取腧穴进行针灸。例如，胃病取中脘、梁门；肾病取肾俞、志室；肩病取肩髃、臑俞；膝病取膝关、膝眼；眼病取睛明、瞳子髎；鼻病取迎香、巨髎；耳病取耳门、翳风；面颊病取颧髎、颊车；口齿病取大迎、承浆。此法在临床上应用较广，既可单取一经，亦可数经同用，旨在就近调整受病经络、器官的阴阳气血，使之平衡。

（2）远部选穴 亦称远道取穴，即在受病部位的远距离取穴治疗。例如，《针灸聚英·肘后歌》说："头面之疾寻至阴，腿脚有疾风府寻，心胸有疾少府泻，脐腹有疾曲泉针。"这就是远部选穴的范例。此法在具体应用时，有本经取穴和异经取穴之分。

1) 本经取穴：当诊断病变属于何脏何经之后，即可选该经有关穴位治疗。例如，肺病取太渊、鱼际；脾病取太白、三阴交；急性腰痛针人中等。

2) 异经取穴：许多疾病的病理变化，在脏腑与脏腑之间，往往是彼此关联，相互影响的。因此治疗必须统筹兼顾。例如，呕吐属胃病，当取中脘、足三里。若由肝气上逆导致胃气不降而呕吐者，则当同时取太冲、肝俞平肝降逆，使胃不受侮，而呕吐可平。又如，鼓胀水肿晚期，呈现肝、脾、肾数脏同病的证候，针灸处方常常选用三经以上的穴位。因此，异经取穴法在处理错综复杂病例的过程中，应用非常广泛。

（3）对症选穴 是针对个别症状的治疗措施，一般属于治标的范畴。例如，大椎退热，人中苏厥，神门安神，关元温阳等等。个别症状的解除，可以为治本创造有利条件。应用时根据病情的标本缓急，适当地采用对症选穴法，也是针灸处方中不可忽视的环节。

此外，痛点选穴（阿是穴）亦属于对症选穴法。此法从《内经》中"以痛为腧"和"在分肉间痛而刺之"等刺法演变而来。《针灸聚英·肘后歌》说："打仆损伤破伤风，先于痛处下针攻。"这些都是提倡应用压痛点治疗痛证的先例。临床上应用压痛点治疗击仆、扭伤、痹证等疼痛，以及在瘰疬、瘿气等病灶部位针灸，均有较好的效果。

常见症状对症取穴举例表

症　状	选　　穴	症　状	选　　穴
发热	大椎、曲池、合谷	噎症	天突、内关
昏迷	人中、十宣	胸闷	中脘、内关
虚脱	灸百会、脐中、关元，针足三里	恶心、呕吐	内关、足三里
多汗	合谷、复溜	呃逆	膈俞、内关、劳宫
盗汗	后溪、阴郄	腹胀	天枢、气海、内关、足三里
失眠	神门、三阴交、太溪	胁肋痛	支沟、阳陵泉
多梦	心俞、神门、太冲	消化不良	足三里、公孙
失音	扶突、合谷、间使	尿闭	三阴交、阴陵泉
牙关紧闭	下关、颊车、合谷	遗精、阳痿、早泄	关元、三阴交
舌强	哑门、廉泉、合谷	尿失禁	曲骨、三阴交
喉痹	合谷、少商	便秘	天枢、支沟
流涎	人中、颊车、合谷	脱肛	长强、承山
心悸	内关、郄门	腨肌转筋	承山、阳陵泉
胸痛	膻中、内关	皮肤瘙痒	曲池、血海、三阴交
咳嗽	天突、列缺	虚弱	关元、足三里

4·2 配穴方法

配穴方法，是在上述经穴主治纲要和选穴原则的基础上，根据各种不同病证的治疗需要，选择具有协调作用的两个以上的穴位加以配伍应用的方法。它与经穴主治纲要和选穴原则相比用意更深刻、更具体。因此，它在针灸处方中占重要的位置。历来配穴方法很多，现将常用的五种配穴方法介绍如下。

(1) 前后配穴法　在《灵枢·官针》中称为"偶刺"。应用时先以手在胸腹部探明痛点，然后向背腰部划一平行弧线直对痛点，前后各斜刺一针。前指胸腹，后指背腰。此法多用于胸腹疼痛疾患，类似俞募配穴法，但取穴不限于俞穴和募穴，其他经穴亦可采用。例如，胃病疼痛者，腹部可取梁门，背部可取胃仓等是。

(2) 上下配穴法　上，指上肢和腰部以上；下，指下肢和腰部以下。《灵枢·终始》说："病在上者，下取之；病在下者，高取之；病在头者，取之足；病在腰者，取之腘。"上下配穴法在临床上应用最广。例如，胃病，上肢取内关，下肢取足三里；咽喉痛、牙痛，上肢取合谷，下肢取内庭；脱肛、子宫下垂取百会；头痛项强取昆仑等等。这些都是根据《内经》的启示在临床上的具体应用。

(3) 左右配穴法　这是以经络循行交叉的特点为取穴依据的，《内经》中的"巨刺"、"缪刺"，就是左右配穴法的运用。此法多用于头面部疾患，例如，左侧面瘫取右侧的合谷，右侧面瘫取左侧的合谷；左侧头角痛取右侧的阳陵泉、侠溪，右侧头角痛取左侧的阳陵泉、侠溪。又因经络的分布是对称的，所以临床对于内脏病证的取穴，一般均可左右同用，以加强其协调作用，如胃病取两侧的胃俞、足三里。此外，亦有舍患侧而取健侧者，如偏瘫、痹痛等用此法也有一定的效果。

（4）表里配穴法　本法是以脏腑经脉的阴阳表里的关系为配穴依据的。即阴经的病变，可同时在其相表里的阳经取穴，阳经的病变，可同时在其相表里的阴经取穴。例如，《灵枢·口问》说："寒气客于胃，厥逆从下上散，复出于胃，故为噫。补足太阴、阳明。"《灵枢·五邪》说："邪在肾，则病骨痛阴痹。阴痹者，按之而不得，腹胀腰痛，大便难，肩背颈项痛，时眩。取之涌泉、昆仑。"以上两节经文，均是根据脏腑经脉的表里关系进行配合取穴的，这种配穴方法对于一般常见病证均可采用，取穴不限于原穴和络穴。

（5）远近配穴法　即选穴原则中的"近部选穴"与"远部选穴"配合使用的方法。例如，胃病取中脘、胃俞等是近取法，取内关、足三里、公孙等是远取法。亦可将远近两者配合起来使用，但处方必须以切合病情，分别主次，简繁得当为原则，切忌杂乱无章、无的放矢。

各部病证远近配穴表

病位		近部配穴	远部配穴
头部	前额	印堂、阳白	合谷、内庭
	颞部	太阳、率谷	中渚、足临泣
	后头	风池、天柱	后溪、束骨
	头顶	百会	太冲
眼部		睛明、承泣、风池	合谷
鼻部		印堂、迎香	合谷
口齿部		颊车、下关、地仓	合谷
耳部		翳风、听宫、听会	中渚、外关
舌部		廉泉	劳宫
咽喉部		天容	合谷
肺		肺俞、膻中、天突	列缺、尺泽
心		心俞、厥阴俞、膻中	内关、神门、间使、郄门
胃		胃俞、中脘	内关、足三里
肝		肝俞	太冲
胆		胆俞	阳陵泉
肠		大肠俞、小肠俞、天枢、关元	上巨虚、下巨虚、足三里
肾		肾俞、志室	太溪
膀胱		次髎、中极	三阴交
前阴		中极、关元	三阴交
肛门		长强、秩边	承山
上肢		肩髃、曲池、合谷	夹脊（颈$_1$～胸$_1$）
下肢		环跳、委中、阳陵泉、悬钟	夹脊（腰$_3$～骶$_1$）

4·3　特定穴的应用

特定穴的涵义，主要具有内容系统，形式固定，寓意深邃，法度谨严等特点。这些穴位，在临床应用时,与其他配穴方法相互配合,疗效较好,故分别介绍如下。

(1) 五输穴　是指十二经的井、荥、输、经、合等穴。是人体经络之气出入之所。因此,各脏腑经络有病,都可取用五输穴。

由于春夏阳气在上,人体之气行于浅表,刺宜较浅;秋冬阳气在下,人体之气潜伏于里,刺宜较深。而五输穴的分布,是井、荥所在部位的肌肉较浅薄,经、合所在部位的肌肉较深厚,故亦可春夏取井、荥,秋冬取经、合等穴。

五输穴又可根据其主病而应用。如取井穴治心下满;取荥穴治身热;取输穴治体重节痛;取经穴治喘咳寒热;取合穴治逆气而泄等。也可按五脏五输与五行的关系而应用。如肝经属木,肝实证泻行间,行间为荥火,是实则泻其子;肝虚证补曲泉,曲泉为合水,是虚则补其母。这是本经子母补泻法。又如肝实证还可泻心经荥穴少府,肝虚证补肾经合穴阴谷,这是异经子母补泻法。其余各经,以此类推。

阴经五输穴表

阴　经	五　输				
	井(木)	荥(火)	输(土)	经(金)	合(水)
肺手太阴经	少商	鱼际	太渊	经渠	尺泽
心包手厥阴经	中冲	劳宫	大陵	间使	曲泽
心手少阴经	少冲	少府	神门	灵道	少海
脾足太阴经	隐白	大都	太白	商丘	阴陵泉
肝足厥阴经	大敦	行间	太冲	中封	曲泉
肾足少阴经	涌泉	然谷	太溪	复溜	阴谷

阳经五输穴表

阳　经	五　输				
	井(金)	荥(水)	输(木)	经(火)	合(土)
大肠手阳明经	商阳	二间	三间	阳溪	曲池
三焦手少阳经	关冲	液门	中渚	支沟	天井
小肠手太阳经	少泽	前谷	后溪	阳谷	小海
胃足阳明经	厉兑	内庭	陷谷	解溪	足三里
胆足少阳经	窍阴	侠溪	临泣	阳辅	阳陵泉
膀胱足太阳经	至阴	通谷	束骨	昆仑	委中

(2) 俞募穴　俞、募穴与各脏腑的病变有密切关系,脏腑发生病变时,每在俞、募穴查到反应,表现压痛或敏感等。因此,某一脏腑有病,可以用其所属之俞穴和募穴治疗。如胃病取胃俞和中脘,膀胱病取膀胱俞和中极等。有时亦可单独取用。五脏有病,多取背部俞穴,六腑有病,多取胸腹部募穴。这就是《难经》所说"阴病引阳,阳病引阴"的意义。如肺经病变,出现咳嗽、多痰、胸闷等症状,可以针刺背部的肺俞;胃病疼痛、呕吐,可以针刺胃的募穴中脘。

另外,五脏俞对于五官、五体的病证,均有一定的治疗作用。如肝应目及筋,心应舌及

4 针灸处方

俞募穴表

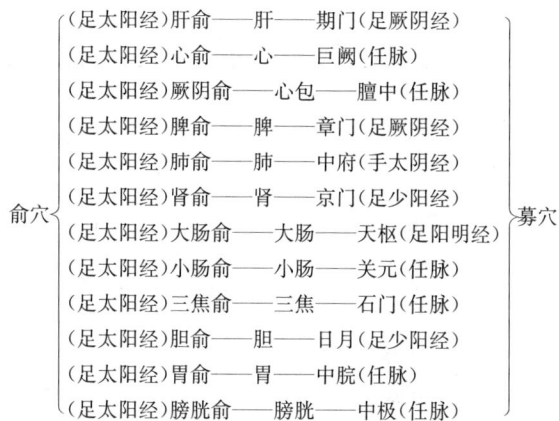

脉,脾应口及肌肉,肺应鼻及皮肤,肾应耳及骨髓等。

(3) 原络穴 原穴在六阳经中,排列在五输穴的"输穴"后,而六阴经则以"输穴"为原穴。原穴与三焦有密切关系。三焦是元气的别使,它导源于脐下动气,而输布全身,和调内外,宣上导下,关系着整个人体的气化功能,特别对促进五脏六腑的生理活动有一定的意义。针刺原穴,能通达三焦原气,调整内脏功能,所以《灵枢》对于原穴的主治作用指出:"十二原者,主治五脏六腑之有疾者也。"这就充分说明原穴对治疗内脏病有重要作用。

络穴除在十二经中各有一个外,还有任、督脉的络穴和脾之大络,合计为十五络穴。络穴与络脉有密切关系。络穴对表里经有相互联络的作用,因此络穴的主治特点,在于治疗表里两经的有关病证。如足太阴经络穴公孙,不仅主治脾病,也能治疗胃病。至于长强、鸠尾、大包则以治疗患部及内脏病为主。

原络穴表

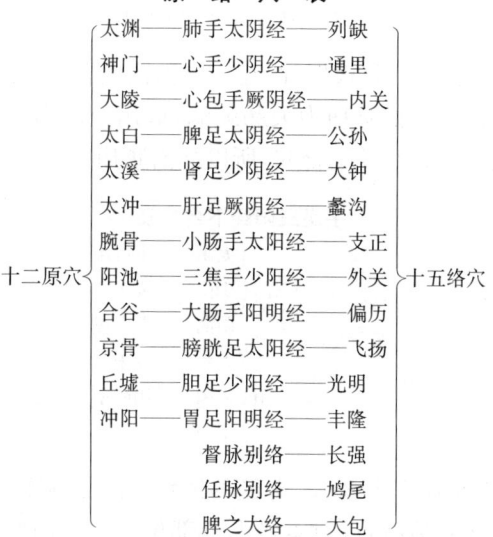

(4) 八脉交会穴 是根据奇经八脉与十二经脉的联系而运用的。如胸腹胀满、脘痛、纳少等证,可以取内关与公孙,因阴维通于内关,冲脉通于公孙,阴维与冲脉合于心、胸、胃之故。又如咽痛、胸满、咳嗽,可以取列缺、照海,因任脉通于列缺,阴蹻通于照海,任脉与阴蹻合于肺系、咽喉、胸膈之故。

八脉交会穴表

经　名	穴　位	主　治　范　围
冲	公孙	心、胸、胃
阴维	内关	
带	临泣	目外眦、耳后、肩、颈、颊
阳维	外关	
督	后溪	目内眦、颈、项、耳、肩
阳蹻	申脉	
任	列缺	肺系、喉咙、胸膈
阴蹻	照海	

（5）八会穴　八会穴是指脏、腑、气、血、筋、脉、骨、髓等八个聚会穴。在临床应用时，凡脏、腑、气、血、筋、脉、骨、髓的病变，都可以取其所聚会的腧穴进行治疗，如腑病取中脘，气病取膻中等是。

八　会　穴　表

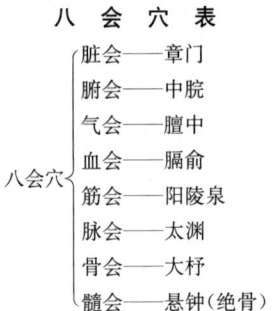

（6）下合穴　下合穴的作用，是根据《内经》"合治内腑"的原则，按照疾病所属的内腑不同，而取其所属的下合穴治疗。如肠痈为大肠腑病，取用上巨虚穴治疗，因上巨虚虽属足阳明胃经，但由于它是手阳明大肠经的下合穴，所以能治肠痈。

手足三阳经下合穴表

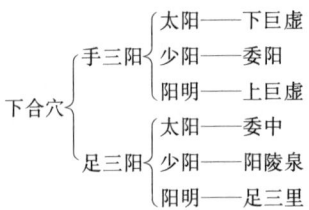

（7）郄穴　十二经脉各有一个郄穴，奇经的阴维、阳维、阴蹻、阳蹻四脉也各有一个郄穴，总称"十六郄穴"。郄穴主治特点，对本经循行部位与所属内脏的急性病痛，治疗效果较好。如肺病咳血，可取孔最；心胸疼痛可取郄门等。

4 针灸处方

十六郄穴表

```
                ┌ 肺手太阴经 ── 孔最
                │ 心手少阴经 ── 阴郄
         ┌ 手经 ┤ 心包手厥阴经 ── 郄门
         │     │ 大肠手阳明经 ── 温溜
         │     │ 小肠手太阳经 ── 养老
         │     └ 三焦手少阳经 ── 会宗
         │
         │     ┌ 脾足太阴经 ── 地机
         │     │ 肾足少阴经 ── 水泉
十六郄穴 ┤ 足经 ┤ 肝足厥阴经 ── 中都
         │     │ 胃足阳明经 ── 梁丘
         │     │ 膀胱足太阳经 ── 金门
         │     └ 胆足少阳经 ── 外丘
         │
         │         ┌ 阳维 ── 阳交（足少阳经）
         └ 奇经八脉┤ 阴维 ── 筑宾（足少阴经）
                   │ 阳蹻 ── 跗阳（足太阳经）
                   └ 阴蹻 ── 交信（足少阴经）
```

中篇　各论

1 内科病证

1·1　感冒

感冒是常见的外感病,一年四季都可发生,但以秋冬发病率为高。俗称病情轻者为"伤风",重者为"重伤风"。若同时在某些区域范围内发病众多,"病无长少,率相近似",则称为"时行感冒"。

本病以鼻塞、流涕、咳嗽、头痛、恶寒、发热为主症。病程一般 5～10 天,轻证不治自愈,重证多需治疗。感冒的轻重,与人体卫气的强弱以及受邪的深浅有关,卫气较强受邪浅者则病轻,卫气较弱受邪深者则病重,故凡婴幼老人及体质虚弱者多患重症,有时可出现传变而类似温病的证候。

【病因病机】

感冒的病因是感受风邪所致。但风邪多与寒热暑湿之邪夹杂为患,秋冬多感风寒,春夏多感风热,长夏多夹暑湿。肺司呼吸,外合皮毛,开窍于鼻。感冒风邪自口鼻而入,故呈现一系列的肺卫症状。

由于外邪有偏寒、偏热和夹湿的不同,因此,其病机亦随之而异。偏寒则寒邪束表,毛窍闭塞,肺气不宣;偏热则热邪犯肺,肺失清肃,腠理疏泄;夹湿则阻遏清阳,留连难解。素来阳气虚弱的患者,汗解后卫阳不固,每多反复感冒。阴虚血少的患者,因津液亏乏,不能作汗而解,故往往变证丛生。小儿体质娇嫩,传变尤速,常可出现高热神昏、抽搐等症,宜与其他热病加以鉴别。

【辨证】

(1) 风寒证　风寒束表,肺气不宣。证见鼻塞流涕,咽喉微痒,喷嚏,咳嗽,咯痰清稀,恶寒重发热轻,无汗,周身疲楚,头痛,舌苔薄白,脉象浮紧。

(2) 风热证　风热犯肺,肺失清肃。证见鼻塞而干,少涕,咽喉肿痛,口渴,咳嗽,痰黄稠,恶寒轻发热重,有汗不解,头痛,目赤,舌苔薄黄,脉象浮数。

(3) 暑湿证　暑湿伤表,肺卫不和。证见头重如裹,肢体关节痰困重痛,身热不扬,恶寒少汗,咳嗽不甚,痰白而粘,胸闷,脘痞,呕恶,甚则腹胀,便溏,小便短黄。口中淡腻不渴,或渴喜热饮,舌苔厚腻或黄腻,脉象缓或浮数。

凡感冒兼气虚则肢体倦怠,气短懒言,舌质淡嫩,脉浮无力;兼阳虚则四肢欠温,面白形寒,舌质淡胖,脉沉无力;兼血虚则面色少华,唇爪色淡,头晕,心悸,舌淡苔白,脉细;兼阴虚则心烦,口渴,咽干,手足心热,舌红,脉细数。辨证宜审慎,治疗需兼顾。

【治疗】

(1) 风寒证

治法：祛风散寒，解表宣肺。取手太阴、阳明和足太阳经穴为主。针用泻法，并可加灸。

处方：列缺　迎香　支正　风门　风池　合谷

方义：寒邪外束，毛窍闭塞，肺气失宣，故取手太阴络穴列缺配迎香，宣肺利窍，以治鼻塞、喉痒、咳嗽等证。太阳主表，为一身之藩篱，外感风寒先犯太阳，故取手太阳络穴支正配风门祛风散寒，以治恶寒、发热、头痛等证。更用风池祛风，合谷疏利阳明，既可增强祛风散寒、解表宣肺的作用，又可防止外邪向少阳、阳明传变。

随证选穴：头痛加印堂、太阳；背痛酸楚加肺俞拔火罐，或用推罐法，平大椎向下推至腰部，再向上推，最后可停留在肺俞部，10～20分钟取下。

(2) 风热证

治法：疏散风热，清利肺气。取手太阴、阳明、少阳经穴。针用泻法，或用三棱针点刺放血。

处方：尺泽　鱼际　曲池　内庭　大椎　外关

方义：风热上受，首先犯肺，肺受热灼，清肃失司，故取手太阴荥穴鱼际，配合穴尺泽清泄肺热，以化痰止咳而利咽喉。寒轻热重，有汗不解，显然邪热入里。太阴之里，即是阳明，故取本经原穴曲池，配荥穴内庭，清热保津以治鼻干、口渴。督脉为阳脉之海，大椎是督脉的要穴，与少阳之外关同用，可以疏散高热，解除头痛、目赤。

随证选穴：咽喉肿痛加少商，用三棱针点刺出血；小儿高热惊厥加人中、十宣，毫针浅刺疾出，不按孔穴，并可挤出血珠。

(3) 暑湿证

治法：清暑化湿，疏表和里。取太阴、阳明、三焦经穴。针用泻法。

处方：孔最　合谷　中脘　足三里　支沟

方义：暑湿伤表，肺卫不和，故取孔最、合谷宣肺解表，清暑化湿，以治头重、肢困、咳嗽、寒热等证。暑湿内蕴，升降失职，故取中脘、足三里和中健胃，化湿降浊，以治脘痞、呕恶、口中淡腻等证。又取手少阳经穴支沟，通调三焦气化，配合诸穴以收祛暑化湿之效。

随证选穴：热重加大椎；湿重加阴陵泉；腹胀便溏加天枢。阳虚、气虚加灸足三里、膏肓；阴虚、血虚加肺俞、血海、复溜，针用补法。

【其他疗法】

耳针　取穴：肺、气管、内鼻、耳尖、胃、脾、三焦。刺法：每次2～3穴，取双侧，用强刺激，留针10～20分钟。

【按语】

秋感燥邪，证候有偏寒偏热之分，可从本节风寒、风热证施治。

预防方法：每天自我用手指按摩迎香、合谷2～3次，每穴3～5分钟，以局部有酸胀感，皮肤微红为度。亦可用艾炷灸足三里3～5壮。平时常使室内通风，坚持室外活动和体育锻炼，以增强防御外邪的能力。

【成方选辑】

岁热时行，陶道复求肺俞理（《百证赋》）。

太阳病，初服桂枝汤，反烦不解者，先刺风池、风府（《伤寒论》）。

太阳病……若欲作再经者,刺足阳明,使经不传则愈(《伤寒论》)。

伤寒在表,发热恶寒,头项痛,腰脊强,无汗,脉浮,刺合谷(《针灸摘英集》)。

感冒:风池、风府、大椎、瞳子髎、曲池、足三里、支沟、内庭、附分、魄户、新建(《新针灸学》)。

【验案举例】

张××,男,34岁,农民。素常体弱,动作易汗,近日因气温骤降,身体不能适应,乃故恶寒战栗,鼻塞不通,头疼身痛,即服止痛片,汗后稍好,但热仍不解(体温38.7℃),头痛如前,兼发咳嗽咽痛。查其面色潮红,脉来浮数,知感外邪化热,熏灼肺脏所致。遂在背区点、咽喉点两侧行挑针术,复在颞项点、颞额点,以及鱼际点行挑血法,并令饮热水,卧床待汗,约半小时许,身微汗,热退至37.5℃。次日再诊,仍按原法处理,加挑肘横点而愈(《针挑疗法》)。

张××,男,3岁。患儿发热两天,体温高达39.3℃,经公社医院门诊用磺胺合剂及解热药治疗,身热不退,烦哭不安,抽风,乃来急诊。

刻诊患儿微咳,鼻流清涕,不思乳食,颈项不强直,胸背等处未见麻疹,面色潮红,身热如灼,体温39.8℃,无汗,有时抽搐,两肺未闻及湿性啰音,食指关纹紫暗。证属感冒风热,热极化风。针十宣(放血)、合谷、印堂、尺泽、内庭等穴,均用泻法,不留针。约15分钟后,得汗解,3小时后,体温渐渐降至正常,安然入睡。次日早晨,患儿饮食嬉戏如常(江苏省中医院门诊病历)。

【资料摘录】

有人报道,用针刺预防流行感冒818例,均为流感流行地区之健康人。方法为刺一侧足三里穴,施用补法,待痠麻感达于足背时即行起针,每人只针一次。经用上法针刺后,均未发病。可见针刺对预防流行性感冒具有良好的作用(《针灸临床经验辑要》)。

针刺治疗流行性感冒373例。

取穴:大椎、合谷、足三里等穴。刺法:均为强刺激,不留针。

疗效:全组病例,于针后24小时退热者有198例,占53.08%,不详者51例,占13.67%。此51例虽未测体温,但于针后24小时随访时,均以自觉症状消失而重返生产岗位(《针灸临床经验辑要》)。

1·2 中暑

中暑古称"中暍",俗称"发痧"。盛夏季节,天气炎热,在高温环境中劳作或烈日下远行,或在车船、剧院等公共场所,人群拥挤,缺乏必要的防暑降温措施,体质虚弱及过度劳累,往往发生中暑。但见头晕、头痛、懊恼、呕恶者称"伤暑";猝然昏倒者称"暑厥";兼见抽搐者称"暑风"。

【病因病机】

本病的发生,多因体质虚弱,感受暑热、湿浊。轻则暑邪郁于肌表,汗出不畅,热不外泄,出现头晕、头痛、身热、少汗、懊恼、呕吐。重则暑热炽盛,内犯心包,出现汗闭、高热、神昏、抽搐、瘛疭。若热盛而致气阴两竭,出现汗出如珠,呼吸短促,四肢逆冷,脉微欲绝等虚脱症状,是为危候。

中暑时突然昏倒,类似中风,但无口眼㖞斜,半身不遂,宜加鉴别。重证脱险后,亦有后遗四肢瘫痪者,但多为对称性,此由暑热消耗津液,筋脉失养所致,其病机亦与中风有别。

【辨证】

(1) 轻症　暑热夹湿,郁于肌表。症见头晕,头痛,身热,少汗,懊恼,呕吐,烦渴,倦怠思睡,舌苔白腻,脉象濡数。

(2) 重症　暑热燔灼,蒙蔽心包。症见壮热无汗,肌肤灼热,面红目赤,口唇干燥,烦渴多饮,神志昏迷,烦躁不安,抽搐,瘈疭,舌红少津,苔黄,脉象洪数。甚则热盛而气阴两伤,汗出如珠,面色苍白,呼吸浅促,四肢逆冷,昏迷深沉,舌绛少苔,脉细数无力。

【治疗】

(1) 轻证

治法:解表清暑,和中化湿。取督脉、手足阳明、心包经穴。针用泻法。

处方:大椎　合谷　陷谷　内关　足三里

方义:大椎属督脉经穴,为诸阳之会,配合谷、陷谷疏泄阳明,有解暑清热之效。内关通于阴维之脉,行于腹里,分布胃、心、胸之间,配足三里不仅能和中化湿,而且有益气扶正,防止暑邪内犯的作用。

随证选穴:头痛加头维;呕吐加中脘。

(2) 重证

治法:清泄暑热,宁心开窍。取督脉、足太阳、心包经穴。针用泻法,并可放血。

处方:百会　人中　十宣　曲泽　委中　曲池

方义:暑为阳邪,易犯心包,以致清窍闭塞,神志昏迷,取百会、人中清热开窍醒脑,曲池、十宣苏厥止痉。曲泽为手厥阴的合穴,委中为足太阳的合穴,用三棱针点刺浮络出血,以泻营血暑热。

随证选穴:抽搐瘈疭,加阳陵泉;汗出肢冷,脉微欲绝,加关元、气海、太渊、阴郄。

【其他疗法】

耳针　取穴:耳尖、神门、肾上腺、心、枕。刺法:取双侧,强刺激,留针20分针,耳尖点刺放血。

刮痧:适用于中暑轻证。操作:用光滑平整的陶瓷汤匙,蘸食油或清水,刮脊背两侧、颈部、胸胁间隙、肩、臂、肘窝及腘窝等处,刮至皮肤紫红为度。

【按语】

中暑发病骤急,必须及时抢救。将患者移到通风阴凉的地方,施以针灸、刮痧等法。危重病例,应严密观察病情变化,采取综合治疗措施。高热无汗者,可用30%酒精擦身;面色苍白肢冷者,应用温水擦身,用热毛巾敷关元、气海。

【成方选辑】

中暑不省人事,取百会、人中、承浆、气海、中脘、风门、脾俞、合谷、中冲、少冲、足三里、内庭、阴交、阴谷、三阴交(《针灸全书》)。

中暑:人中、中脘、气海、曲池、合谷、中冲、足三里、内庭(《针灸逢源》)。

【验案举例】

魏××,女,32岁,农民。夏秋之交,天阴闷热,在田野收割,劳累不休。先觉头眩心悸,冷汗浑身,继则昏倒于地,家属惶恐不已。患者寒战鼓颔,口唇指甲青紫,手足冰冷,腹胸灼热无汗,脉象沉细而数。证属暑热湿浊壅遏经络,营卫阻滞。急针百会、人中、合谷,神志略省,紫绀、寒战依然不解,遂用三棱针于十宣放血,诸证悉平,嘱用温盐水频频饮之,休息半日而愈(江苏省中医院巡回医疗病历)。

【资料摘录】

刺腿弯痧筋法:腿弯上下有细筋,深青色,或紫色,或深红色,即是痧筋,刺之方有紫黑毒血。其腿上大筋不可刺,刺亦无毒血,反令人心烦。两边硬筋上不可刺,刺之令人筋泄。若臂弯筋色,如此辨之……惟取挑破,略见微血,以泄痧毒之气而已,不可直刺。若一应针法,不过针锋微微入肉,不必深刺(《痧胀玉衡》)。

1·3 疟疾

疟疾俗称"打摆子"、"冷热病"、"脾寒",是感染"疟邪"所引起的传染病,多发于夏秋之间,其他季节亦有发生。发作时寒战、高热,出汗后热退如常人。以一日一发和间日一发为多数,亦有少数三日一发者。

发作时,寒热往来的称"正疟";但寒不热的称"牝疟";但热不寒的称"瘅疟";热多寒少的称"温疟";发于岭南寒热不清的称"瘴疟";久疟不愈胁下有痞块的称"疟母"。

【病因病机】

本病的病因是感受"疟邪"所致。凡外感风寒暑湿,饮食所伤,劳倦太过,均能降低人体的抗病能力而诱发本病。

疟邪侵入人体,潜伏于半表半里之间,发作时邪正交争,虚实更作,阴阳相移。阴盛阳虚则出现恶寒抖颤,腰背头项疼痛;阳盛阴虚则出现高热喘渴,欲饮冷水。继则正胜邪却,营卫暂和,汗出热退而症状休止。

由于发病诱因和体质的差异,临床症状亦略有不同。如感受暑邪或素来阴虚者,发作时则热多寒少或但热不寒。如感受风寒或平素阳虚者,发作时则寒多热少或但寒不热。如感受疟邪深重,正不敌邪,内陷心包,引动肝风者,可出现神昏、谵语、痉厥等危重证候。如久疟不愈,则可导致气滞血瘀而形成胁下痞块。

每次发作感邪轻浅则症状轻而时间短,感邪深重则症状重而时间长。发作时间提早,是疟邪渐达于表,恢复较快;发作时间推迟,是疟邪渐陷于里,恢复较慢。

【辨证】

疟疾发作时,先是呵欠乏力,毛孔栗起,寒战鼓颔,肢体瘦楚,继则内外皆热,体若燔炭,头痛如裂,面赤颧红,口渴引饮,终至通身出汗,热退身凉。如夹湿痰,则伴有呕恶、脘痞、胸闷、咳嗽。如疟邪内陷,内热炽盛,可见高热、神昏、谵语、嗜睡、痉厥。久疟不愈,发作休止无定时,面色萎黄,肢体羸瘦,胁下形成痞块。舌淡薄白或黄腻,偏热者舌质绛,偏寒者舌质淡。疟疾多为弦脉,寒战时弦紧;发热时弦数;间歇时弦迟;久疟则弦细。

【治疗】

治法:和解少阳,祛邪截疟。取督脉、手三阳经穴为主。新病和偏热者针用泻法,并可放血,久病和偏寒者针用补法,针后加灸。在疟疾发作前1~2小时针灸。

处方:大椎 后溪 液门 曲池

方义:大椎属督脉,能振奋阳气,为截疟之要穴;后溪宣发太阳经气,领邪外出;液门和解少阳,治寒热往来;曲池清泄阳明,以退燔热。

随证选穴:疟疾发作时,加十宣放血;湿痰加肺俞、丰隆;痉厥加内关、人中;久疟加脾俞、胃俞、足三里;痞块加章门、痞根。

【其他疗法】

耳针　取穴：肾上腺、皮质下、内分泌、脾、肝。刺法：取双侧，在发作前1～2小时针刺，用强刺激，留针1小时，连续针刺3天。

【按语】

针灸治疗间日疟，不仅能控制症状，而且能使疟原虫阴转。但恶性疟疾证情危重者，应采取综合治疗措施。

本病宜与似疟非疟的疾病作鉴别，如回归热、黑热病、病毒性感染等。

【成方选辑】

大椎（或陶道）、间使、后溪、复溜，中刺激（《中国针灸学》）。

足太阳之疟，有腰痛头重，寒从背起等症，刺郄（腘）中出血；足少阳疟，寒热心惕多汗，刺侠溪；足阳明疟，有先寒，久乃热，热去汗出等症，刺足阳明跗上，调冲阳；足太阴之疟，有不乐不思食，寒热善呕，呕已乃衰，刺公孙；足少阴之疟，有呕甚，多寒少热等症，取太溪；足厥阴之疟，小腹满，小便不利，刺太冲（《医学入门》）。

疟先寒后热，取公孙、后溪、曲池、劳宫。疟先热后寒，取公孙、曲池、百劳、绝骨（《针灸大全》）。

疟寒多热少，取大钟、后溪、百劳、曲池（《针灸大成》）。

温疟取《内经》五十九刺，又取中脘，大椎（《神应经》）。

瘅疟刺绝骨（《证治准绳》）。

久疟不愈，黄瘦无力，灸脾俞七壮（《类经图翼》）。

疟母，章门针后灸三七壮（《针灸经验方》）。

【验案举例】

张××，男，34岁，农民。患间日疟已发一场，未服抗疟药。就诊时已发作恶寒抖颤，口唇指甲色青，懊憹，呕恶，半小时后高热达39.8℃，头痛如劈，渴喜热饮，面赤，烦躁，舌尖红，苔白微腻，脉象弦数。血检疟原虫数甚多。针刺大椎、陶道、间使透支沟、十宣放血。20分钟后出汗，体温渐降正常。复诊血检疟原虫数明显减少，于发作前2小时针大椎、间使二穴，留针30分钟，遂未发作。每日针足三里、血海，补法。复查血未找到疟原虫，符合痊愈标准（江苏省中医院门诊病历）。

【资料摘录】

针刺治疗间日疟疾共33例。男30例，女3例。年龄在11～56岁。全组病例临床上均有疟疾发作症状，并经血涂片镜检确诊。本组病例中，2年内无疟疾史者有27例，有疟疾史者6例。

取穴：大椎、陶道、合谷（双）。

操作：于每次发作前进行针治，每次留针15分钟，留针期间每隔5分钟捻针1次，以加强刺激。连针3次为一疗程。凡在第一次针后停止发作者，于下次针前血检，否则于第三次针前血检。

疗效：控制症状情况：经一个疗程停止发作者共29例，其中第一次针后停止发作者12例，第二次针后停止发作者11例，第三次针后停止发作者6例。

血涂片镜检情况：33例子治疗前均找到疟原虫无性体，其中18例同时带有配子体。经一个疗程后血涂片检查，原虫消失者27例，配子体消失者16例。

追踪观察:对 29 例停止发作者,第一次追踪观察的时间是治疗后 1~2 个月,结果有 3 例复发,血检均找到间日疟原虫无性体,2 例同时带有配子体;未复发者 26 例,其中 24 例血检时有 3 例找到间日疟原虫。第二次随访是第一次随访时未发作的 26 例,时间是在第一次随访后的 3 个月。全部病例未见复发,经血检 24 例,有一例找到间日疟原虫(仍为第一次随访时血检找到疟原虫者)。第三次随访 29 例,时间在第 2 次随访后的 3~5 个月。自前次随访复发者共有 3 例,复发率为 10.34%。针刺疗效较好(《针灸临床经验辑要》)。

针刺治疗恶性疟疾 33 例。全组病例均具有典型疟疾症状,未服用任何抗疟药物。在血液涂片检查中,有 28 例找到恶性疟原虫,其中个别病例还混有间日及三日疟原虫,有 5 例未找到疟原虫。

取穴:主穴大椎、陶道。配穴:内关、间使、列缺、章门、复溜、太溪、后溪。每日选用 3~5 穴,各穴轮番应用。

操作:产生感应后,给予中等强度刺激,留针 2~3 分钟。多为针后施灸,或针甲穴,灸乙穴。灸法以灸至皮肤轻度充血(有红晕)为宜。

疗效:经针灸一次后,于次日绝大部分病例的症状均被控制,仅有少数病人尚有头痛、周身困倦等。先后经 5 次针灸治疗,一直无症状表现,经 3 次血液检查找不到疟原虫而获痊愈者 19 例;另 14 例症状虽有减轻,但在第 2 次血检时,仍有疟原虫发现,其中 8 例经再次针灸后,症状消失找不到疟原虫而获痊愈。治愈率为 81%(《针灸临床经验辑要》)。

1·4 咳嗽

咳嗽是肺脏疾患的主要症状之一。咳指肺气上逆作声,嗽指咯吐痰液。有声有痰为咳嗽,有声无痰为咳逆。本证有急性和慢性之分,前者为外感,后者属内伤。外感咳嗽调治失当,可转为慢性咳嗽。内伤咳嗽感受外邪,亦可急性发作。慢性咳嗽迁延日久,或年老体弱,脏气大伤,则可并发喘息,成为"咳喘"。

急慢性气管炎、支气管扩张、上呼吸道感染,均可参考本节论治。

【病因病机】

外感咳嗽,多因气候冷热急剧变化,人体卫外功能不强,风寒、风热之邪乘虚侵袭肺卫,以致肺气不宣,清肃失常而成咳嗽。

内伤咳嗽,多因咳嗽反复发作,肺气久伤,肺虚及脾,脾虚生湿,湿盛生痰,湿痰上渍于肺,肺气不降。或因情志刺激,肝失调达,气郁化火,上逆于肺,肺受火灼,均能导致咳嗽反复发作。

咳嗽,凡外感新病多属实证,内伤久病多属虚证,但亦有虚实夹杂者,施治当分标本缓急。

【辨证】

(1) 外感咳嗽

1) 风寒证:风寒袭肺,肺气失宣。证见咳嗽有力,喉痒,痰液稀白,咯吐不畅,伴有恶寒发热,无汗,肢体酸楚,头痛,鼻塞流涕,舌苔薄白,脉浮或紧。

2) 风热证:风热犯肺,肺失清肃。证见咳嗽频剧,气粗,咽痛口干,咯痰不爽,痰黄质粘,头痛,身热恶风,有汗不畅,口渴,舌苔薄黄,脉象浮数。

(2) 内伤咳嗽

1) 湿痰证:脾失健运,湿痰侵肺。证见晨起咳嗽较著,咳声重浊,痰多粘稠,痰色稀白或灰暗,初发时痰不易出,缓解时咯吐滑利,伴有胸闷、脘痞、食少、疲倦,舌苔白腻,脉濡或滑。

2) 肝火证:肝失调达,气郁化火,上逆灼肺。证见咳嗽阵作,痰少质粘,气逆作咳,咳时胸胁引痛,面颊略红,咽喉干痒,口苦,舌尖偏红,舌苔薄黄,脉象弦数。

【治疗】

(1) 外感咳嗽

1) 风寒证

治法:疏风散寒,宣肺化痰。取手太阴、阳明经穴。针用泻法,并可加灸。

处方:列缺　合谷　肺俞　外关

方义:列缺是手太阴络穴,配肺俞宣通肺气,合谷是手阳明原穴,配外关发汗解表,四穴同用,可收疏风散寒、宁肺镇咳之效。

随证选穴:头痛加风池、上星;肢体痛楚加昆仑、温溜。

2) 风热证

治法:疏风清热,肃肺化痰。取手太阴、阳明、督脉经穴。针用泻法,并可放血。

处方:尺泽　肺俞　曲池　大椎

方义:尺泽是五输穴中的水穴,配肺俞泻肺化痰;大椎是督脉要穴,通阳解表,配曲池疏风清热,使风热外解,痰火得降,则肺气平顺而咳嗽可止。

随证选穴:咽喉干痛,加少商点刺出血;汗出不畅加合谷以助发汗;多汗而热不退,加陷谷、复溜滋阴清热。

(2) 内伤咳嗽

1) 湿痰侵肺

治法:健脾化湿,调补肺气。取手足太阴、阳明经穴。针用补法或用灸法。

处方:肺俞　脾俞　太渊　太白　丰隆　合谷

方义:脾为生痰之源,肺为贮痰之器。原穴为本脏真气所注,故取肺原太渊,配肺俞、脾俞,以健脾化湿,补益肺气,乃标本同治之意。又取足阳明络穴丰隆和手阳明原穴合谷。以和胃气,使气行津布,则痰浊自化,而肺脏自安。

随证选穴:咳嗽兼喘加定喘穴;胸脘痞闷加足三里、内关。

2) 肝火灼肺

治法:平肝降火,清肺化痰。取手太阴、足厥阴经穴。针用泻法。

处方:肺俞　肝俞　经渠　太冲

方义:太冲为肝之原穴,配肝俞平肝降火;经渠为肺之经穴,配肺俞清肺化痰。无火不生痰,无痰不作咳,痰火既清,则咳嗽可平。

随证选穴:咽喉干痒加照海;咳逆咯血加孔最。

【其他疗法】

耳针　取穴:肝、神门、肺、气管。刺法:针双侧,用中等刺激,留针10～20分钟,隔日1次,10次为一疗程。并可用王不留行籽压贴耳穴。

发泡法　用斑蝥粉如米粒大,置于肺俞、脾俞、肝俞上,以胶布固定12～20小时,揭去胶布,即见小水泡,任其自然吸收。如已溃破,则涂以龙胆紫液,复以消毒纱布,以防感染。此法适用于慢性咳嗽发作期。

【按语】

急、慢性咳嗽,与气候、饮食、情志有关。故宜注意保暖;忌食辛辣厚味,远烦戒怒,戒烟或少吸烟,对本病有一定的预防意义。

【成方选辑】

咳嗽:大杼、肝俞、天突、尺泽、外关、经渠、三阴交。每日针治1次(《中国针灸学》)。

咳嗽汗不出,取鱼际、窍阴、胆俞、商阳、上星、肺俞、心俞、肝俞、曲泉、孔最(《针灸经验方》)。

咳嗽面赤热,取支沟;热痰取肺俞、膻中、尺泽、太溪(《类经图翼》)。

久嗽不愈,肺俞、足三里、膻中、乳根、风门、缺盆(《针灸大成》)。

久嗽宜灸膏肓,次灸肺俞(《针灸资生经》)。

咳嗽上气,不得卧,取云门(《神应经》)。

【验案举例】

程××,男,20岁。久患咳嗽、痰多、气喘之疾,诊断为慢性支气管炎,曾用过组织疗法未愈,遂采用针灸治疗。取穴:肺俞(双)、风池(双)、合谷(双)。以补为主,先针肺俞,留针15分钟,起针后加拔火罐5分钟,再针风池,轻捻进针,徐进徐出,得气即起针,复针合谷,留针20分钟。针1次后痰量减少,3次后咳嗽减轻,共针5次,诸症消失(《针灸学简编》)。

李××,男性,57岁,已婚,干部。患者咳嗽痰多3年余,秋冬气候骤变时易发病,清晨、傍晚阵咳较著,痰粘稠,因反复发作,近月来服用气管炎糖浆和抗生素,疗效欠佳。日久不愈,近有胸闷气急之感觉,伴纳谷不香。苔白腻,脉滑数。二肺呼吸音粗糙,余无异常。脉搏94次/分。胸透:二肺纹理增多,透亮度稍增加。

治疗经过:治以止咳化痰,选用肺、脾、大肠、交感、神门。予毫针法刺激,首次治疗后痰多减少,咳嗽仍有。后继用上法针治,隔日1次。诸证皆消,耳针治疗期间未服止咳化痰药(《耳针研究》)。

【资料摘录】

针刺治疗咳嗽的作用,可能是通过抗炎、促进炎性渗出物的吸收等作用实现的,因临床实践已证明针刺有促进肺炎吸收作用(《针刺对机体的调整作用》)。

1·5 哮喘

哮喘俗称"吼病"。哮指喉中有痰鸣音,喘指呼吸困难而急促,两者相兼,名为"哮喘"。此外还有盐哮、糖哮、鱼虾哮、寒哮、热哮等名称。

哮喘的基本原因是痰饮内伏。凡有"伏饮"素质的人,遇到气候、饮食失宜,或情志、劳累过度,均可发生哮喘。

本病具有反复发作的特点,一年四季都可发作,尤以寒冷季节气候急剧变化时发病较多。

【病因病机】

凡感受风寒风热,嗅吸花粉、烟尘、漆气、异味,影响肺气宣肃,津液凝聚,酿为痰饮,阻遏气道,而成哮喘。或饮食不当,贪食生冷、酸寒、鱼虾、甘肥等食物,以致脾失健运,痰浊内生,上干于肺,壅遏肺气,气道不畅,而发生哮喘。此外,久病体弱,情绪激动,劳累过度,亦能引起哮喘。

哮喘初病多属实证,如反复发作,则转为虚证。肺虚则呼吸少气,自汗形寒;脾虚则中气不足,胸痞便溏;肾虚则摄纳无权,动则喘甚;累及心脏,则心阳不振,出现神昏、烦躁、发绀、肢冷等危象。虚证在急性发作时,可出现气郁痰壅,阻塞气道,本虚标实证候。

【辨证】

(1) 实证　感受风寒,寒饮伏肺,阻遏气道。证见呼吸困难,喉中有痰鸣音,咳逆痰少,质稀色白,或带泡沫,咯吐不易,形寒无汗,或兼头痛身痛,多在冬季或受寒发作,舌苔白滑,脉紧或浮紧。

感受风热,热饮伏肺,肺失清肃。证见咳喘气粗,面红,发热有汗,痰黄质稠,咯痰不爽,口渴,烦躁,咳引胸痛,舌苔黄腻,脉象浮洪或滑数。

(2) 虚证　肺虚则兼见面色㿠白,自汗恶风,息短少气,语言无力,鼻塞,喷嚏,疲乏,舌质淡红,脉细数无力。脾虚则兼见面色少华,食少,脘痞,痰多,倦怠,大便溏薄,或腹泻,舌胖嫩,苔厚腻,脉缓滑或濡缓。肾虚则兼见面色黧黑,气急息促,动则更剧,心慌,头晕,耳鸣,腰痠,下肢清冷,舌淡有皱纹,脉沉细无力。若心气虚弱,心阳不振,则兼见心悸,多汗,神昏,口唇指甲青紫,四肢欠温,舌有紫点,脉象微细或有歇止。

【治疗】

(1) 实证

1) 寒饮伏肺

治法:散寒宣肺平喘。取手太阴、足太阳经穴。针用泻法,背部穴位可加灸或拔火罐。

处方:列缺　尺泽　风门　肺俞

方义:列缺、尺泽宣肃手太阴经气,肺俞、风门宣发足太阳经气。数穴同用,有解表散寒,宣肺平喘的作用,使寒饮得蠲,则哮喘可平。

随证选穴:鼻塞流涕加巨髎;头痛、肩背痠痛加温溜;寒热加支正。

2) 痰热遏肺

治法:清热肃肺平喘。取太阴、阳明为主。针用泻法。

处方:合谷　大椎　丰隆　膻中　中府　孔最

方义:本方用合谷、大椎疏表散热,中府、孔最肃肺平喘,丰隆化痰,膻中降气。痰热遏肺的哮喘,宜用本方治之。

随证选穴:喘甚者加肺俞、云门等穴拔火罐。

(2) 虚证

治法:扶正培本,化痰平喘。取手太阴经穴及背俞为主。针宜补法,或补泻兼施,或用灸法。

处方:定喘　膏肓　肺俞　太渊

方义:定喘是止喘的经验穴,能缓解症状。膏肓主治虚劳咳嗽气喘。多用于慢性哮喘,太渊是手太阴经的土穴,配肺俞补土生金。本方适用于慢性哮喘反复发作者。

随证选穴:肺脾交虚加脾俞、足三里,健脾和胃,以扶后天之本。肺肾两虚加肾俞、太溪,补肾纳气,以培先天之本。若肺气心阳交虚,出现虚脱倾向,加内关、神门强心,灸气海、关元、命门以防脱。虚喘兼外感者,参考实喘证治。

【其他疗法】

耳针 取穴：平喘、肾上腺、气管、皮质下、交感。刺法：每次取2～3穴，用强刺激，留针5～10分钟，每日1次，10次为一疗程。

皮肤针 部位：鱼际、前臂、手太阴经循行部，两侧胸锁乳突肌部。方法：每部各叩击15分钟，顺序轻叩，以皮肤微红为度。用于哮喘发作期，有缓解作用。

伏灸 取穴：肺俞、膏肓、脾俞、肾俞。灸法：艾炷如枣核大，隔姜灸，每穴3～5壮，不发泡，皮肤微红为度。每日1次，在三伏天施灸。

【按语】

哮喘患者，要注意保暖，防止感冒，忌食常会引起发作的食物，避免接触诱发因素。戒烟是减少发作和防止病情加重的条件之一。

【成方选辑】

凡有哮喘者，为按肺俞，无不酸痛，皆为缪刺肺俞，令灸而愈（《针灸资生经》）。

喘：灸中府、云门、天府、华盖、肺俞（《针灸聚英》）。

诸喘气急：天突、璇玑、华盖、膻中、乳根、期门、气海、背脊中第七椎节下穴（《类经图翼》）。

哮吼嗽喘：俞府、天突、膻中、肺俞、三里、中脘、膏肓、气海、关元、乳根（《针灸大成》）。

【验案举例】

刘××，女，34岁。哮喘已15年，每逢寒冷季节易于复发，近半年来先后住院4次，经中西药治疗，哮喘始终未完全消失。近两天又因受凉而加剧，头痛、身痛、恶寒发热、咳嗽、胸痛、喘不得已，整夜不能入睡而入院。体检：呼吸迫促，口唇发绀，眼睑微肿，咽部稍充血，颈静脉怒张，胸部桶状，两肺布满哮鸣音，心跳快，X线胸透与化验常规检查均无特殊发现。诊断：支气管哮喘。用中西药治疗7天，进步不显著。后停止其他药物，采用化脓灸疗法取大椎、膻中两穴，灸后第二天自觉症状好转，7天能平卧，每日睡眠6～7个小时。10天后症状消失，主动要求出院休养，经5个月观察，未见复发（《针灸学简编》）。

【资料摘录】

艾炷灸治疗哮喘238例。全组病例中属于虚寒型150例，属实寒型88例。年龄以中年为多。

疗效：虚寒性病例有效者70.8%，好转者占12.5%。实热型全部有效（《针灸临床经验辑要》）。

1·6 肺痨

肺痨是一种慢性传染病，由"痨虫"随呼吸侵入肺内所致。本病具有强烈的传染性，凡体质虚弱之人，与危重的患者接触，均易感染成病，故有"传注"、"传尸"等名称。此外，亦有从症状和预后而命名的，如"骨蒸"、"痨瘵"等。

【病因病机】

肺痨的致病因素，一为感染痨虫，侵入肺脏，一为机体正气不足，抗病能力不强，两者往往互为因果。若正气旺盛，即使感染痨虫，亦未必成病，或病情轻微，易于治愈。

痨虫侵入肺脏，肺阴受损，清肃失职，肺气上逆而为咳嗽；虚火炼液而成痰；肺络受损则咯血、胸痛；津液亏乏则咽干、口燥；阴虚火旺则潮热、盗汗；中气不足则短气、喘息、消瘦或浮肿。病情多由轻渐重,偶尔亦有急性发病,很快恶化者。

【辨证】

肺痨初起微有咳嗽,疲乏,食欲不振,体重减轻,痰中偶带少量血丝,舌红苔薄,脉象浮数。

病程长者,咳嗽明显加剧,或干咳少痰,或痰多黄白不一,两颧及口唇艳红,午后潮热,口干多饮,咯血量增多,盗汗,失眠,胸闷作痛,男子失精,女子经闭,舌绛少苔,脉象细数。

如未及时治疗,病情日趋严重,则可出现大量咯血,声音嘶哑,喘息抬肩,唇舌发绀,形体极度消瘦,或伴有下肢浮肿,食少,便溏等。甚至出现心悸,息微,肢冷汗出,脉象细数无伦,阴竭阳微等危候。

【治疗】

治法:取手足太阴及足少阴经穴为主,背部俞穴为辅。阴虚阳亢多用针法,阳虚者可用灸法。

处方:太渊 肺俞 膏肓 足三里 三阴交 太溪

方义:太渊是手太阴的输穴,配肺俞培土生金,补益肺气;膏肓是主治诸虚百损的要穴,配足三里健运中州,扶正祛邪;三阴交助脾气,太溪补肾阴,数穴同用,组成补虚抗痨的基本处方。

随证选穴:咳嗽痰多加尺泽;潮热加鱼际;咯血加孔最;盗汗加阴郄;音哑加照海;遗精加志室;经闭加血海;肢冷灸关元。

【其他疗法】

耳针 取穴:肺区敏感点、脾、肾、内分泌、神门。刺法:一般可用毫针法、电针法,隔日1次,10次为一疗程。耳穴注射法可用0.25%奴佛卡因0.1 ml加链霉素0.01～0.05 g,或奴佛卡因0.1 ml加异菸肼5～10 mg,按病情选用。先用探测仪测得敏感点后,按耳穴注射法将药液注入敏感区内,局部隆起黄豆大药物肿泡,两侧或单侧注射,每日1次,2周为一疗程,休息1周,根据病情继续第二、第三个或更多疗程。

【按语】

肺痨,相当于肺结核。单用针灸治疗虽有一定的疗效,如配合抗痨药治疗,更能发挥其相辅相成的作用。本病的预后,与体质强弱,病情轻重,治疗迟早,有很大关系,故《外台秘要》说"觉此候者,便宜急治",指出了早期治疗的重要性。

【成方选辑】

咳嗽红痰:百劳、肺俞、中脘、足三里(《针灸大成》)。

骨蒸劳热,元气未脱者,灸崔氏四花穴(《医学正传》)。

久咳劳热者,灸肺俞(《灸法秘传》)。

【验案举例】

患者,男,25岁。1955年发现患肺结核,1958年左上肺发现2 cm×2 cm的空洞一个。入院后即内服异菸肼、对氨柳酸、氨硫脲,先后并用异菸肼、链霉素、黄连素等气管滴入8个月,空洞仍存在,痰内细菌仍阳性。1960年3月起加用针灸治疗,取膏肓、肺俞、腰眼、足三里、三阴交为主穴,加减施治。到5月2日胸透复查,空洞消失,痰内细菌转阴。针灸前的潮热、咳嗽、胸痛、盗汗、心悸等症状消失,出院恢复工作(《针灸学简编》)。

赵××,男,37岁。已婚。患病3年余。初则咳嗽,继之咳血,经无锡市第一人民医院胸透摄片诊断为右上肺浸润型肺结核。就诊时频频咳嗽,痰中带血,胸闷气短,耳鸣神疲,午后低热,食欲不振。舌苔薄白,脉细数。治疗经过:采用 0.25% 奴佛卡因 0.1 ml 和异烟肼 10 mg 肺区敏感点注射。双耳交替注射,每日 1 次。第一个疗程结束,自觉症状渐见减轻消失,咳嗽显著减轻,咳血消失,饮食复常。第二个疗程终了时,病灶已基本吸收,7 年来未见复发(《耳针研究》)。

【资料摘录】

针刺治疗肺结核 291 例。全组病例包括浸润型、血行播散型、局灶型、慢性纤维空洞型四种类型。治疗前后均经 X 线摄片和各种化验检查,做了观察对照。

治法:全组病例分为以下三型:肺虚证——主证为咳嗽、气喘、胸闷、吐痰、咯血等,用治肺法。主穴为肺俞、膏肓、尺泽、太渊、中府、鱼际等。脾胃虚证——主证为食欲不振、便溏或便秘、面黄肌瘦等,用治脾胃法。主穴为脾俞、胃俞、中脘、天枢、足三里等。肝肾虚证——症状具有失眠、心悸、健忘、遗精、腰痠、肢冷、面白、脉弱,或面烘脉数等,用治肝肾法。主穴为肝俞、肾俞、关元、三阴交、阴谷、太溪、行间等。另外也用对症取穴法,如潮热用大椎、间使退热;盗汗用后溪、阴郄止汗。治疗全程为二个疗程。每疗程 20 次,间日治疗 1 次。

疗效:治疗后:浸润型肺结核 224 例,显著吸收者 78 例(包括空洞消失),轻度吸收 110 例,无变化 23 例,恶化者 13 例,有效率 83.9%。慢性纤维空洞型 22 例,轻度吸收者 3 例,无变化者 17 例,恶化者 2 例。血行播散型 18 例,显著吸收者 6 例,轻度吸收者 9 例,无变化者 2 例,恶化者 1 例,有效率 83.3%。局灶型 27 例,显著吸收者 16 例,轻度吸收者 8 例,无变化者 4 例,有效率 81.1%。对咳嗽、胸闷、吐痰、潮热、盗汗、失眠及食欲不振等,均可很快得到好转和消失(《针灸临床经验辑要》)。

1·7 失音

失音,是指讲话声音嘶哑甚至不能发音而言。《内经》称之为"瘖",亦有称为"声嘶"、"倒嗓"者。本节叙述范围以"喉瘖"为限,并应与中风的"舌瘖"和妊娠的"子瘖"作鉴别。

各种原因引起的急慢性喉炎,喉头结核,声带劳损,声带小结以及癔病性失音等,均可参考本节施治。

【病因病机】

临床上常见的失音,约有下列几种。

声带劳损:多因高音歌唱,演讲过度,声带劳损而发病,并可反复发作,多见于教师和歌唱家。

情志忧患:多因情志郁结,气郁化火,声门不利而突然发病,常见于癔病发作的患者。

感受外邪:感受风寒风热,壅遏咽喉,气机不利,以致嘶哑或失音,多见于伤风感冒。

肺燥津伤:燥火伤肺,肺失滋润,或久病伤及肾阴,津液不能上承,声道失于润泽,失音由轻渐重,多见于肺痨、喉癌等病的后期。

喉咙连于肺系,为声音之门户,凡外感或郁怒而失音者为"金实不鸣",病程较短,属实证。久病阴虚或声带劳损者,为"金破不鸣",病程较长,属虚证。

【辨证】

实证:猝然声音嘶哑。如兼喉痒咳嗽痰稀,鼻塞流涕,口不渴,舌苔薄白,脉浮紧,为风寒外束,肺气不宣。如兼咽痛鼻干,咳嗽,痰黄,发热口渴,脉浮数,苔薄黄,为痰热遏肺,肺失清肃。

虚证:有慢性病史。肺肾阴虚者,声音嘶哑由轻渐重,面容消瘦,咽干口燥,潮热盗汗,干咳,心悸,耳鸣,舌红苔少,脉细数。因情志郁怒而发病者,常忽然声嘶不语,但又忽然缓解而语言如常。发病时伴有多烦易怒,头晕耳鸣,口干,胸闷噫气,舌尖微紫,脉弦。

【治疗】

治法:取手太阴、阳明、足少阴经穴。新病多用泻法,久病多用补法。

处方:鱼际　扶突　天鼎　太溪

方义:天鼎、扶突位近咽喉,针之直接疏通患处的气血,消肿散结,清热生津,故能恢复声带的发音功能,以治其标。鱼际调肺气而润咽喉,太溪益肾阴而降虚火,以治其本。本方适用于急、慢性失音。

随证选穴:咽痛加二间;发热加合谷;虚热加照海,恶寒加支沟;易怒加太冲;暴瘖加通里。

【其他疗法】

耳针　取穴:肺、咽喉、颈、气管、大肠、肾。刺法:每次选2～3对穴,轻刺激,5次为一疗程。病程长者10～15次为一疗程。

【按语】

失音往往是喉癌的信号之一,对病程较长或针治鲜效的患者,宜进行五官科检查确诊,以免延误治疗时机。

针刺治疗"倒嗓"效果较好,有些演员突然失音,经1～2次针刺,即能恢复登台演唱。慢性喉炎声哑,一般针刺3～5次后自觉症状缓解,喉镜检查充血、水肿有所减轻,但对声带肥厚者收效较慢。小的声带小结,通过针刺治疗有的可消失,较大的小结,应用手术切除。

【成方选辑】

暴瘖气鞕,取扶突与舌本出血(《灵枢·寒热病》)。

声嘶:主穴水突、人迎、廉泉、天鼎、扶突;配穴间使、合谷、二间、颊车、三阴交等。每次治疗可酌情选用主穴2个,上下肢各配穴1个。每日或隔日针治1次,留针30分钟,10次为一疗程(《针灸临床经验辑要》)。

【验案举例】

刘××,女,25岁,小学教师。因声音嘶哑两月影响教学,服中西药物无效而来诊。五官科检查:左侧声带轻度肥厚,慢性充血,并有小结。平时有轻度喉部不适,教唱后即有疼痛,吃饭下咽食物亦痛。用耳针治疗5次,用喉镜复查,声带充血已较前减轻,一疗程(10次)后,充血消失,休息3天继续针治。第二疗程结束后,喉痛已基本消失,无充血,左侧声带小结已消失,右侧小结仍存。自觉声音较前好转,歌唱声音也较前为好(《耳针研究》)。

【资料摘录】

针刺治疗失音44例,有效者34例,认为循经取穴和远近取穴配合施治,疗效较好。一般患者在第二次针治后,演唱时感到轻快,声音洪亮,可以发高音(《针灸临床经验辑要》)。

1·8　呃逆

呃逆,古称为"哕",俗称"打呃"。患者自觉胸膈气逆,抽掣时喉间发出呃忒声,声短而频,难以自忍,甚则妨碍谈话、咀嚼、呼吸、睡眠。若因腹部手术后而发生呃逆者,则增加创口疼痛,影响愈合。

呃逆可单独发生,其证轻微,持续数分钟至数小时后不治自愈。亦可续发于其他急慢性疾病的过程中,其症多重,可昼夜不停,或间歇发作,迁延数日至数月不愈。

【病因病机】

呃逆的发生,主要是胃气上逆所致。胃处中焦,上贯胸膈,以通降为顺。若因饮食不节,过食生冷则胃寒,过食辛辣则胃热;或情志郁怒,久则化火动肝,肝气上逆则犯胃;或久病脾阳衰惫,痰浊中阻;或热病胃阴被灼,虚火上逆等等,均足以导致胃气不降,上逆胸膈,气机逆乱而为呃逆。

呃逆初起,呃声响亮有力,形神未衰,多属实证;久病呃逆,气怯声低无力,神疲形枯,多属虚证。

【辨证】

实证:胃寒者呃逆声音沉缓有力。喜得热饮,中脘冷胀,手足欠温,饮食减少,小便清长,大便溏薄,舌苔白润,脉迟缓。胃火上冲者,呃逆声音响亮,连续有力,喜得冷饮,口臭,烦渴,面赤,大便秘结,小便黄赤,舌苔黄,脉滑数。肝气犯胃者,呃逆常因情志波动而发作,睡眠时停止,醒觉时呃逆又作,伴有嗳气,胸闷,脘痞胁痛,舌苔薄白,脉弦。

虚证:脾胃阳虚者,呃逆声音低弱,气不持续,形体羸瘦,面色少华,手足欠温,食少困倦,纳后腹胀,或泛吐痰涎,舌质淡胖,脉细或濡。胃阴亏耗,则虚火上逆,症见呃声断续而急促,口咽干燥,烦渴,不安,消瘦,颧红,自汗,舌绛少苔,脉细而数。

【治疗】

治法:和胃降逆为主。寒证多用灸以温阳,热证多用针以清热,气滞者疏肝理气,阳虚者温中益气,阴虚者益胃生津。

处方:中脘　内关　足三里　膈俞

方义:中脘是胃的募穴,足三里是胃的合穴,两穴同用,泻之能清热降气,补之能益气温中。膈俞利膈镇逆,内关和中解郁,阳虚者灸之,阴虚者针之。本方通治呃逆。

随证选穴:胃寒加灸梁门;胃热针泻陷谷;阳虚加灸气海;阴虚针补太溪;肝气横逆针泻期门、太冲。

【其他疗法】

耳针　取穴:膈、交感、胃、肝、脾。刺法:在穴位范围找压痛点,强刺激,留针30分钟。顽固性呃逆,可用埋皮内针法。

【按语】

呃逆是多种原因引起的症状,是膈神经受刺激而引起的膈肌痉挛。针灸对于病程短的实证疗效较好,病程长的虚证则疗效较差。如呃逆见于危重病后期,正气虚败,呃忒不止,饮食不进,出现虚脱倾向者,则预后不良。

健康之人,偶因进食吞咽过猛,阻滞食道,刺激胸膈,而发生呃逆,可用纸捻触鼻引嚏,或用语言猝然使患者精神转移,一般亦可使呃逆停止。

【成方选辑】

哕,以草刺鼻,嚏,嚏而已;无息而疾迎引之,立已;大惊之,亦可已(《灵枢·杂病》)。

呃逆:寒证,上脘、章门、脾俞、内关;热证,内关、合谷、列缺、膈俞、足三里;虚证,中脘、期门、气海、脾俞、胃俞；实证，上脘、足三里(《针灸学简编》)。

【验案举例】

彭××，诊断为溃疡病，行胃大部分切除术后，麻醉尚未完全苏醒即发生严重的呃逆，每分钟20余次，严重的影响呼吸，当即施行针刺。取膈俞、脾俞、合谷、足三里等穴，留针不到3分钟，呃逆完全消失，呼吸随即恢复正常，回病室后，未见复发(《针灸学简编》)。

患者，男，40岁。不自主打呃半年，每当说话和平卧时消失，起床及静止则呃声不断，伴嗳气，胸胁疼痛，曾用多种治疗无效。(耳针)针刺膈区后当时即止，3天未打，但第四天又发作。再于双耳膈、神门埋针而呃止。一周后随访亦未再发(《耳针研究》)。

【资料摘录】

耳针治疗手术后呃逆5例。其中1例为原发性紫癜行脾摘除后发生者，1例为肾结核行肾摘除后发生者，2例为肠坏死行肠切除术及吻合术后发生者，1例为肾结石患者入院后呃逆4天不止。

治法　取双侧膈俞穴，用针刺法。

疗效　5例患者均在起针前，呃逆完全停止，且未复发(《针灸临床经验辑要》)。

1·9　噎膈

噎膈，噎指进食吞咽困难，膈指饮食梗阻胸膈。噎证既可单独发生，又可为膈证的前兆，因此并称噎膈。

本证近似贲门痉挛、食管炎、食管憩室、食管癌、贲门癌以及食管功能性疾患。中年以上的患者，应考虑有癌症的可能性。

【病因病机】

本证多因忧思伤脾，脾气郁结则津液不能输布，凝聚成痰；或因抑郁伤肝，肝气郁结则血运不畅，停而为瘀；或因偏嗜烟酒辛热，积热伤阴，等等，以致痰气、瘀滞、积热浸淫胃脘食道，形成噎膈。由于饮食日渐减少，导致气血生化之源亏乏，津液枯涸，元气亏耗，出现严重的衰竭证候。

【辨证】

噎膈初起，先有不同程度的吞咽困难和胸闷胸痛，进流质和半流质的食物尚能通过，进固体食物则梗阻难下，旋食旋吐，带有痰涎，呃逆、嗳气，舌苔薄白或腻，脉象弦缓。

随着病变的发展，梗阻逐渐加重，虽进流质，亦难咽下，食入呛咳，吐出蟹沫样或豆汁样痰涎，胸膈疼痛，形体消瘦，面容枯槁，舌质干老、尖红，剥苔，脉象细涩。由于饮食极少，津液告乏，以致大便少而秘结，状如羊矢，小便短黄，舌色光绛或微紫，无苔，脉细数。久之阴竭阳微，亦可出现气短、畏寒、肢面浮肿、腹胀、大便溏薄如酱、肢冷、脉微等。

【治疗】

治法：取任脉、足阳明经穴为主，以背俞及手厥阴经穴为辅。针刺补法，并可加灸。

处方：天突　膻中　足三里　内关　上脘　胃俞　脾俞　膈俞

方义：气会膻中配天突舒展胸中气机，散结利咽；阴维内关配上脘，宽贲门而降痰浊，调气止痛；膈俞利膈活血化瘀；足三里、胃俞、脾俞调补本脏的气血，以希扶正祛邪。

随证选穴：便秘加照海；短气灸气海；肢冷脉微灸命门、肾俞。

【其他疗法】

耳针 取穴:神门、胃、食道、膈。刺法:取双侧,用中等刺激,每日1次,10次为一疗程。

【按语】

针灸治疗食管炎、贲门痉挛等食管功能性疾患,疗效较好。对食管癌、贲门癌能改善胸闷、胸痛和咽下困难等症状。临床上对于噎膈患者,应注意排除癌症,以防延误手术时机。

【成方选辑】

噎食不下,取劳宫、少商、太白、公孙、足三里、中魁、膈俞、心俞、胃俞、三焦俞、中脘、大肠俞(《神应经》)。

胸中噎食痛,取列缺、大陵、内关、膻中、足三里(《针灸大全》)。

膈气形体羸瘦,六脉沉涩,针膻中、气海,又各灸七壮(《针灸大成》)。

翻胃吐食,取中脘、气海、膈俞、胃俞、支沟、中魁、足三里、照海、劳宫(《针灸全书》)。

翻胃,灸脾俞、胃俞、膻中、乳根、水分、中脘二七壮(《万病回春》)。

【验案举例】

壬申岁,行人虞绍东翁,患膈气之疾,形体羸瘦,药饵难愈。召予视之,六脉沉涩,须取膻中,以调和其膈,再取气海,以保养其源,而元气充实,脉息自盛矣。后择时针上穴,行六阴之数,下穴行九阳之数,各灸七壮,遂痊愈。今任扬州太守。庚辰过扬,复睹形体丰厚(《针灸大成》)。

【资料摘录】

在X线下观察发现,重刺激针刺天突、膻中、合谷、巨阙等穴,不仅可使正常人食管蠕动增强,内径增宽,且可使食管癌患者癌肿部位的上、下段食管蠕动呈相同改变(《针灸作用机理研究》)。

【附】 反胃

反胃又名"翻胃"。其病因病机基本上与噎膈相似,但病变部位和主要症状不同。因反胃多是幽门梗阻、痉挛或胃内新生物所致,上腹部疼痛明显,呕吐的特点是朝食暮吐,暮食朝吐,食物在胃内停留时间较长。无吞咽困难、格拒和旋食旋吐、食物不得入胃现象。

临床证候多属脾胃虚寒,或命门火衰,脘腹膜胀而痛,吐后暂觉舒适,神疲乏力,面色少华,舌淡苔白,脉细缓无力。

治法宜温运脾肾,和胃降逆。可轮取胃俞、脾俞、中脘、章门、梁门、关元、足三里、肾俞等穴。针灸并用。

1·10 胃痛

胃痛,又称"胃脘痛"。疼痛在上腹心窝处及其附近部位,所以古代统称"心痛",但与"真心痛"有显著区别。

胃痛常见于急、慢性胃炎,胃或十二指肠溃疡及胃神经官能症等。急性胃炎起病较急,疼痛剧烈。慢性胃炎起病较慢,疼痛隐隐。溃疡病疼痛有节律性。胃溃疡疼痛多在食后半至一小时出现,痛位多在剑突下或稍偏左处。十二指肠溃疡疼痛多在食后三小时发作,痛位多在上腹部偏右处,进食后可获暂时缓解。胃神经官能症多在精神受刺激时发病,痛连胯胁,无固定痛点。慢性胃炎和溃疡病有出血倾向。

【病因病机】

外受寒邪,邪犯于胃,或过食生冷,寒积于中,或偏嗜辛辣甘肥,湿热内郁;或忧思恼怒,气郁伤肝,气机阻滞,横逆犯胃;或劳倦过度,脾胃虚弱,中焦虚寒,皆可导致胃痛。

胃痛初起,多因气机阻滞,不通则痛,气滞日久,由气滞导致血瘀,如络脉受损,亦可出现吐血便血。

【辨证】

寒邪犯胃者,胃脘疼痛暴作,畏寒喜暖,温熨脘部可使痛减,口不渴,或渴喜热饮,苔白,脉弦紧。湿热内郁者,胃脘胀满,疼痛,嗳腐吞酸,苔厚腻,脉滑。肝气犯胃者,胃脘作痛,痛连膺胁,嗳气频繁,大便不爽,每因情志因素而作痛,苔多薄白,脉弦。脾胃虚寒者,胃痛隐隐,泛吐清水,喜暖喜按,纳食减少,神疲乏力,甚至手足欠温,大便溏薄,舌质淡,脉软弱。

胃痛日久,郁热伤阴,胃阴不足,则胃痛有灼热感,口苦干,渴不多饮,舌红少苔,舌质多皱纹。气滞血瘀,胃络受损,则疼痛固定不移,痛如针刺,甚则吐血如咖啡,便血如柏油,舌有紫点或瘀斑,脉细涩。

【治疗】

(1) 实证

治法:温中散寒,解郁泄热,疏肝理气。取胃之募穴、合穴及手足厥阴、足太阴经穴。均用泻法,寒证加灸。

处方:中脘　足三里　内关　公孙　行间

方义:中脘是胃的募穴,配胃的合穴足三里,可疏通胃气,导滞止痛;内关、公孙是八脉交会配穴法,能宽胸解郁,善治胸胃疼痛;行间疏肝理气。本方适用于寒邪、郁热、肝气上逆的胃痛者,每收速效。

随证选穴:痛甚加梁丘;胁痛加阳陵泉。

(2) 虚证

治法:补脾健胃,阳虚者温中散寒,阴虚者益胃养阴。取俞募穴及足太阴、阳明经穴为主。针用补法。

处方:脾俞　胃俞　中脘　章门　足三里　内关　三阴交

方义:本方用脾胃的俞募穴配足三里、内关、三阴交,灸之可温中散寒,补脾和胃。针用补法可补益胃气,濡养胃络,故适用于胃痛虚证。

随证选穴:口苦舌红加少府;胃中有灼热感加太溪;便血加血海;吐血加膈俞。

【其他疗法】

耳针　取穴:脾、胃、肝、交感、神门、皮质下。刺法:每次选用 2~3 穴。疼痛剧烈时用强刺激,疼痛缓解时用轻刺激。隔日 1 次,或每日 1 次,10 次为一疗程。

【按语】

针灸治疗胃痛,具有明显的镇痛效果。如坚持治疗,亦能取得较好的远期疗效,并可促进溃疡的愈合。

胃痛患者应注意饮食调养,保持精神乐观,如远劳怒、戒烟酒、饮食定时、少量多餐等,对减少复发促进康复有重要的意义。

【成方选辑】

胃痛:膈俞、脾俞、胃俞、内关、阳辅、商丘,均灸(《神灸经纶》)。

胃脘痛:太渊、鱼际、三里、两乳下 1 寸,各灸 30 壮;膈俞、胃俞、肾俞,随年壮(《神应经》)。

胃脘冷积作痛:中脘、上脘、足三里(《针灸大成》)。

脾胃虚寒,呕吐不已,内庭、中脘、气海、公孙(《针灸大全》)。

吞酸呕吐食不化:灸日月、中脘、脾俞、胃俞(《类经图翼》)。

【验案举例】

侯××,男性,51岁。胃部疼痛反复发作已经8年,近来疼痛加剧,多发生在饭后两小时,持续时间较长,向背部放散,伴有恶心嗳气、纳呆、大便干。体检:上腹部压痛,大便潜血试验(卅)。胃液检查:游离盐酸10～54个单位,总酸25～62个单位。上消化道钡餐造影十二指肠球部不能充盈,有局限压痛,发现有龛影,诊断为十二指肠溃疡。入院后用薛贝氏疗法12天,胃痛仍时常发作,停止用药后,改用疼痛发作时单用针治,取中、上脘(因疼痛偏上)、足三里、内关等穴,针后胃痛等主要症状立即被抑制。为巩固疗效,于第二、三天再针1次,观察7天,未见复发而出院(《针灸学简编》)。

邹××,男,45岁,已婚,采购员。因长期外出采购,饮食不调,患上腹部痛已3年。开始未予重视。近年来症状渐见明显,脘腹胀满,饭后尤著,嗳气频频,胃纳欠佳。大便溏薄已十余年。面色萎黄,舌边有紫斑,舌质有轻度紫气,脉细弦。经胃镜检查诊断为浅表弥漫性萎缩性胃炎。曾自服宁猴片数瓶未见效果而来我院诊治。患者脾胃素虚,又因饮食失调而致脾胃不健,胃气失和气滞而为痛。故取脾、胃、交感等穴。长期气滞而导致血瘀,故胀痛定位持续难解,舌有瘀证而取肝、三焦两穴。经电针法一疗程治疗结束,诸症均有明显好转。现用压丸法继续巩固治疗(《耳针研究》)。

【资料摘录】

溃疡病压痛点。据报道,688例不同部位的溃疡病,在上腹部的疼痛区,以示指与皮肤呈90°角进行触诊,检出最明显的压痛点,其直下经钡餐透视,证实即为病灶之所在。如胃小弯溃疡的压痛点,以任脉为最多,共290例;其中又以鸠尾为最多,占54例;中脘、下脘、建里、上脘、巨阙、水分等逐次减少。其他部位溃疡病的压痛点,亦在上腹部任脉旁5分～2寸的经上出现(《针灸临床经验辑要》)。

经针灸治疗,192例十二指肠球部溃疡患者中,显效者有191例,仅1例无效。12例胃溃疡患者皆获显著效果。在自觉症状方面,针刺有止痛、解痉之效果,即或最剧烈之胃痛亦可立即缓解。在X线检查方面,十二指肠球部溃疡患者中,在治疗前有龛影者69例,治疗后龛影均消失;治疗前排空延长者25例,治疗后有19例排空正常;治疗前有球部及幽门激惹现象者176例,治疗后均消失;治疗前球部有压痛者86例,治疗后压痛均消失。12例胃溃疡患者治疗前均有龛影,治疗后龛影均消失。在随访的161例中(3个月至1年),未复发者128例,占79.5%(《针灸临床经验辑要》)。

1·11 呕吐

呕吐是临床上常见的证候,可见于多种疾病。有声无物为呕,有物无声为吐,因两者常同时出现,故称"呕吐"。

本节讨论的重点是急慢性胃炎、胃扩张、贲门痉挛、幽门痉挛、胃神经官能症发生的呕吐。其他多种急慢性疾病引起的呕吐,可参阅有关章节论治。

【病因病机】

胃主受纳腐熟水谷，以和降为顺。凡外感内伤之邪侵犯胃腑，和降失常，即可引起呕吐。

饮食所伤：恣食生冷甘肥以及误食腐败食物，食积不化，胃气不降而成呕吐。

痰饮内扰：素来脾胃不健，输化失常，津液不能四布，酿生痰饮，积于中脘发为呕吐。

肝气犯胃：抑郁暴怒，肝气横逆犯胃，胃受其侮，饮食随气上逆而呕吐。

感受外邪：外感风寒暑湿之邪，循阳明内犯胃腑，以致通降失职而为呕吐。

【辨证】

伤食呕吐：呕吐多为未经消化的食物，吐后轻快，嗳气食臭，恶进饮食，脘腹胀满或疼痛，食入更甚，便秘转矢气，舌苔厚腻，脉滑实。

痰饮呕吐：多见于脾胃虚弱的患者，面色少华，胸脘痞闷，呕吐以痰涎多于食物，吐后喜得热饮，饮入肠鸣辘辘有声，伴有心悸、头晕等症，舌淡苔白，脉滑或濡。

肝气呕吐：呕吐多在食后精神受刺激时发作，往往以吐尽为快，轻症吐后无任何不适，但易于发作。病情典型者，平时性情多烦善怒，易于激惹，脘胁胀痛无定处，恶心、干呕、泛酸，舌苔薄白，脉弦。

外感呕吐：多见于伤寒、温病。偏寒则呕吐暴急，吐出多为清水稀涎，胸脘懊侬，伴有恶寒发热，头痛，苔白，脉浮等证。偏热则呕吐频繁，饮水进食即吐，吐出酸苦胆汁，口渴欲得冷饮，伴有头痛发热，舌红，脉数等。

【治疗】

(1) 伤食呕吐

治法：行气导滞。取任脉、足阳明经穴。针用泻法。

处方：下脘　璇玑　足三里　腹结

方义：下脘、璇玑行气导滞而清宿食，足三里和胃止呕，腹结除脘腹膨胀，亦治便秘。

随证选穴：腹胀加气海。

(2) 痰饮呕吐

治法：蠲饮化痰。取足太阴、足阳明经穴。针灸并用。

处方：章门　公孙　中脘　丰隆

方义：脾募章门，配公孙健脾蠲饮，胃募中脘，配丰隆和胃化痰。痰饮既除，则胃气和降而呕吐可止。

随证选穴：肠鸣加脾俞、大肠俞。

(3) 肝气呕吐

治法：疏肝和胃。取足厥阴、少阳、阳明经穴为主。针用泻法。

处方：上脘　阳陵泉　太冲　梁丘　神门

方义：上脘宽胸膈，配梁丘平胃止呕，太冲降肝火，配阳陵疏肝解郁。本病发作与情志有关，故取神门宁心定志。

随证选穴：泛酸干呕加内关、公孙。

(4) 外感呕吐

治法：解表和中。偏热取少阳、阳明，多用针法；偏寒取太阴、厥阴，多用灸法。

处方：大椎　外关　合谷　内庭　中脘　三阴交　太冲

方义：外感病初期发生呕吐多属实热，故取大椎和解少阳，合谷、内庭清泄阳明。外感病后期发生呕吐多属虚寒，故取中脘以安胃，三阴交以补脾，太冲以平肝，共收扶土抑木、安胃止呕之效。

随证选穴：干呕灸间使七壮；眩晕针风池；呕吐黄水加丘墟。

【其他疗法】

耳针　取穴：胃、肝、交感、皮质下、神门。刺法：每次取2～3穴，留针20～30分钟，每日1次。

【按语】

针灸治疗呕吐有一定的疗效。但上消化道严重梗阻、癌肿引起的呕吐以及脑源性呕吐，有时只能做对症处理，应重视原发病的治疗。

【成方选辑】

呕吐痰涎，眩晕不已：取公孙、丰隆、中魁、膻中。胃脘停痰，口吐清水：取公孙、巨阙、厉兑、中脘（《针灸大全》）。

腹中雷鸣，食不化，逆气而吐，取章门、下脘、足三里，灸中脘（《神应经》）。

呕吐乍寒乍热心烦，取中脘、大椎、中冲、胆俞、绝骨（《针灸经验方》）。

【验案举例】

周××，女性，26岁。半年来脘痛，呕吐，吐物不化，吐时不伴恶心。经X线检查，胃部未发现器质性改变。诊断为神经性呕吐。经用各种疗法无效，随改用针灸治疗。取内关、中脘、足三里、胃俞等穴加减施治，用透天凉手法。除胃俞其余各穴得气后皆留针15分钟，针3次呕吐减轻，6次吐止，共8次而愈（《针灸学简编》）。

【资料摘录】

据报道一例急性胃扩张伴有阵发性恶心呕吐，3月23日入院，经多种疗法治疗无效，病情逐渐恶化，乃采用针刺疗法。配穴足三里、合谷、胃俞，均为双侧，上下午各1次，每次留针5分钟，当日上午针刺后患者即感舒适，呕吐停止，下午排软便1次，腹胀减轻、晚间安睡。29日进流质饮食后无腹胀及呕吐，共针治3天后，患者转安，除轻度脱水外，一切恢复正常出院（《针灸临床经验辑要》）。

1·12　腹痛

腹痛，泛指腹部疼痛而言，是临床极为常见的证候，可伴发于多种脏腑疾病。

本节仅就急慢性肠炎、肠痉挛、肠神经官能症等所引起的腹痛，叙述如下。

【病因病机】

寒邪内积：平时过食生冷，寒凝气滞，或脐腹暴受外寒，寒性收引，以致气机痹阻，不通则痛。

饮食停滞：暴饮暴食，食进厚味辛辣或不洁之物，食积化热，壅滞肠间，腑气通降不利，遂成腹痛。

肝郁气滞：情志不遂，肝气郁结，机枢失于条达，以致气滞腹痛。

脏腑阳虚：脾肾阳虚，脾阳虚则运化无权，气血生化之源不足，肾阳虚则命门火衰，不能温煦脏腑经脉，而成虚性腹痛。

【辨证】

寒邪腹痛：痛势急迫，腹部喜温怕冷，大便溏薄或泄泻，腹中雷鸣，小便清白，口不渴，四肢欠温，舌苔白腻，脉沉紧。寒凝气滞者，则便秘，腹胀拒按。表寒甚者，则兼恶寒发热。

食滞腹痛:脘腹胀满,痛处拒按,痛则欲泻,泻后痛减,恶食,时时嗳腐吞酸,苔腻,脉滑。食积化热则便泻不爽,口渴,舌苔黄腻,脉滑数。

肝郁腹痛:腹痛连胁,痛无定处,嗳气频频,常在情志怫郁时发病,多烦善怒,口苦,舌苔薄白,脉弦。

阳虚腹痛:腹痛隐隐,时作时止,痛时腹部喜按,大便溏泄,面色少华,精神疲乏,腰膝痠沉、怯寒,舌质淡胖,边缘有齿印,苔白,脉沉细而迟。

【治疗】

(1) 寒邪腹痛

治法:散寒理气。取手足阳明、太阴经穴。针用泻法,加灸。

处方:中脘　足三里　大横　公孙　合谷

方义:本方用中脘、足三里温中理气,大横、公孙健脾导滞,佐以手阳明经的原穴合谷,既可发汗解表,又可调整传导功能,针灸兼施,可收散寒止痛之效。

随证选穴:泄泻、肢冷加神阙隔盐艾炷灸。

(2) 食滞腹痛

治法:化食导滞。取任脉、手足阳明经穴。针用泻法。

处方:下脘　梁门　天枢　曲池

方义:下脘、梁门健胃化食,善治脘腹胀痛;天枢、曲池清泄阳明,功能导滞止泻。

随证选穴:口渴加内庭;吞酸加阳陵泉。

(3) 肝郁腹痛

治法:疏肝理气。取手足厥阴、任脉经穴为主。多用针法。

处方:膻中　太冲　内关　阳陵泉

方义:气会膻中,配太冲可疏肝理气;阴维内关,配阳陵泉能解郁除烦,使肝气和畅,情志怡悦,则腹痛自可缓解。

随证选穴:胁痛加期门;上腹痛加中脘;脐腹痛加气海、下脘。

(4) 阳虚腹痛

治法:补脾温肾。取俞募及任脉经穴为主,多用灸法。

处方:脾俞　肾俞　章门　关元

方义:本方为俞募配穴法。脾俞、章门健脾补气以生血,肾俞、关元益肾壮阳以祛寒。血主濡之,气主煦之,经脉通利,脏腑得以温养,则虚痛可除。

随证选穴:便溏加足三里、三阴交。

【其他疗法】

耳针　取穴:大肠、小肠、胃、脾、神门、交感。刺法:中等刺激,每次取2～3穴,留针10～20分钟,每日或隔日1次,10次为一疗程。

【按语】

针灸治疗腹痛不仅有明显的止痛效果,而且能治疗原发病,如急慢性肠炎、急性阑尾炎、溃疡病等。但对癌瘤、结石等病,有时只能起缓解疼痛的作用,需要配合其他疗法。

【成方选辑】

按腹痛的部位取穴:

脐上痛:取下脘(任)、滑肉门(胃)。

当脐痛:取神阙(任)。
脐旁痛:取天枢(胃)、大横(脾)。
脐下痛:取气海(任)、大巨(胃)。
少腹痛:取中极(任)、府舍(脾)(《针灸学讲义》)。
绕脐痛,灸水分、天枢、阴交、足三里(《类经图翼》)。
肠中切痛而鸣,当脐痛,取巨虚上廉(《卫生宝鉴》)。
侠脐而痛,上冲心痛,灸天枢(《灸法秘传》)。
脐下热痛,小便黄,针泻横骨。脐下冷痛,灸气海、膀胱俞、曲泉(《神灸经纶》)。
肠鸣腹痛,取温溜、足三里、陷谷、漏谷、阳纲、上廉、太白、督俞。肠鸣痛,取三阴交、公孙(《针灸经验方》)。

【验案举例】

刘××,男,42岁。因患急性菌痢后遗腹痛三年。腹痛时好时发,发作时大便微稀而不爽,腹痛隐隐在脐两旁约四横指,或左或右,时有胀气。常服抗生素能控制症状,但易于复发,近服抗生素无效,乃转念针灸治疗。证属痢后余邪未清,传导不利所致。取穴:天枢、上巨虚、气海。针用泻法,针后加艾条温和灸10分钟,每日1次,计20次,诸恙悉除,追访3年未复发(江苏省中医院门诊病历)。

【资料摘录】

据实验报道,针刺后粪便中的细菌种类(大肠杆菌、肠内球菌、肠内杆菌、乳酸菌)无变化,但对其比例有显著改变,即大肠菌减少,肠内球菌、肠内杆菌显著减少,而乳酸菌显著增加。因此认为针刺有防止肠内细菌腐败发酵的作用,从而使粪中吲哚、粪臭素、氨等碱性有毒、恶臭成分减少,同时使碳水化合物代谢正常化,因而对人体健康有良好影响(《针刺对机体的调整作用》)。

1·13 泄泻

泄泻又称腹泻,主要症状为大便次数增多,粪质稀薄如糜,甚至如浆水样。

本证概分急性和慢性两类,前者因感受外邪或饮食所伤,实证居多;后者因脾胃虚弱,或肝木侮土,或肾阳式微,虚证居多。

急性泄泻迁延失治,亦可能转为慢性。慢性泄泻每因感染而急性发作,成为虚实夹杂的证候。

凡急慢性肠炎、肠结核、肠功能紊乱、结肠过敏等病均可参照本节论治。

【病因病机】

急性泄泻:多由饮食生冷不洁之物,或兼受寒湿暑热之邪,外邪食滞扰于肠胃,以致运化、受盛和传导功能失常,水谷相混,清浊不分而成泄泻。

慢性泄泻:多由思虑伤脾,脾胃素虚,或由肝气恣横,乘侮脾土,或由肾阳不振,命门火衰。脾气虚不能消磨水谷,宿食内停,则"水反为湿,谷反为滞";肾阳虚不能助脾腐熟水谷,完谷不化,则水湿积滞泛溢肠间,均能导致泄泻。

【辨证】

急性泄泻发病紧急,大便次数显著增多,小便减少。感受寒湿则粪便清稀,水谷相杂,肠鸣腹痛拒按,口不渴或渴喜热饮,身寒喜温,舌苔白腻,脉濡缓。甚则腹泻无度,四肢逆冷,脉象沉细或沉伏。感受湿热则便泻稀黄夹有粘液，肛门灼热，小便短赤，身热，口渴喜冷饮，烦躁，舌苔黄腻或黄燥，脉濡数。小儿热泻可出现惊厥、露睛等症。

慢性泄泻多由急性泄泻演变而来，便泻次数较少，病程较长。脾虚则大便溏薄，粪内夹有不消化食物，腹满肠鸣，面色萎黄，食减，神疲，舌苔白腻，脉象濡缓。由肝郁侮脾者，发病常与精神抑郁有关，泄泻不爽，常带有青汁，噫气，腹痛连胁，脉弦。肾虚则泄泻在黎明之时，腹部隐隐胀痛，肠鸣辘辘，腹泻如注，完谷不化，腰膝痠软怕冷，面色消瘦黧黑，舌淡苔白，脉沉细。

【治疗】

（1）急性泄泻

治法：调整肠胃气机。取手足阳明经穴为主。针用泻法，寒证加灸，热证可放血。

处方：天枢　合谷　阴陵泉　上巨虚　下巨虚

方义：《内经》说，外邪"传舍于肠胃，在肠胃之时，贲响腹胀，多寒则肠鸣飧泄，食不化，多热则溏出糜"。又说"肠中热则出黄如糜"，"肠中寒则肠鸣飧泄"。阐明急性腹泻是外邪侵入肠胃所致，故本病取手足阳明经穴为主。天枢是大肠之募，合谷是大肠之原，上巨虚是大肠的下合穴，下巨虚是小肠的下合穴，阴陵泉健脾利湿，数穴同用，能调整胃肠功能，可达止泻止痛的目的。

随证选穴：热甚加内庭、商阳、少泽点刺放血；肢冷脉伏加神阙隔姜灸。

（2）慢性泄泻

治法：健脾、疏肝、温肾。取任脉、足阳明经穴及背部俞穴。针用补法，并可加灸。

处方：中脘　天枢　足三里

　　　脾虚配脾俞、关元俞；

　　　肝郁配肝俞、行间；

　　　肾虚配肾俞、命门。

方义：本方中脘、天枢、足三里调整肠胃功能，止泻止痛消胀。脾俞、关元俞健脾益气，肝俞、行间疏肝解郁，肾俞、命门温肾壮阳。均属标本兼顾之法。

随证选穴：脘痞加公孙；胁痛加阳陵泉；短气如喘加气海。

【其他疗法】

耳针　取穴：小肠、大肠、胃、脾、肝、肾、交感、神门。刺法：每次酌取3～5穴，急性泄泻留针5～10分钟，每日1～2次，慢性泄泻留针10～20分钟，隔日1次，10次为一疗程。

【按语】

针灸治疗急慢性腹泻均有较好的疗效，但对于严重失水患者或由恶性病变所引起的腹泻，则当采用综合疗法。

【成方选辑】

大肠病者，肠中切痛而肠鸣濯濯，冬日重感于寒即泄，当脐而痛，不能久立，与胃同候，取巨虚上廉（《灵枢·邪气脏腑病形》）。

溏泄取太冲、神阙、三阴交。食泄取上下廉（《神应经》）。

洞泄不止，取肾俞、中脘（《针灸逢源》）。

虚寒久泻，灸关元、中极、天枢、三阴交、中脘、梁门、气海。老人虚泻，灸神阙、关元、脾俞、大肠俞（《神灸经纶》）。

小儿泄泻,灸胃俞、水分、天枢、神阙(《类经图翼》)。

【验案举例】

患者,男,47岁。腹胀,泄泻,稀便,混有粘液,无脓血,纳差,体倦无力,病人消瘦,脐周有压痛,肠鸣音略强,大便镜检无异常所见,而采用针灸治疗。以中脘、天枢、神阙(灸)、足三里等穴为主,以脾俞、胃俞、大肠俞、合谷、章门等穴为辅,每次取穴3~5个,隔日一次,针三次后,大便减少一至二次,共针七次症状消失,大便转为正常(《针灸学简编》)。

魏××,女,8岁。于一年前因误食生冷,致腹泻不止,一昼夜7~8次,经中西医治疗,无显著效果。就诊时每日仍腹泄4~5次,精神萎靡,肌肉消瘦,步履艰难,面色苍白,舌无苔,质淡红。取中脘、天枢用艾卷各灸20分钟,关元灸30~40分钟,共灸3次,腹泻停止。调养两个月,恢复健康(《针灸学简编》)。

【资料摘录】

针刺治疗腹泻40例。其中男19例,女21例,年龄3岁以下者20例,4~15岁者7例,16~70岁者13例。

取穴:脐中四边穴。此为经外奇穴,在脐之上下左右各开1寸处,患者取仰卧位,以中指同身寸量穴。操作:用28~30号毫针,以四穴上下左右为序进针。成人一般针3~5分深,小儿针2~3分深,不留针。根据病情的寒热虚实,灵活运用针刺手法。对虚寒性患者采取缓刺捻转半分钟,对实热性患者采取急刺捻转10秒钟左右。对急重病人可每日针治1次,病情较缓和者可间日针治1次。

疗效:痊愈者85%,显效者7.5%,好转者2.5%,无效者5%。针治1次,治愈者达67%,其中仅1例五更泻和1例伤食泻,经8次治愈。此四穴对治疗顽固性的五更泻亦颇有效(《针灸临床经验辑要》)。

1·14 痢疾

痢疾是夏秋季节常见的肠道传染病。临床表现以大便次数增多,粪中带有粘液脓血,腹痛里急后重为主。一般分湿热痢、疫毒痢、噤口痢、寒湿痢、休息痢五种类型。

急性细菌性痢疾、中毒性菌痢和阿米巴痢疾,均可参照本节论治。

【病因病机】

痢疾多由饮食生冷不洁之物或感受暑湿疫毒所致。外邪与食滞交阻肠腑,大肠传导功能失职,气血凝滞,络脉破损,遂致痢下赤白脓血。邪伤气分,则白多赤少;邪伤血分,则赤多白少,气血两伤,则痢下赤白夹杂。

热重湿轻为湿热痢;湿重热轻为寒湿痢;热毒壅盛,邪陷心营,高热神昏,病情重急为疫毒痢;邪热犯胃,恶心呕吐,病重不食为噤口痢;久痢不愈,正虚邪盛,时发时止为休息痢。

【辨证】

湿热痢:大便次数增多,痢下赤白脓血,腥臭稠粘,腹痛胀坠,里急后重,肛门灼热,初起微恶寒,继则发热,心烦,口渴,舌苔黄腻,脉滑数。

疫毒痢:发病重急,便次频繁,痢下脓血多而粪便少,腐臭异常,腹痛剧烈,里急后重,高热,口渴,烦躁不安,甚则神昏痉厥,舌质深红,苔黄腻,脉细数。

噤口痢:湿热痢的患者,因胃气虚弱,湿热乘虚上犯胃腑,以致恶心干呕,或不思饮食,食入即吐,胸脘懊侬,下痢赤白粘稠,高热,神疲嗜睡,舌质红,苔黄腻,脉象濡数。

寒湿痢:痢下白多赤少,或为纯白粘冻,带有稀水糟粕,腹痛里急后重,形寒,发热不甚,口中淡腻,不渴,舌苔白腻,脉濡缓。

休息痢:痢疾反复发作,病程较长,发作时大便夹有脓血,偶有恶寒发热,里急后重,但较急性痢疾症状轻缓。偏阳虚者面色少华,大便溏薄,夹有白色粘冻,脘痞食少,舌淡苔白,脉濡缓。偏阴虚者大便粘滞带血,午后低热,心烦口干,舌质光绛,脉细数。

【治疗】

治法:清热化湿,调气和血。取手足阳明经穴为主。针用泻法。

处方:合谷　天枢　上巨虚

方义:湿热痢泻下赤白粘冻,"赤为伤血,白为伤气,脓血稠粘,气血两伤,腹痛后重,气血皆滞"。合谷为大肠之原,天枢为大肠之募,上巨虚为大肠的下合穴,三穴同用,功能通调大肠的气血,"行血则脓血自愈,调气则后重自除"。故本方经临床验证,颇具卓效。

随证选穴:疫毒痢加大椎、十宣放血,泄热解毒;噤口痢加中脘、内关,和胃止呕;寒湿痢加阴陵泉、气海,益气化湿;休息痢阳虚加脾俞、肾俞,温补脾肾;阴虚加照海、血海,滋阴养血。

【其他疗法】

耳针　取穴:大肠、小肠、胃、直肠下段、神门、脾、肾。刺法:每次取3～5穴,急性痢疾用强刺激,留针20～30分钟,每日1～2次。慢性痢疾用轻刺激,留针5～10分钟,隔日1次。

水针　用5％葡萄糖注射液,分注两侧天枢穴,每穴1ml,每日1次。

【按语】

针灸治疗急性菌痢和阿米巴痢疾,均有显著疗效,不但能迅速控制症状,而且能消灭痢疾的病原体。

中毒性菌痢病情危重,需采取综合治疗措施。

【成方选辑】

痢疾合谷三里宜,甚者必须兼中膂(《杂病穴法歌》)。

赤痢:内庭、天枢、隐白、气海、照海、内关。白痢:外关、隐白、天枢、申脉(《针灸大成》)。

赤白痢:长强、命门。里急后重:下脘、天枢、照海。久痢:脾俞、天枢、三焦俞、大肠俞、足三里、三阴交,均灸(《神灸经纶》)。

【验案举例】

黄××,女性,22岁。因腹痛泄泻4天入院。入院前曾针刺中脘、建里等穴,治疗4天未见效果。入院时,大便每天40多次。镜检:白细胞(＋＋＋＋),红细胞(＋＋),粘液(＋＋),巨噬细胞(＋),大便培养发现史氏痢疾杆菌。采用针刺治疗。选穴:大肠俞、小肠俞、天枢、合谷、足三里,针刺得气后,留针30分钟。第2日大便次数减少一半,3天后大便次数与镜检皆恢复正常,各种症状亦随之消失,第5日大便培养转为阴性,共计6次,住院7天出院(《针灸学简编》)。

张××,男,13岁。于1950年2月19日入院,确诊为阿米巴痢疾。于同年3月11日出院。治疗:入院后即采用中药茶蒜饮治疗,症状未见好转,于3月1日大便镜检时仍检查到阿米巴原虫,每日大便3～4次,有血无脓。故改用针灸治疗。取穴:内关、合谷、中脘、天枢、大横、关元、隐白、足三里、大肠俞、小肠俞等。操作用泻法,留针30分钟,起针后,重灸神阙、天枢、大横、关元、足三里,以局部皮肤微红为度。每日1次。经3次针灸后,患者一切好转,大便每日一次为黄色软便,食欲良好。继续针灸2次,患者完全恢复正常。大便镜检3次均为阴性。痊愈出院。认为针灸治疗本病,必须在针灸时重用灸法。天枢、大横、关元、足三里、隐白等为治疗本病之主穴。其他穴位可随症选用(《针灸临床经验辑要》)。

【资料摘录】

针灸治疗急性细菌性痢疾195例。

取穴:主穴:天枢、大巨、气海、足三里。配穴:热重者配大椎、曲池、内庭;湿重者配阴陵泉、三阴交;寒湿者加艾条灸;后重者加长强。操作:用紧提慢按手法,留针30~60分钟。腹痛甚者,每隔5~20分钟行针1次。

疗效:痊愈者169例,占86.66%。有效者6例,无效者20例。治愈病例平均治疗次数为5.2次。各项主要临床症状消失时间平均为26.3小时,腹痛为2.6天,里急后重为2.7天,大便恢复正常为4.5天,大便培养细菌阴转为2.2天。从治愈患者的临床症状和化验检查的改变观察,针灸不仅有明显的消炎作用,而且也表现出灭菌现象(《针灸临床经验辑要》)。

1·15 便秘

便秘是指大便秘结不通而言。患者粪质干燥、坚硬,排便艰涩难下,常数日一行,甚至非用泻药、栓剂或灌肠不能排出。

本节论述范围以热秘、气秘、虚秘、寒秘为限。单纯性便秘(习惯性便秘)亦可参照本节论治。

【病因病机】

素来体质阳盛,嗜食辛辣香燥,少食蔬菜,阳明积热,津液受灼,大便干燥而腑气不通,遂成"热秘"。

情志不畅,肝胆气机郁滞,疏泄失职,以致肠腑传导不利而成"气秘"。

病后、产后气血未复,气虚则转运无力,血虚则肠失润下而为"虚秘"。

老年下焦阳气虚惫,温煦无权,阴寒凝结,不能化气布津,排便艰难,是为"冷秘"。

【辨证】

热秘:大便干结不通,腹部痞满,按之有块作痛,矢气频转,终难排出,烦热口渴,面赤,或伴有头痛,小便短黄,口臭,舌苔黄燥,脉滑实。

气秘:大便秘而不甚干结,腹部胀痛连及两胁,口苦,目眩,嗳气,舌质偏红或微紫,舌苔薄白,脉弦。

虚秘:腹无胀痛,但觉小腹不舒,有便意而努责乏力,多汗,短气,疲惫,面色少华,心悸,头晕眼花,无力排出大便,粪质松散如糟粕,舌淡白,脉细弱无力。

冷秘:大便难涩不易排出,甚则脱肛,腹中或有冷痛,面色白,小便清白频数,四肢欠温,腰冷痠软,舌淡苔白,脉沉迟。

【治疗】

(1) 热秘

治法:清热保津。取阳明经穴为主。针用泻法。

处方：合谷　曲池　腹结　上巨虚

方义：合谷、曲池泻阳明之热，清热即所以保津。上巨虚是大肠的合穴，配腹结行津液以疏通大肠腑气，此是增水行舟之法。

随证选穴：烦热口渴加少府、廉泉；头痛加印堂；口臭加承浆。

（2）气秘

治法：疏肝理气。取任脉、足厥阴经穴为主。针用泻法。

处方：中脘　阳陵泉　气海　行间

方义：腑会中脘，配气海以疏通腑气。足厥阴与足少阳为表里，行间配阳陵泉疏肝理气，解郁利胆，使疏泄有常，腑气通降，则便秘可通。

随证选穴：胁痛甚者加期门、日月；腹胀甚者加大横。

（3）虚秘

治法：补气养血。取足阳明、太阴为主，任脉及背俞为辅。针用补法，并可加灸。

处方：脾俞　胃俞　大肠俞　三阴交　足三里　关元

方义：脾俞、三阴交配胃俞、足三里，为脏腑经络表里配穴法，目的在于鼓舞中气，培生化之源，中焦健旺，自能生气化血。再取关元补下焦元气，配大肠俞，以助排便传送之力。

随证选穴：多汗加阴郄；心悸加内关。

（4）冷秘

治法：补肾助阳。取任脉、足少阴经穴为主，背俞穴为辅。针用补法，并可加灸。

处方：气海　照海　石关　肾俞　关元俞

方义：气海、关元俞助阳逐冷，温煦下焦以散凝结。照海、石关、肾俞补益肾气，使肾气复振，能司二便之权，则尿频可止，便秘可通。

随证选穴：脱肛加长强、百会；腰痛加委中。

【其他疗法】

耳针　取穴：大肠、直肠下段。刺法：强刺激留针1～2小时，留针期间捻针2次。每日1次。

【按语】

针灸治疗单纯性便秘效果较好。患者应注意改变偏食习惯，多吃蔬菜水果，进行适当的体育锻炼，养成定时排便习惯。

【成方选辑】

热秘，气秘，取长强、大敦、阳陵泉。大便秘，补支沟、泻足三里（《医学入门》）。

大便秘，寒气结，取石关（《针灸全书》）。

大便难，用力脱肛，取内关、照海、百会、支沟（《针灸大全》）。

【验案举例】

梁××，男，29岁。大便秘结，每三四天解1次，已经3年左右。同时伴有头晕头痛，恶心，纳差等症状。曾服用"一轻松"、硫酸镁等泻药，效果不佳。遂用针灸治疗，选两侧大肠俞，隔日针1次。第1次针后，当日即行排便。连针七次后，每日大便通畅，由便秘所引起的周身症状也随之消失。随访半年，远期效果良好（《针灸学简编》）。

魏××，女，22岁。大便秘结，7～15日1次，已1个月左右。曾服白色合剂、硫酸镁等药，均不见效，做灌肠不解大便。遂采用针灸治疗。取双侧大肠俞，针后即自觉有肠鸣，午后即自行排便1次。连针4次。大便每日1次(《针灸学简编》)。

【资料摘录】

针灸治疗习惯性便秘40例。男16例,女24例。年龄以20～40岁者为多。

取穴:第1次取支沟、足三里;第2次取大肠俞;第3次取天枢、丰隆。均为双穴。操作:采用轻刺激兴奋法,以促进肠蠕动。对肠痉挛性便秘,用重刺激泻法。在下针后感到痠、麻等感觉时,用捣针法刺激3～5分钟即行起针。也有部分病例留针15分钟,或单独用艾卷灸两侧大肠俞5～10分钟。每周治疗3次,6～12次为一疗程。个别病例单用灸大肠俞亦有效,但不应灸天枢穴,以免引起大便燥结。针灸期间停用泻药。

疗效:一般病程较久者收效较慢,反之则疗效较快。排便间隔日数在治疗后均缩短,针后于当日排大便者9人。由针前5～6天缩短至针后1～2天排便1次者,均作为有效。全组病例,有效者36例;无效者4例。针治次数最少者4次,最多者20次(《针灸临床经验辑要》)。

1·16 脱肛

脱肛又名直肠脱垂,是指直肠下端脱出肛门之外而言。本病常见于老人、小儿和多产妇女。

【病因病机】

脱肛的成因,多由久痢、久泻,以及妇女生育过多,体质虚弱,中气下陷,收摄无权所致。亦有因便秘、痔疮等病,湿热郁于直肠,局部肿胀,里急后重,排便时过度努责,约束受损而致脱肛者。

【辨证】

虚证:发病缓慢,初起仅在大便时感觉肛门坠胀,肠端轻度脱垂,便后能自行回纳。迁延失治则稍有劳累即发,直肠脱垂程度日趋严重,不能自行回缩,必须推托方能复位。面色萎黄,神疲乏力,心悸,头晕,舌苔薄白,脉象濡细。

实证:多见于痢疾急性期和痔疮发炎时,便前自觉肛门坠胀,便意频急,以求通便为快,于是努责不遗余力,迫使直肠脱垂,伴有局部红肿、灼热、痛痒等证。

【治疗】

治法:虚证益气升提,实证清泄湿热。取督脉足太阳经穴。虚证用补法,实证用泻法。

处方:百会　长强　大肠俞　承山

方义:足太阳经脉循尾骶,取承山配大肠俞可促进直肠回收;长强为督脉之别络,位近肛门,针刺可调节肛肌的约束;百会是督脉与三阳经气的交会穴,气为阳,统于督脉,故灸之阳气旺盛,有升提收摄之功。数穴同用,则陷者能举,脱肛自收。

随证选穴:虚证加气海、足三里、脾俞;实证加曲池、阴陵泉。

【其他疗法】

挑治　在第三腰椎与第二骶椎之间,脊柱中线旁开1～1.5寸外的纵线上,任选一点进行挑治。

耳针　取穴:直肠下段、皮质下、神门。刺法:取双侧,用中强刺激,留针30分钟,每日1次。

【按语】

脱肛反复发作,局部感染溃疡者,可配合洗药敷药治疗。

【成方选辑】

大肠虚冷,脱肛不收,取内关、百会、命门、长强、承山(《针灸大全》)。

洞泄寒中脱肛者,灸水分百壮(《类经图翼》)。

脱肛由气血虚而下陷,灸脐随年壮,长强三壮,水分百壮(《针灸逢源》)。

脱肛久痔:取二白、百会、精宫、长强(《针灸大成》)。

【验案举例】

刘××,男,56岁。脱肛半年余,病起于急性菌痢之后,每因劳累及便秘时发作。每次直肠下脱出约二寸许,非推托不能回缩。直肠脱出部分及肛门无红肿热痛。患者常因害怕发病而延迟排便时间,以致便秘努责又引起脱肛。老年体质瘦弱,面色少华,稍事操劳,即感疲惫不堪,苔薄白,脉细弱。证属中气虚陷,摄纳无权所致。针刺承山、会阳,艾炷灸关元俞、气海俞、大肠俞、脾俞各3壮,每日1次,计12次而愈。1年后追访,未发病(江苏省中医院门诊病历)。

【资料摘录】

针刺治疗脱肛35例。均为男性患者。病程一般较长。大多数肛门脱出后不能自行缩回。脱出长度以3~4厘米者为多。

取穴:共分三组。第一组,针百会、足三里、长强、承山;第二组,针长强、承山、环门(位于肛门两侧,即3点、9点位置,当赤白肉际分界处。采用胸腹式卧位取穴,针1.5寸深,对治疗脱肛,到最后仅有少许不能缩回者有显效);第三组,针长强、环门、承山、百会。操作:用补法,留针3~5分钟。隔日针治1次。

疗效:用第一组穴治疗10例,有4例治愈,6例转好;后者经加针环门穴后,又有4例治愈。用第2组穴治疗16例,有14例治愈,1例好转,1例无效。用第3组穴治疗9例,有6例治愈,3例好转。总有效率为97.1%。对22例治愈患者,进行了1~12个月的随访,未见复发(《针灸临床经验辑要》)。

1·17 胁痛

胁痛为临床常见的症状之一,泛指一侧或两侧的胁肋部疼痛而言。

《内经》说:"邪在肝则两胁中痛。"又说:"胆足少阳之脉……是动则病口苦,善太息,心胁痛,不能转侧。"肝与胆为表里,肝脉布胁肋,胆脉循胁里,过季胁,说明胁痛与肝胆的关系甚为密切。

本证可见于肝、胆囊、胸膜等急慢性疾患以及肋间神经痛等。

【病因病机】

肝胆位于胁部,其脉分布两胁。情志不遂,肝气郁结,失于条达,或伤于酒食,积湿生热,移于肝胆;或外感湿热,郁于少阳,枢机不利;或跌仆闪挫,胁肋络脉损伤,停瘀不化,均可导致肝胆疏泄功能失职,经脉气机阻滞,血运不畅而发生胁痛。

此外,久病精血亏损,肝络失养,或因湿热久羁,郁火伤阴,络脉失濡,亦可发生胁痛。

【辨证】

肝郁胁痛:胁肋作痛或左或右,痛无定处,常因情志波动时发作。伴有胸闷,噫气泛酸,善怒少寐等证,舌苔薄白,脉象弦劲。

湿热胁痛:胁痛偏于右侧,如刺如灼,急性发作时伴有恶寒发热,口苦,心烦,恶心呕吐,畏进油腻饮食,舌苔厚腻或黄腻,脉象弦数。

瘀血胁痛:胁痛固定不移,持续不断,有慢性胁痛或跌仆损伤病史,胁下胀痛拒按,或有痞块,舌质偶见瘀点、瘀斑,脉弦或细涩。

阴虚胁痛:胁痛隐隐,痛无定处,无䐜胀重着感,劳累和体位变动时疼痛明显,面色少华,颧红,低热,自汗,头晕目眩,心悸,舌质偏红少苔,脉象细数。

【治疗】

(1) 肝郁胁痛

治法:疏肝解郁。取足厥阴、少阳经穴为主,任脉及背俞为辅。针宜泻法。

处方:中庭 肝俞 期门 侠溪

方义:期门为肝之募穴,配肝俞为俞募配穴法,功能疏肝理气;侠溪为胆之荥穴,配中庭善解少阳之郁火,止胸胁疼痛。

随证选穴:泛酸加胃俞;少寐加神门。

(2) 湿热胁痛

治法:清热化湿,疏肝利胆。取足厥阴、手足少阳经穴为主,针用泻法。

纳方:期门 日月 支沟 阳陵泉 太冲

方义:期门、日月是肝胆之气募集之处,泻之能疏利肝胆的气血;支沟、阳陵泉是治疗胁痛的成方,泻之能和解少阳而清热化湿。治疗胁痛诸穴有协同作用。

随证选穴:热重加大椎;呕恶、腹胀加中脘、足三里;心烦加郄门。

(3) 瘀血胁痛

治法:活血通络,行气止痛。取足厥阴、少阳经穴为主,足太阴和背俞为辅。针用泻法。

处方:大包 京门 行间 膈俞 三阴交

方义:膈俞为血会,配三阴交以活血;大包是脾之大络,配京门以通络;行间疏肝行气,气行则血行,血行则络通,而胁痛可止。

随证选穴:跌仆损伤,可结合痛部取穴。

(4) 阴虚胁痛

治法:滋阴养血,和络定痛。取足太阴、阳明及手少阴经穴为主。针用补法。

处方:阴郄 心俞 血海 三阴交

方义:汗为心之液,阴郄配心俞敛汗以养阴;血为阴之类,血海配三阴交补阴以养血,使阴血充沛,络脉得其濡养,则虚性胁痛可平。这是开源节流的治法。

随证选穴:潮热加膏肓;头晕加百会隔布灸。

【其他疗法】

耳针 取穴:肝、胆、神门、胸。针法:取患侧,实证用强刺激,虚证用轻刺激。留针30分针,或埋皮内针。

水针 用10%葡萄糖液10 ml,或加维生素 B_{12} 注射液 1 ml,注射于相应节段的夹脊穴,直刺达神经根部附近,待有明显针感后,将针稍向上提再注入药液。取穴宜与胁肋痛点成水平,可分几次注射。适用于肋间神经痛。

皮肤针 用皮肤针轻轻叩击胁肋部痛点,及与痛点成水平的背俞穴上中下三个俞穴,并加拔火罐,适用于劳伤胁痛。

【按语】

急慢性肝炎、胆囊炎、胆石症、胸膜炎及其后遗症所引起的胁痛,以及闪挫胁痛、肋间神经痛等,均可参考本节施治。

【成方选辑】

胸胁中痛,取大包。胸胁痛无常处,取环跳、至阴。胸胁胀切痛取太白。胸胁痛,取天井、支沟、间使、大陵、三里、太白、丘墟、阳辅(《神应经》)。

胸连胁痛,取期门、章门、丘墟、行间、涌泉(《针灸摘英集》)。

一切游走气攻胸疼痛,语言咳嗽难,不可转侧,取支沟,刺委中出血(《玉龙经》)。

【验案举例】

杨××,男,33岁。患心脏病行二尖瓣狭窄分离术,术后一般情况良好,惟后遗肋间神经痛,为持续性刺痛,甚则不能安眠,服镇痛药效果不佳。乃于手术后14天采用针刺治疗。取穴:心俞、支沟、神门,每天1次。针治第二次后,胸部疼痛即显著减轻,计11次胁肋疼痛完全消失而愈(江苏省中医院门诊病历)。

【资料摘录】

张景岳治一姻家,胁痛大作,无计可施。只得用手揉按其处,觉肋下一点,按着痛连胸腹,细为揣摩,正在章门穴。章门为脾之募,为脏之会,且乳肋间正属虚里大络,乃胃气所出之大络,而气实通于章门。因悟其日轻夜重,本非有形之积,而按此连彼,则病在气分无疑,乃用神术散,令日服三四次,兼用艾火灸章门十四壮,以逐散其积滞之胃气,不三日胀果渐平。

琇按:此症之愈,全在一灸。与呃逆病诸治不效,灸虚里立止正同(《续名医类案》)。

1·18 黄疸

黄疸以目黄、肤黄、尿黄为主要症状,其中尤以目睛黄染为重要特征。

本证可见于多种疾病。临床上常见的急慢性肝炎、胰腺炎、胆囊炎、胆石症、肝硬化等,伴有黄疸证候者,可参照本节辨证论治。

【病因病机】

阳黄:多因外感湿热之邪,内蕴于肝胆,湿郁热蒸,以致疏泄功能阻滞,胆液横溢而成阳黄。若感受疫毒,则病势更为暴急。

阴黄:多因酒食不节,饥饱失宜,或思虑劳倦过度,均能损伤脾胃,健运失常,湿郁气滞,以致肝胆瘀积,胆汁排出不畅,外溢肌肤而渐成阴黄。

黄疸的病机总是胆液不循常道,上泛于目则目似淡金;外溢肌肤则肤黄如染;渗于膀胱则尿黄短涩,形成黄疸的主证。阳黄多属外感,病程较短,阴黄多属内伤,病程较长。但阳黄迁延日久,亦可能转为阴黄,阴黄复感外邪,亦可出现阳黄,形成虚实夹杂的证候。

【辨证】

阳黄:目肤色黄,鲜明如橘,发热,口干苦,渴喜冷饮,腹部胀满,胸中懊侬,小便短黄,大便秘结,舌苔黄腻,脉象弦数。若热毒内陷,可见神昏、发斑、出血等重证。若湿重于热,则黄疸略欠鲜明,发热较轻,脘痞,便溏,口渴不甚,苔腻微黄,脉象濡数。

阴黄:目肤俱黄,其色晦暗,或如烟熏,神疲,畏寒,纳少,脘痞,大便不实,口淡不渴,舌质淡苔腻,脉濡缓或沉迟。若胁下癥积胀痛,腹胀形瘦,饮食锐减,舌质微紫,或有瘀斑,舌苔剥蚀,脉象细涩,多为瘀血证候,或有恶性病变可能。

【治疗】

(1) 阳黄

治法：疏肝利胆，清热化湿。取督脉、足厥阴、少阳经穴为主。毫针泻法。

处方：至阳　腕骨　阳陵泉　太冲

方义：阳黄的病机偏于湿热，故取至阳宣发督脉经气，配合腕骨疏泄太阳，清化在表之湿热；阳陵泉为足少阳的合穴，太冲为肝的原穴，泻之疏肝利胆，清化在里之湿热，使热退湿除，肝疏胆利，胆汁循于常道，则黄疸可退。

随证选穴：热重加大椎；神昏加人中、中冲、少冲（放血）；湿重加阴陵泉；脘痞便溏加足三里。

(2) 阴黄

治法：健脾利胆，温化寒湿。取足阳明、太阴经穴及背俞为主。平补平泻，并用灸法。

处方：脾俞　足三里　胆俞　阳陵泉　三阴交　气海

方义：阴黄的病机偏于寒湿，灸脾俞、足三里温运脾胃而化寒湿。针阳陵泉、胆俞利胆以退黄。阴黄日久，每因气滞血瘀，导致胁肋胀痛，甚至形成癥积，可取三阴交、气海行气活血，这是寓泻于补的治法。

随证选穴：神疲畏寒加命门、关元；大便溏薄加天枢。

【其他疗法】

耳针　取穴：胆、肝、脾、胃、膈、耳迷根。刺法：每次取2～3穴，中等刺激。每日1次，10次为一疗程。

【按语】

针灸治疗急性黄疸性肝炎有显著效果。其他疾病引起的黄疸，亦可参照本节配合治疗。

【成方选辑】

酒疸，身目俱黄，心痛，面赤斑，小便不利，取公孙、胆俞、至阳、委中、腕骨、神门、小肠俞（《针灸集成》）。

食疸，取下三里、神门、间使、列缺，针中脘（针灸经验方）。

脾疸口甘病，取脾俞、阴陵泉。急黄，灸巨阙五七壮。瘟疫六七日不解，以致热入血室，发黄身如烟熏，目如金色，口燥而热结，砭刺曲池出恶血，刺曲泽出血（《针灸逢源》）。

黄疸发虚浮，取腕骨、百劳、三里、涌泉、中脘、膏肓、丹田、阴陵泉（《针灸大成》）。

黄疸四肢俱肿，汗出染衣，取公孙、至阳、百劳、腕骨、中脘、三里（《针灸大全》）。

【验案举例】

赵××，女，46岁。皮肤、眼睛发黄3天。患者先感食欲不振，肢体乏力，继则视物发黄。刻诊患者皮肤、巩膜中度黄染，身热38.5℃，头昏，疲乏，恶食油腻饭菜，小便短黄，大便不爽，舌苔黄腻，脉弦数。湿热蕴于肝胆，发为阳黄。取中脘、阳陵、合谷、内庭、期门、太冲，每天针1次。针二次体温正常，六次黄疸退尽，十次痊愈（江苏省中医院门诊病历）。

【资料摘录】

针刺治疗急性黄疸型肝炎68例。

治疗方法　主穴：取肝俞、胆俞、足三里、太冲（双侧）。配穴：肝区痛针期门，发热针合谷，腹痛针中脘，失眠针三阴交、合谷，腹泻针关元、天枢，咳嗽针肺俞、列缺，便秘针大肠俞。

治疗结果　本组68例经针刺治疗后，临床症状、体征消失，肝功能恢复正常，达到临床治愈者60例，其治愈率为88.1%，1例基本治愈（1.6%），1例晕针，1例因重度黄疸伴高温，食欲差,针刺治疗4日无好转,即加用中药。另1例经针刺治疗8天以上,临床症状和黄疸消退不大,均加用药物治疗痊愈出院。

临床治愈的60例,平均住院21.6天,黄疸消退平均为11天,肝区痛消失平均为8天,肝功能恢复正常平均17.6天,这些病例出院26个月后,对住址近的47例进行随访复查无一例复发(《全国针灸针麻学术讨论会论文摘要〈一〉》)。

1·19 鼓胀

鼓胀是指腹部肿胀膨隆如鼓之类的病证,因肿胀以腹部为主,故又称"单腹胀"。临床上根据证候表现不同,一般分为气鼓、血鼓、水鼓等三类。

本证可见于多种疾病的晚期,如各种类型的肝硬化、结核性腹膜炎、黑热病、血吸虫病、疟疾以及腹腔内恶性肿瘤等,均可形成鼓胀。

【病因病机】

鼓胀的成因,多由抑郁伤肝,肝郁气滞,气病及血,络脉瘀阻,久之肝病及脾,脾病则输布失职,水湿内停,形成鼓胀。

或因嗜酒无度,助湿伤脾,由脾虚导致肝郁,健运疏泄失职,水谷精微不归正化,反致湿浊内聚阻遏气机,水停于腹而成鼓胀。

此外,亦有因感受水毒、虫积,久延失治而成鼓胀者。

鼓胀的病机以肝脾病变为多,久病亦可导致肾虚,而形成气滞、血瘀、水停等错综复杂的病理变化。

【辨证】

气鼓:腹部膨隆、䐜胀、肤色不变,按之陷而即起,恼怒后胀势更剧,嗳噫或转矢气则舒,腹部叩之如鼓,脘胁痞满,小便短黄,大便不爽或秘结,苔薄白,脉弦细。

水鼓:腹部胀大如蛙,皮肤光亮,按之凹陷,移时方起,或有下肢水肿,脘腹䐜胀,面色滞黄,怯寒,神倦,小便不利,大便溏薄,苔白腻,脉象沉缓。

血鼓:脘腹胀大坚硬,脐周青筋暴露,胁下癥结,痛如针刺,皮肤甲错,面色黄滞晦暗,或见赤丝缕缕,头颈胸臂可出现血痣,潮热,口干不欲引饮,大便或见黑色,舌质紫暗,或有瘀斑,脉细弦或涩。

【治疗】

(1) 气鼓

治法:疏肝理气,和中消胀。取足厥阴、阳明、任脉经穴。针宜泻法。

处方:膻中　中脘　气海　足三里　太冲

方义:治疗气鼓以理气为主,故本方取膻中理上焦之气,中脘疏中焦之气,气海调下焦之气。因气滞由肝郁所致,故取肝原太冲疏肝解郁。木郁则土郁,故取足三里和胃消胀。

随证选穴:便秘加腹结;胁痛加阳陵泉、支沟;尿黄加阴陵泉。

(2) 水鼓

治法:健脾益肾,调气行水。取足太阴、少阴、任脉经穴为主,背俞为辅。针用泻法,背俞、水分宜灸。

处方:脾俞　肾俞　水分　复溜　公孙

方义:水分是消腹水的要穴。脾主运化水湿,肾主开阖水道,故取脾俞、公孙健脾理气以化水湿,肾俞、复溜温补肾气以开水道。脾肾之气健旺,则湿化水行而肿胀自消。所以说治水者,当兼理气,盖气化水自化也。

随证选穴:大便溏薄加天枢、上巨虚;怯寒灸命门、气海俞。

(3) 血鼓

治法:疏通肝脾,活血化瘀。取肝脾募穴及任脉经穴为主。针用泻法。

处方:期门 章门 石门 三阴交

方义:血鼓多由胁下癥结演变而成,胁下癥结属肝脾疾患,故取肝募期门和脾募章门疏通二脏的气血。腹为阴,三阴交是足三阴经交会的枢纽,配石门有活血化瘀、通脉散结之效。

随证选穴:膜胀加梁门;黄疸加阳纲、腕骨;潮热加太溪、膏肓。

【其他疗法】

耳针 取穴:肝、肾、胰、大肠。刺法:中等刺激。每次取2～3穴,留针10～20分钟,隔日1次,10次为一疗程。

【按语】

鼓胀的病因病机极为复杂,病情危重者必需综合治疗,并应与肾炎水肿作鉴别。

【成方选辑】

单腹胀,取气海、行间、三里、内庭、水分、石关(《针灸大成》)。

水鼓,四肢浮肿,取支沟、水分、关元(《玉龙经》)。

鼓胀在上,灸上脘;在中,灸中脘;在下,灸下脘,或灸气海;胀及两胁,灸期门;胀及腰背,灸胃俞;胀至两腿,灸足三里;胀至两足,灸行间(《灸法秘传》)。

腹中气胀,取脾俞、章门(《神灸经纶》)。

【验案举例】

张××,男,49岁。1964年7月9日就诊。

1958年患急性黄疸型肝炎,1959、1962年两次出现腹水,服中药治疗好转,1964年3月再度腹水,经中西医治疗无效转来针灸治疗。就诊时腹大肢肿,脐凸而满平,腹上青筋显露,小便量少色黄,大便时干时稀,纳差口干,心悸气短,苔腻而黄,质红绛,脉沉细而滑数,诊断为肝硬化腹水。取穴:主穴分两组,即肝俞、水分、足三里为1组;脾俞、章门、三阴交为2组,轮换使用;配穴随症而取。针后,用艾条灸神阙、中脘、关元、大横,各30分钟。1日1次,10次为一疗程。治疗10个疗程,腹水消失,食欲增加,小便量增多,余症亦好转。13年后随访,未再腹水,并能参加农业劳动(《针灸临床集验》)。

【资料摘录】

针刺治疗晚期血吸虫病腹水25例。

取穴:主穴取水分、石门、中极、三阴交、足三里、阴陵泉。腹胀严重伴有疼痛者加期门、中脘;腹胀致呼吸困难者加章门、太渊。操作:用强刺激,留针30～60分钟,每隔5～10分钟捻转1次,以有酸麻胀感为度。每日针治1次。一般15～30天为一疗程。治疗时禁盐至腹水消失后2个月,可用"秋石"代替。

疗效:疗程结束后,腹水消失者有12例,改善者有7例,有效率为70%(《针灸临床经验辑要》)。

1·20 脚气

脚气的主要症状是足胫软弱乏力,步履艰难,故有"脚弱"、"软脚病"等名称。临床上称足胫浮肿为湿脚气,足胫不肿为干脚气。在病程中突然发生心悸、气喘、呕恶等症,为脚气冲心。

因饮食偏嗜或因病引起的维生素 B_1 缺乏的脚气病、营养不良性浮肿均可参考本节施治。

【病因病机】

脚气的形成,多因常吃精米白面,菜蔬摄入不足,偏食酒酪甘肥,酿湿生热;或因久患泻痢,脾虚生湿,湿郁化热,下注足胫;或因涉水冒寒,久处湿地,寒湿乘虚侵袭下肢筋脉,以致气血壅滞而成湿脚气。

素来肝肾阴虚,湿邪易从热化,由热化燥,津血不足,遂致筋脉肌肉失养,患肢日渐萎缩而成干脚气。

脚气迁延失治,正气日虚,水湿热毒之邪循经上犯,犯于胃则恶心呕吐,犯于肺则喘息唇紫,犯于心则心悸烦躁,甚至神志昏糊,语言错乱,成为脚气冲心。

【辨证】

湿脚气:足胫浮肿,脚趾疼痛麻木,其势逐渐向上蔓延,腿膝沉重疲软,步行乏力,行动不便。偏于寒湿者,则足胫怯寒喜温,偏于湿热者,则足胫灼热喜凉,或有恶寒发热,小便短少。舌苔白腻或浮黄,脉象濡数。

干脚气:两足无力,腿膝麻木疼痛,时感筋肉挛急,活动欠利,足胫肌肉逐渐萎缩,甚至顽麻萎废,便秘溲黄,舌质淡红,苔薄白或少苔,脉象细数。

脚气冲心:足胫肿痛或萎细麻木,步行乏力,突然气急,心悸,恶心呕吐,胸中懊恼,重证则神昏烦躁,语言错乱,唇舌发绀,脉象细数无力。

【治疗】

(1) 湿脚气

治法:疏通经络,清化湿热。取足太阴、阳明、少阳经穴为主,经外奇穴为辅。偏寒湿者加灸,偏湿热者可放血。

处方:足三里　三阴交　阳陵泉　八风

方义:湿为阴邪,其性趋下,本病为湿邪逗留下肢,壅阻经隧所致,故取足三里、三阴交振奋脾胃气机,以泻太阴、阳明之湿。风能胜湿,少阳为风木之经,故取阳陵泉、八风疏风化湿以泄热,湿热既清,则筋脉和利而肿痛可消。

随证选穴:恶寒发热加合谷、大椎、外关;小便短少加阴陵泉、昆仑。

(2) 干脚气

治法:养血滋阴。取足阳明、太阴经穴为主,足少阴、少阳经穴为辅。针用补法。

处方:解溪　阴市　复溜　血海　照海　悬钟

方义:本方取解溪、阴市、血海补脾胃以资气血,照海、悬钟、复溜补肾阴以益精髓;使气血精髓充沛,筋骨得以濡养,则可防痿健步。

随证选穴:转筋加承山;腰痛加委中;膝肿加膝眼、风市。

(3) 脚气冲心

治法：降气泻肺，泄毒宁心。取手太阴、厥阴、手足少阴经穴为主，任脉、足阳明经穴为辅。针用平补平泻。

处方：尺泽　膻中　劳宫　神门　足三里　涌泉

方义：本方尺泽、膻中泻肺降气；劳宫、神门宁心安神；足三里和胃降浊；涌泉引湿毒下行。

随证选穴：神昏加人中；虚脱灸气海、关元。

【其他疗法】

耳针　取穴：趾、踝、膝、脾、肾、肠、神门。刺法：每次取3～5穴，双侧，用中等刺激，每日1次，10次为一疗程。

【按语】

本病用针灸治疗能改善患者的营养代谢功能，有较好的疗效。但食源性的脚气病，应配合饮食疗法，以提高疗效。脚气冲心宜采用综合疗法。

【成方选辑】

寒湿脚气，发热大痛，取照海、太冲、委中、三阴交。干脚气，膝头并内踝及五指疼痛，取照海、膝关、昆仑、绝骨、委中、阳陵泉、三阴交（《针灸大全》）。

脚气攻心，在荣卫刺痛，灸痛处三五壮。若已灸脚而胸中气扰不下，满闷，灸间使。气上冲心，灸手心三七壮。脚气冲心，涌泉穴用附子津拌贴，以艾灸泄引其热（《金匮钩玄》）。

【验案举例】

蔡元长知开封，正据案治事，忽如有虫自足心行至腰间，即坠笔晕厥，久之方苏。椽属云，此病非俞山人不能疗。趋使召之。俞曰：此真脚气也，法当灸风市。为灸一壮。蔡晏然复常。明日，病如初，再召俞，曰：病除根非千艾不可。从其言，灸五百壮，自此遂愈（《名医类案》）。

【资料摘录】

凡灸脚气，三里、绝骨为要，而以爱护为第一。王旧有此疾，不履湿则数岁不作，若履湿则频作。自后常忌履湿，凡有水湿，不敢作鞋践之，或立湿地，亦不敢久，须频频移足而后无患，此亦爱护之第二义也（《续名医类案》）。

1·21　水肿

水肿，又名"水气"。指人体水液潴留，泛溢肌肤，引起头面、目窠、四肢、腹部甚至全身水肿而言。

本证可根据临床表现概分为"阳水"、"阴水"两类。阳水发病较急，多从头面部先肿，肿势以腰部以上为著。阴水发病较缓，多从足跗先肿，肿势以腰部以下为剧。

本证可见于多种疾病，如心性水肿、肾性水肿、营养性水肿等，均可参考本节诊治。

【病因病机】

阳水：多因冒雨涉水，浴后当风；或肌肤疮疖，热毒内陷，以致肺失通调，脾失输布，水湿内停，泛溢肌肤，而成水肿。

阴水：多因饥饱失宜，脾气虚弱；或劳倦纵欲，伤及肾气。脾虚则运化无权，水湿内潴，肾虚则气化失职，开阖不利，导致水邪泛滥，而成水肿。

阳水多属实证，阴水多属虚证。阳水迁延不愈，正气渐伤，则可转为阴水。阴水复感外邪，肿势增剧，亦可出现阳水证候。

水肿重证,水邪上泛高原,可出现水毒凌心犯肺的危象。

【辨证】

阳水:头面先肿,渐及全身,腰部以上肿甚,按之凹陷恢复较快,皮肤光泽,小便短少,伴有恶寒发热,肢体痠痛,咳嗽气粗。偏于风寒者,形寒无汗,舌苔白滑,脉象浮紧。偏于风热者,咽喉肿痛,舌苔薄黄,脉象浮数。

阴水:足跗先肿,渐及周身,腰部以下肿甚,按之凹陷恢复较慢,皮肤晦暗,小便短少。兼脘痞,便溏,四肢倦怠,舌苔白腻,脉象濡缓,属脾虚。兼腰痛腿痠,肢冷,神疲,舌淡苔白,脉沉细弱,属肾虚。

水肿晚期,可出现小便极少,腹大胸满,喘咳,心慌,甚至尿闭,恶心,呕吐,口有秽味,齿鼻衄血,神昏,谵语,瘛疭等证。此属水毒凌心犯肺的危候。

【治疗】

(1) 阳水

治法:疏风利水,清热散寒。取手足太阴、手阳明经穴为主,背俞为辅。针用泻法。

处方:肺俞　三焦俞　偏历　阴陵泉　合谷

方义:上部肿甚,治宜发散。本方取肺俞配偏历宣肺散寒,外关配合谷发汗清热,使在表的风湿得从汗解。佐以三焦俞通调水道,阴陵泉健脾利水,使在里的水邪下输膀胱。表里分消,可收疏风消肿之。

随证选穴:咽痛加少商(点刺出血);面部肿甚加水沟。

(2) 阴水

治法:健脾温肾,助阳利水。取任脉、足阳明、少阴经穴及背俞。针用泻法并灸。

处方:脾俞　肾俞　水分　气海　太溪　足三里

方义:下部肿甚,治宜分利。故本方取脾俞配足三里健脾化湿,肾俞配太溪温补肾阳,重灸气海助阳化气,水分分利水邪,气行则水行,水行则肿消。

随证选穴:脘痞加中脘;便溏加天枢。

【其他疗法】

耳针　取穴:肝、脾、肾、皮质下、膀胱、腹。刺法:每次取 2～3 穴,双侧,针用中等刺激,隔日 1 次。

【按语】

水肿病后期,出现水毒凌心犯肺证候,可针内关、神门、尺泽、中脘、气海、十宣、人中、血海、太冲等穴急救,并须立即采取综合治疗措施

【成方选辑】

四肢面目浮肿,取照海、人中、合谷、下三里、绝骨、曲池、腕骨、脾俞、胃俞、三阴交、中脘(《针灸经验方》)。

四肢面目浮肿,大热不退,取照海、人中、合谷、足三里、临泣、曲池、三阴交(《针灸大全》)。

水肿,腹上出水,针水沟、灸水分(《古今医案》)。

【验案举例】

有里医为李生治水肿,以药饮之,久之不效。以受其延待之勤,一日忽为灸水分与气海穴,翌早观面如削矣。信乎水分能治水肿也。《明堂》固云若是水病灸大良,盖以此穴能分

水,不使妄行云焉耳(《针灸资生经》)。

【资料摘录】

耳针治疗慢性肾炎肾变性期5例。

治疗方法:于两耳肾穴找良导点或压痛点,进行针刺,留针4～6小时,每天1次,7次为一疗程,在治疗期间,停用一切利尿药物。

疗效:经耳针治疗后,五例患者浮肿均消退,自觉症状亦消失。实验室检查:除一例尿蛋白为(＋),沉渣中查见细胞0～1/高倍镜视野外,所余4例,尿蛋白均为(－),沉渣亦(－),已达到治愈的效果(《耳针研究》)。

1·22 消渴

消渴以多饮、多食、多尿为主症。因患者小便甘甜,故又称糖尿病。本病应与尿崩症、神经性多尿作鉴别。

【病因病机】

五志过极,精神烦劳,心火偏亢,消烁肺阴,以致口渴多饮,发为上消。或因偏嗜甘肥酒辛,脾胃积热,化燥伤津,遂致消渴善饥,发为中消。或因恣情纵欲,房室不节,肾精亏耗,封藏失职,以致尿多而混,发为下消。

消渴虽有上消属肺,中消属胃,下消属肾之分,但其病机主要是阴虚燥热所致。阴虚为本,燥热为标。两者往往互为因果,燥热甚则阴愈虚,阴愈虚则燥热愈甚。

消渴日久,阴津极度损耗,阴虚阳浮,可出现烦渴、头痛、恶心、呕吐、腹痛、唇红、舌干和呼吸深快证候,甚至出现昏厥、虚脱等危象。

本病常可并发白内障、雀目、疮疖、痈疽、水肿等病证。

【辨证】

上消:以烦渴多饮、口干舌燥为主,兼见尿多,食多,舌尖红,苔薄黄,脉象洪数。

中消:食量倍增,消谷善饥,嘈杂,烦热,多汗,形体消瘦,或大便干结。兼见多饮,多尿。舌苔黄燥,脉象滑数。

下消:小便频数,量多而略稠,口干舌燥,渴而多饮,头晕,目糊,颧红,虚烦,善饥而食不甚多,腰膝酸软,舌质红,脉象细数。久病阴虚及阳,可兼见面色黧黑,畏寒肢冷,尿量特多,男子阳痿,女子经闭,舌质淡,苔白,脉沉细无力。

【治疗】

治法:上消取手太阴、少阴经穴为主;中消取足阳明、太阴经穴为主;下消取足少阴、厥阴经穴为主,辅以背俞及经外奇穴。补泻兼施。

处方:上消:少府 心俞 太渊 肺俞 胰俞
　　　中消:内庭 三阴交 脾俞 胃俞 胰俞
　　　下消:太溪 太冲 肝俞 肾俞 胰俞

方义:胰俞为治疗上中下三消的经验穴。上消宜清心肺,故取少府、心俞泻心火,太渊、肺俞补肺阴。中消宜调脾胃,故取三阴交、脾俞补脾以布津液,内庭、胃俞以清胃热。下消宜治肝肾,故取太溪、肾俞补肾纳气,太冲、肝俞平肝降火。

随证选穴:口干舌燥加廉泉、承浆;嘈杂善饥加中脘、内关;目糊加光明;头晕加上星;阳虚灸命门。

【其他疗法】

耳针　取穴：胰、内分泌、肾、三焦、耳迷根、神门、心、肝。刺法：轻刺激。每次取3～5穴，留针20分钟，隔日1次，10次为一疗程。

皮肤针　叩刺脊柱两侧胸椎$_{7～10}$部位，隔日或每日1次，5～10次为一疗程。

【按语】

糖尿病患者正气虚弱，极易并发感染，针刺时必须注意严格消毒。

如发现病人有恶心、呕吐、腹痛、呼吸困难、嗜睡，甚则昏迷，呼吸深大而快，呼气中有酮味（如烂苹果味）者，甚至可见血压下降，循环衰竭，是糖尿病引起酸中毒，病情危险，宜中西医结合及时抢救。

【成方选辑】

消渴，承浆、意舍、关冲、然谷（《普济方》）。

消渴，水沟、承浆、金津、玉液、曲池、劳宫、太冲、行间、商丘、然谷、隐白（《神应经》）。

消渴，承浆、太溪、支正、阳池、照海、肾俞、小肠俞、手小指尖头，用灸法（《神灸经纶》）。

糖尿病，肺俞、肝俞、脾俞、肾俞、廉泉、中脘、关元、太渊、神门、三阴交、然谷。间日一次，用中刺激。命门与关元，每日用艾条灸治（《中国针灸学》）。

【验案举例】

朱××，女，28岁。患糖尿病3年余，虽经治疗，仍有口干，多饮，多尿，腰痠神疲，头昏心慌，体力下降，体重已减轻10斤。现日服降糖灵75 mg，配合饮食治疗，尿糖仍（++），空腹血糖150 mg%。月经来潮量多，伴血块。舌苔薄黄，舌边有紫斑，脉细而弦数。

治疗经过：患者口渴多饮为肺热津伤，故取肺穴。小便频数，量多，头昏，腰痠神疲系肾虚之证。月经量偏多夹有血块，舌有紫斑，系内分泌失调。夹有瘀，可取内分泌、子宫、肝，肾虚则取膀胱穴。为刺激胰岛增加胰岛素自生和改善糖代谢，可取胰、胆穴和三焦穴。其他并发症则可辨证治之。

给予毫针刺激后再予耳穴压丸。每周1次，嘱降糖药逐日减而停服。经5次治疗，口干、多饮、多尿诸症显著好转，精神佳良，尿糖转为（+），月经来潮量已正常，无血块，体重增加5斤（《耳针研究》）。

【资料摘录】

针刺对机体血糖的影响。各家报道颇不一致。有人在家兔身上实验，结果发现电针刺激对正常水平之血糖未发生改变。但当家兔接受大量糖负荷后，电针可使激烈上升的血糖耐量曲线显著下降，对糖负荷耐量曲线上升不剧烈的动物，电针却可使曲线微升（《耳针研究》）。

1·23　胸痹

胸痹指胸膺疼痛而言。轻者仅感胸闷如塞，重者胸痛如绞，并有短气、喘息等症。

本病多见于患有慢性心肺疾病的老年人，如冠状动脉硬化性心脏病、慢性气管炎、肺气肿等，均可发生胸痛。

【病因病机】

胸痹的成因，多由老年心肺气虚，恣食甘肥生冷，或思虑过度，以致脾虚生湿，湿痰内蕴，胸阳不展，气机阻滞而发生胸痛，其痛比较轻缓。若暴受寒邪，寒性收引，夹痰浊阻遏络脉，则胸痛势重而急。

胸痹日久,痰浊与寒邪不化,脉络日益痹阻,由气滞导致血瘀,则胸阳愈衰,阴浊愈盛,酿成胸痛如绞如刺的重证。

胸为上焦,内藏心肺。若胸痛伴有咳嗽、气喘、咯痰等证,多属肺脏疾病。若胸痛偏于左侧,伴有心慌、短气等症,多属心脏疾患。

【辨证】

虚寒证:胸痛彻背,心悸,胸闷短气,恶寒,肢冷,受寒则甚,舌苔白滑或腻,脉沉迟。

痰浊证:胸闷如窒而痛,或痛引背部,气短喘促,咳嗽,痰多粘腻色白,舌苔白腻,脉象濡缓。

瘀血证:胸痛如刺,或绞痛阵发,痛彻肩背,胸闷短气,心悸,唇紫,舌质暗,脉细涩或结代。

【治疗】

(1) 虚寒证

治法:助阳散寒。取背俞和手少阴、厥阴经穴。针后加灸。

处方:心俞　厥阴俞　内关　通里

方义:本方取心俞、厥阴俞助心阳而散寒邪,内关、通里是心经和心包经的络穴,能活血通络而止痛。

随证选穴:恶寒加灸肺俞、风门;肢冷加灸气海或关元。

(2) 痰浊证

治法:通阳化浊。取任脉、手厥阴、太阴和足阳明经穴。针用泻法。

处方:巨阙　膻中　郄门　太渊　丰隆

方义:巨阙是心经募穴,郄门是心包经郄穴,二穴同用可振奋心阳,配气会膻中调气止痛,配太渊、丰隆蠲化痰浊。

随证选穴:背痛加肺俞、心俞,可拔火罐;短气灸气海俞、肾俞。

(3) 瘀血证

治法:活血化瘀。取俞募穴及任脉、手少阴经穴。针用泻法。

处方:膻中　巨阙　膈俞　阴郄　心俞

方义:阴郄是心经的郄穴,配心募巨阙和心俞,能缓解心绞痛,膻中、膈俞行气活血。气行则血行,血行则瘀化,瘀化则经脉通畅,通则不痛。

随证选穴:唇舌紫绀可取少商、少冲、中冲点刺出血。

【其他疗法】

耳针　取穴:心、小肠、交感、皮质下为主,辅以脑点、肺、肝、胸、降压沟、兴奋点、枕。刺法:强刺激。每次选3～5穴,留针1小时,隔天1次,2周为一疗程。

【按语】

胸痹如心痛剧烈,手足青至节,汗出肢冷,脉沉细者,多见于心绞痛、急性心肌梗死等疾患,应采取综合治疗。

此外,胸膈、食管肿瘤早期亦可出现胸闷、胸痛,宜加鉴别。

【成方选辑】

胸痹,取太渊(《神应经》)。

胸膈疼痛,取期门、内关、太冲(《针灸全书》)。

气攻胸痛,取照海、通里、大陵(《针灸大成》)。

胸中引胁痛,针巨阙、肝俞、内关、鱼际、绝骨(《针灸经验方》)。

胸中引胁痛,大陵、期门、膻中、劳宫(《针灸易学》)。

【验案举例】

患者,男,54 岁。1954 年发现高血压,1963 年后,经常胸部闷痛,有闷压感,心电图 T 波普遍低平,二级梯运动试验阳性。1968 年后经常阵发性胸闷痛,心慌,上坡则气急。1970 年 10 月 4 日因发热、心慌而入院。当时检查:血压 170/130 mmHg,心界稍大,心音弱,心电图示 T 波普遍低平或倒置,S-T 段下移。诊断:高血压病、冠心病、上呼吸道感染。1970 年 10 月 14 日取心俞、厥阴俞、内关、通里、足三里等穴(每次选 4~5 个穴位),进行针刺治疗。第一次针后即感到心前区舒适,五次后睡眠好转,无心慌、胸闷发作,自觉精神体力日渐增强,每晨 40 分钟散步 2.8 公里,由慢步到快步,而无不适。第二个疗程后 T 波全部提高到近正常水平,S-T 段移位恢复。第三个疗程后出院,坚持全日工作。18 个月后进行随访,临床疗效及心电图均巩固(《针灸学简编》)。

【资料摘录】

针刺治疗冠心病心绞痛 621 例。

主穴:膻中(沿皮下透向鸠尾,进针 2.5~2.8 寸)、内关、足三里。配穴:通里、曲池、神门、乳根、间使、郄门。

结果:621 例冠心病人心绞痛总有效率为 89.2%,显效率为 47.8%。硝酸甘油停减率 93.6%。表明针刺对缓解冠心病人的临床症状及消除心绞痛是有效的。

对 578 例冠心病人针刺前后的心电图进行观察对比,有效率为 53.2%。对 100 例冠心病人在心电示波下连续观察,其中 30 例病人前后 1~20 分钟心电图明显好转,说明针刺可改善冠状循环,故使部分病人随着心绞痛症状的缓解,心电图逐渐趋于好转和正常。

100 例冠心病人针刺前后的超声心动图观察结果表明,针刺后左心室后壁振幅及心搏量较针前有非常显著差异($P<0.001$),说明针刺可改善冠心病人的左室功能。

50 例冠心病人针后的脑血流图各项参数变化较之针前有非常显著的差异($P<0.001$),说明针刺可能改善冠心病人的脑循环,它与冠脉循环及左室功能的改善密切相关。

冠心病人针刺非穴位与针刺治疗穴位的超声心动图及脑血流图的效果进行比较有非常显著的差异($P<0.001$)(《全国针灸针麻学术讨论会论文摘要〈一〉》)。

1·24 惊悸

惊悸,又名心悸、怔忡。本证以心中悸动、胸闷心慌、善惊易恐为主症。

风湿性心脏病、冠状动脉硬化性心脏病、肺源性心脏病以及神经官能症等出现心悸,均可参考本节论治。

【病因病机】

平素心气怯弱,或久病心血不足,骤遇惊恐,则"心无所依,神无所归",心神不宁而为心惊。

饮食伤脾,湿盛生痰,思虑烦劳,气郁化火,以致痰火内扰,使"心脏之气不得其正",遂成心悸。

久患痹证,风寒湿热之邪,内侵于心,心脉痹阻,气滞血瘀,而成怔忡,甚至损及心阳,出现衰竭危象。

【辨证】

气虚心悸:心脏悸动不宁,难以自主,善惊易恐,短气,手心多汗,神倦,不易入睡,静卧休息,症状可自动减轻,舌苔薄白,脉细数。

血虚心悸:心悸不宁,思虑劳累尤甚,面色少华,头晕目眩,短气,舌质淡红,脉细数。若心中烦热,少寐多梦,口干,耳鸣,面赤升火,舌尖深红,脉细数,则为阴虚火旺。

痰火心悸:心悸时发时止,烦躁不宁,胸闷,头晕,失眠多梦,容易惊醒,口苦,咳嗽咯痰稠粘,小便黄,大便不爽,舌苔黄腻,脉滑数。

血瘀心悸:心悸持续多年,日渐加重。动则气喘,或有阵发性胸痛,面色黄瘦,唇舌紫黯,脉象细涩结代。甚至心阳不振,怔忡不已,形寒肢冷,咳喘不能平卧,冷汗,浮肿,脉微欲绝。

【治疗】

(1) 气虚心悸

治法:益气安神。取手少阴、厥阴经穴及俞募穴。针宜补法。

处方:心俞　巨阙　间使　神门

方义:心俞、巨阙为俞募配穴法,功能调补心气;间使、神门宁心安神,主治心悸、心痛。

随证选穴:善惊加大陵;多汗加膏肓。

(2) 血虚心悸

治法:养血定悸。取手少阴、足阳明经穴及背俞。针宜补法,加灸。

处方:膈俞　脾俞　通里　神堂　足三里

方义:血会膈俞,配神堂补血养心,配通里安神定悸。血液的生成,赖水谷精微所化,故取脾俞、足三里健运中焦以助生血之源。

随证选穴:烦热加劳宫;耳鸣加中渚;虚火面赤加太溪。

(3) 痰火心悸

治法:清火化痰。取手三阴经穴及足阳明经穴。针宜泻法。

处方:灵道　郄门　肺俞　尺泽　丰隆

方义:本方灵道、郄门安神止悸,尺泽、肺俞泻肺清火,丰隆和中化痰,使痰火既除,则咳喘心悸可平。

随证选穴:失眠加厉兑;便秘加大肠俞。

(4) 瘀血心悸

治法:活血强心。取手少阴、厥阴、足太阴、任脉经穴。平补平泻。

处方:曲泽　少海　气海　血海

方义:心包是心的宫城,故取二经的合穴曲泽和少海,强心定悸止痛,以治其标。心气虚弱则血运不畅以致心脉瘀阻,心阳不振,故灸气海助阳益气,针血海活血化瘀,以治其本。

随证选穴:脉微欲绝加内关,太渊;浮肿加灸水分。

【其他疗法】

耳针　取穴:心、交感、神门、皮质下、小肠。刺法:轻刺激。留针期间捻针2～3次。每天1次,10次为一疗程。

【按语】

针灸治疗心悸不仅能控制症状,而且对疾病的本身也有调整和治疗作用。但在器质性心脏病出现心衰倾向时,则应针对病情的轻重缓急,及时采用综合治疗措施。

【成方选辑】

心惊恐,取曲泽、天井、灵道、神门、大陵、鱼际、二间、液门、少冲、百会、厉兑、通谷、巨阙、章门(《神应经》)。

心中虚惕,神思不安,取内关、百会、神门。心脏诸虚,怔忡惊悸,取内关、阴郄、心俞、通里(《针灸大全》)。

【验案举例】

患者,女性,43岁。因不完全流产施行刮宫手术,由于术中患者精神紧张,术后抬回病室,即感头晕、心慌、心前区痛。检查心音呈胎音调,心律齐,心率每分钟184次,心界不扩大,无脉搏短绌,血压98/70毫米汞柱,肺无啰音,诊断为阵发性心动过速。即予以颈动脉窦挤压,并压迫眼球均未见效。随针刺大陵、神门、膻中、巨阙,不留针。针后3分钟,前述症状消失,心率恢复(每分钟84次),出院后观察4个多月未复发(《针灸学简编》)。

【资料摘录】

针刺治疗冠心病心绞痛64例。结果:64例中有心绞痛的58例,针刺有效53例,占91.38%。64例中有心电图改变的51例,针后有改善的19例,占37.26%。对冠心病患者胸闷、心悸、气短均有一定的疗效。(《全国针灸针麻学术讨论会论文摘要〈一〉》)。

1·25 不寐

不寐,通称失眠。轻症不易入睡,或入睡并不困难,但易于醒觉。重症通宵达旦不能成寐,以致变证丛生。

有因一时情绪紧张或因环境吵闹、卧榻不适等而引起失眠者,不属病理范围,只要解除有关因素即可恢复正常。因发热、咳喘、疼痛等疾患引起的失眠,则应着重处理原发病。

神经衰弱、贫血等引起的失眠,可参照本节诊治。

【病因病机】

本病多因思虑忧愁,操劳太过,损伤心脾,气血虚弱,心神失养。或因房劳伤肾,肾阴亏耗,阴虚火旺,心肾不交。或因饮食所伤,脾胃不和,湿盛生痰,痰郁生热,痰热上扰心神。或因抑郁恼怒,肝火上扰,心神不宁等,均可导致失眠。

【辨证】

心脾两虚证:夜来不易入寐,寐则多梦易醒,心悸,健忘,容易出汗,面色少华,精神疲乏,脘痞,便溏,舌质淡,苔薄白,脉细弱。

阴虚火旺证:虚烦不寐,或稍寐即醒,手足心热,惊悸,出汗,口干咽燥,头晕耳鸣,健忘,遗精,腰痠,舌质红,脉细数。

胃腑不和证:睡眠不实,心中懊侬,脘痞,嗳气,头晕目眩,甚则呕哕痰涎,舌苔黄腻,脉滑或弦。

肝火上扰证:头晕而痛,不能入眠,多烦易怒,目赤耳鸣,或伴有胁痛、口苦,舌苔薄黄,脉弦数。

【治疗】

(1) 心脾两虚证

治法：补气养血。取手少阴、足太阴经穴和背俞。针宜补法，针灸并用。

处方：脾俞　心俞　神门　三阴交

方义：脾俞、三阴交健脾益气养血，心俞、神门养心安神定悸，使气能化血，血能养心，心能藏神，则睡眠可佳。

随证选穴：多梦加神门、魄户；健忘灸志室、百会。

(2) 阴虚火旺证

治法：滋阴降火。取手足少阴、厥阴经穴。针宜补泻兼施。

处方：大陵　太溪　神门　太冲

方义：大陵降心火，太溪滋肾阴，太冲平肝潜阳，神门镇心安神。

随证选穴：眩晕加风池；耳鸣加听宫；遗精加志室。

(3) 胃腑不和证

治法：化痰和胃。取任脉、足阳明、太阴经穴。针宜泻法。

处方：中脘　丰隆　厉兑　隐白

方义：胃不和则寐不安，故本方取胃募中脘和络穴丰隆，以和胃化痰。阳明根于厉兑，太阴根于隐白，二穴同用，主治多梦失眠。

随证选穴：懊憹、呕恶加内关；头晕加印堂、合谷。

(4) 肝火上扰证

治法：平肝降火。取足少阳、足厥阴、手少阴经穴。针用泻法。

处方：行间　足窍阴　风池　神门

方义：本方行间平肝阳以制怒，足窍阴降胆火而除烦，风池主治头痛头晕，神门功能宁心安神。

随证选穴：耳鸣加翳风、中渚；目赤加太阳、阳溪。

【其他疗法】

耳针　取穴：皮质下、交感、心、脾、内分泌、神门。刺法：轻刺激。每次取2～3穴，留针30分钟。每日1次，10次为一疗程。

【按语】

针灸治疗不寐疗效较好。老年睡眠时间逐渐缩短而容易醒觉，如无明显症状，则属生理现象。

【成方选辑】

惊悸不得安卧，取神庭、气海、阴交、大巨。不嗜卧，取公孙。心热不寐，泻解溪，补涌泉（《针灸经验方》）。

【验案举例】

陈××，男性，27岁。患者因疲劳过度而产生疲倦，烦躁，精神恍惚，彻夜不眠。有时只能假寐片刻，头晕而重，耳若蝉鸣，历时两月未愈。初诊针太阳、神门、内关、三阴交，针后症状同前。复诊时仍针前穴，针后略感舒适。三诊时去前穴组中之太阳，加足三里、行间，针后便能入寐，惟在睡眠中有些烦扰不宁。四诊至六诊针神门、足三里、三阴交，针后各种症状消失（《针灸学简编》）

【资料摘录】

艾卷灸治失眠 21 例。

取穴：百会。操作：于每晚睡前用艾卷在百会穴悬灸 10～15 分钟。

疗效：本组病例经用上法治疗后，均收到较好效果，亦无不良反应。一般在灸后 5～15 分钟即可入睡，个别病人延迟到 2 小时后才能入睡，有的患者于施灸中即可入睡。一般灸 1～4 次，睡眠时间可持续 8～12 小时（《针灸临床经验辑要》）。

1·26　癫狂

癫狂以精神错乱、言行失常为主证。癫属阴，狂属阳，两者在病理上有一定的联系，病情亦可相互转化，故统称癫狂。

精神分裂症、狂躁性抑郁性精神病、更年期精神病等，均可从癫狂论治。

【病因病机】

癫证：发病较缓。多因积忧久虑，企欲不遂，耗伤心营；或脾气郁积，痰浊内生，蒙蔽心神，以致神志错乱而成癫证。

狂证：发病较急。多由痰火素盛，复因暴怒急躁，肝阳挟痰火上扰神明，遂致精神失常而成狂证。

癫证的病机，癫狂主要是痰气郁结，症状表现抑郁多静；狂证主要是痰火亢盛，症状表现躁怒多动。如癫证痰气郁而化火，亦可转化为狂；狂证郁火得泄，痰气留滞，亦可演变为癫。

癫狂日久，迁延失治，往往演变为虚实夹杂的痼疾。

【辨证】

癫证：精神抑郁，表情淡漠，沉默，多疑，妄想，语无伦次，悲泣无常，甚则妄见妄闻，动作离奇，不知秽洁，苔腻，脉滑。久则气血亏耗，惊悸失眠，迷惘呆钝，饮食减少，面色少华，舌质淡，脉细弦。

狂证：面色垢赤，喧扰不宁，打人毁物，多怒，高傲自居，无理争辩。甚则赤身露体，不避亲疏，登高而歌，狂乱不可制约。舌苔黄腻，脉象滑数。久则郁火伤阴，烦躁善惊，少寐，形瘦神倦，舌红少苔，脉象细数。

【治疗】

（1）癫证

治法：调气化痰，清心安神。取手少阴、厥阴、足阳明、太阴及任脉经穴。针灸并用，补泻兼施。

处方：神门　大陵　印堂　膻中　丰隆　三阴交

方义：大陵是心包经的原穴，为统治癫狂病的"十三鬼穴"之一，神门是心经的原穴，善治心性痴呆，膻中、印堂调气醒脑，丰隆、三阴交和胃化痰。

随证选穴：妄见加睛明；妄闻加听宫；悲泣加太渊。

（2）狂证

治法：平肝清火，清心豁痰。取任督、手厥阴、足少阴经穴。针宜泻法。

处方：劳宫　人中　上脘　大钟

方义：上脘属任脉，人中属督脉，二穴是足阳明经的交会穴，泻之既可和胃降浊，清火化痰，又可协调阴阳、醒脑定志；劳宫清心包而泻心火，安神定志；大钟滋肾水而降火，善治痴呆。

随证选穴：热重加大椎、百会；狂怒加太冲、支沟。

【其他疗法】

耳针　取穴：心、皮质下、肾、枕、额、神门。刺法：每次选用3~4穴，留针30分钟。癫证用轻刺激，狂证用强刺激。

水针　取穴：心俞、膈俞、间使、足三里、三阴交。刺法：采用25~50 mg氯丙嗪注射液，每天1次，每次选用1~2穴，各穴交替使用。

电针　取穴：百会、人中、通里、丰隆。针后在四肢穴位通以脉冲电流15~30分钟。癫证用断续波作时间较短的强刺激，狂证用连续波作时间较长的刺激。

【按语】

其他疾病如出现神志失常，谵语狂躁等症状，虽可采用针灸对症治疗，但需首先治疗原发病，不可与癫狂等量齐观。

【成方选辑】

癫疾，取上星、百会、风池、曲池、尺泽、阳溪、腕骨、解溪、申脉、昆仑、商丘、然谷、通谷、承山，针三分，速出，灸百会（《神应经》）。

癫，其状不欲见人，如有时对语，时独言笑，灸鬼哭穴七壮（《万病回春》）。

发狂，取少海、间使、神门、合谷、后溪、复溜、丝竹空（《神应经》）。

发狂不识人，取巨阙。心悸发狂，不识亲疏，取内关、少冲、心俞、中脘、十宣（《针灸大全》）。

【验案举例】

鲍××，男，28岁，教师。患精神分裂症2月余，入院后表现为拒食，衣冠不整，不知秽洁，思维逻辑障碍，有被迫害妄想，无内省力。检查：心肺（一），神经系统体征（一）。经氯丙嗪、泰尔登及胰岛素低血糖治疗后病情好转，但象征性思维和强迫观念仍存在。当时泰尔登用量600 mg/日，加用耳针，取肾、皮质下、肾上腺穴，并加针阳陵泉，用疏密波，每次通电25分钟。5次后症状减轻。后改用阳陵泉配百会、定神穴，10次后精神症状基本消失。出院后随访半年，表现正常（《耳针研究》）。

【资料摘录】

针刺治疗精神分裂症403例。

治疗方法：根据病因、临床表现及体征，按躁狂、抑郁和妄想三组辨证选穴进行针刺。躁狂属阳证，取督脉穴为主，如大椎、神庭，配合谷透后溪等，多用泻法。抑郁属阴证，取任脉穴为主，如巨阙、膻中，配内关透外关等，多用补法。妄想以补脾温胆为主，常取中脘、膻中、三阴交等，多用补法。

疗效：治愈219例，占54.4%；显效71例，占17.6%；进步67例，占16.6%；无效46例，占11.4%。总有效率为88.6%，治愈及显效率为72%（《全国针灸针麻学术讨论会论文摘要〈一〉》）。

1·27　痫证

痫证，亦称癫痫。癫，指僵仆抽风；痫，指间歇发作。又因发作时患者偶有惊呼类似羊鸣，故俗称"羊痫风"。

癫痫有原发性和继发性之分，前者与遗传有关，无明显病因可查，多在青少年时期发病；

后者多因其他疾病所引起。

【病因病机】

本病多由惊恐郁怒,心肝气郁;饮食伤脾,脾虚生湿,以致气郁化火,炼湿为痰,气火挟痰横窜经络,上蒙清窍,迫使阴阳发生一时性的逆乱而发病。《医学纲目》认为,癫痫是痰邪逆上,头中气乱,脉道闭塞,孔窍不通所致。

癫痫发作无定时,数日或数月一发,甚至一日数发,大抵发作次数稀疏者病情轻,发作次数稠密者病情重。每次发作持续数十分钟至数小时方能复苏者,称大发作;有的症状轻微,在几分钟内即能度过一次发作者,称小发作。

【辨证】

实证:痫证初期,发病时猝然昏倒,不省人事,牙关紧闭,口吐白沫,角弓反张,抽搐劲急,或有吼叫声,发作后肢体疫痛疲乏,略加休息即可平复如常人。

虚证:痫证后期发作次数频繁,抽搐强度减弱,额有冷汗,呼吸困难有鼾声,舌紫,脉细而弦。苏醒后精神萎靡,眩晕,心悸,食少,腰膝瘦软,表情痴呆,智力减退,脉细无力,舌淡少苔。

【治疗】

(1) 实证

治法:熄风化痰,降火宁神。取任督、足厥阴、少阳、阳明经穴。针用泻法。

处方:身柱　本神　鸠尾　丰隆　太冲

方义:本神属足少阳经穴,配太冲平肝熄风,醒脑宁神,配丰隆和胃降浊,清热化痰。身柱属督脉,能解除腰脊强痛,鸠尾属任脉,能降气解郁,是治疗癫痫的要穴。

随证选穴　发作时加人中、颊车、神门;夜间发作加照海,白昼发作加申脉。并可选用腰奇、百会、风池等穴。

(2) 虚证

治法:补益心脾,化痰镇静。取手少阴、足阳明、太阴、少阳经穴和背俞。针用补法,并可加灸。

处方:通里　丰隆　肾俞　阳陵泉　三阴交　筋缩

方义:通里养心益智,丰隆和中化痰,肾俞、三阴交滋肾平肝熄风,阳陵泉、筋缩解痉挛而止抽搐。

随证选穴:发作持续昏迷不苏,酌针涌泉,灸气海。平时可加中脘、足三里、百会等穴。

【其他疗法】

耳针　取穴:胃、皮质下、神门、心、枕、脑点。刺法:强刺激。每次选2~3穴,留针30分钟,间歇捻针。隔日1次,10次为一疗程。

水针　取穴:足三里、内关、大椎、风池。刺法:采用100 mg维生素B_1注射液或0.5 mg维生素B_{12}注射液,每穴注入0.5 ml,每次选用2~3穴。

【按语】　继发性癫痫,应重视原发病的治疗。持续发作伴有高热、昏迷等危重病例必须采取综合疗法。

【成方选辑】

癫痫:攒竹、天井、小海、神门、金门、商丘、行间、通谷、心俞(灸百壮)、后溪、鬼眼穴(《神应经》)。

癫痫：涌泉、心俞、三里、鸠尾、中脘、少商、巨阙（《针灸大成》）。
痫症：中脘灸五十壮（《扁鹊心书》）。
癫痫：鸠尾、后溪、涌泉、心俞、阳交、三里、太冲、间使、上脘（《医学纲目》）。

【验案举例】

张××，女，11岁。家长代诉：患儿3岁时患抽搐，时常发作，曾经精神病院诊断为癫痫，原因不明。常服西药控制症状。家长想用针灸代替药物。故来门诊。据述数天至数月发作一次，每次发作抽搐剧烈，口吐白沫，约十余分钟停止。间歇期患儿智力如常。但畏其突然发作，因而停学。取百会、间使、神门、足三里、丰隆、四神聪、肝俞、太冲、筋缩、照海等穴，每次针3～5穴，隔日1次，连针3个月，竟未发作。家长自动停服西药。又针三个月，患儿精神体力较治疗前明显改善。观察3个月，疗效巩固，遂复学读书。追访3年，家长喜告痊愈（江苏省中医院门诊病历）。

【资料摘录】

据报道用电针治疗癫痫22例，痊愈者有6例，显著好转者有8例，好转者有3例，效果不明显者5例。儿童较成人疗效为高。于留针时加用电针刺激的疗效较好，亦无任何副作用（《针灸临床经验辑要》）。

1·28 郁证

郁证是由情志忧郁气滞不畅所致。郁证包括的病症很多，本节以"梅核气"、"脏躁"为限。

因郁证引起的头痛、失眠、心悸、遗精等病症，可参考本节施治。

【病因病机】

郁证的成因，多由郁怒伤肝，思虑伤脾所致。肝气郁结则化火，脾气郁滞则生湿，湿火相兼，炼而成痰，痰气结于咽喉，自觉有异物感，如有梅核梗阻之状，则称为"梅核气"。

郁证日久，心情抑郁，饮食减少，气血生化之源不足，可引起脾气虚弱或肾阴亏耗等病理变化。脾气虚则不能为胃行其津液，肾阴虚则不能上济心火，虚火妄动，以致心神不宁，而成悲怒无常的"脏躁"证。

【辨证】

梅核气：情绪抑郁，胸闷，嗳气，咽中不适如有物阻，吞之不下，咯之不出，但饮食吞咽并不困难。多疑虑，善太息，苔薄白腻，脉弦或滑。

脏躁证：精神恍惚不宁，情感失常，时时悲泣，喜怒无常，每因精神激惹而发作，苔薄，脉细。如兼脘痞食少，心悸，不寐，神倦，面色少华，舌质淡，脉细缓，为心脾两虚。如兼眩晕，耳鸣，面色泛红，手足心热多汗，腰酸，健忘，虚烦不寐，舌质红少苔，脉细数，为心肾阴虚。

【治疗】

(1) 梅核气

治法：疏肝解郁，清火化痰。取任脉、足厥阴、阳明、手太阴、少阴经穴。针宜补泻兼调。

处方：太冲　膻中　丰隆　鱼际　神门

方义：本证由肝气郁结导致火郁痰郁而成，故以太冲、膻中疏肝理气为主，鱼际、丰隆清火化痰。又因情志之郁总由心，故取心经原穴神门宁心安神。

随证选穴：咽喉干痛加天鼎、商阳；失眠加灸厉兑。

(2) 脏躁证

治法：滋阴益气，养心安神。取背俞及手厥阴、足太阴经穴。针宜补法。

处方：膈俞　肾俞　心俞　内关　三阴交

方义：心藏神，心怵惕思虑则伤神，神气不足则悲，血不足则恐。故本方取膈俞、心俞、内关补养气血，宁心安神。脾气虚则津液失布，故取三阴交心脾同治。肾阴虚则不制心火，虚火妄动，故取肾俞心肾同治。

随证选穴：神志朦胧加人中、中冲；四肢震颤加太冲、阳陵泉；木僵加百会、大陵；口噤加合谷、颊车；呃逆加中脘、足三里；失语加通里；耳聋加听会、中渚。

【其他疗法】

耳针　取穴：心、皮质下、枕、脑点、肝、内分泌、神门、相应病变部位。刺法：发作期宜用毫针法、电耳针。根据症状，每次选用3～4穴，两耳同时针刺，用强刺激手法，每次留针20分钟，隔日1次，5～10次为一疗程。若用电脉冲刺激法，输出电流量宜由小到大，增加到患者能耐受为限。恢复期可用埋针法。

【按语】　梅核气和脏躁证类似现代医学中的"癔病"，是一种心因性的情志病。在患者意识清楚的情况下，治疗时不能忽视语言的暗示作用，应该恰如其分的解除病员的思想顾虑，树立战胜疾病的信心，这样可以提高疗效。

本病应与器质性脑病如脑肿瘤、脑动脉硬化、脑外伤等所产生的精神症状作鉴别。胸闷作痛，吞咽不利者，宜与食道疾病作鉴别。

【成方选辑】

喜哭：百会、水沟（《神应经》）。

咽中如梗：间使、三阴交（《针灸大成》）。

厥证：形无所知，其状若尸，由忧思惊恐，此症妇人多有之。灸中脘穴五十壮（《扁鹊心书》）。

【验案举例】

王××，女，24岁。因接到母亲病故消息而突然晕倒，抽风约2小时，然后大哭大笑，大喊大叫，抗拒饮食，昼夜不眠。检查不合作，骂人打人。除眼结合膜充血外，别无异常所见。诊断为癔病朦胧状态。入院当晚8时肌注鲁米那钠0.1g入睡，于11时又开始大闹，遂取人中、合谷、涌泉进行强刺激，一次而愈，第五天出院（《针灸学简编》）。

【资料摘录】

据报道用针刺治疗癔病150例。痊愈者139例，占92.6%；显效者7例，占4.7%；进步者4例，占2.7%；全部有效。其中痉挛发作者80例中，痊愈者有75例，占93.8%；意识障碍者58例中，痊愈54例，占93%；肢体障碍10例中，全部治愈；癔病性格2例中，1例显效，1例进步（《针灸临床经验辑要》）。

1·29　淋证

凡小便频数短涩淋沥，小腹尿道刺痛胀痛，称为淋证。根据病机和症状的不同。临床上一般分为热淋、石淋、血淋、气淋、膏淋五种类型。

急慢性尿路感染、结石、结核、急慢性前列腺炎，以及乳糜尿等病，有类似五淋证候者，均可参考本节论治。

【病因病机】

外感湿热,或脾湿郁热下注,膀胱气化不利,小便频数热痛者为热淋。

湿热蕴结,酿而成石,尿中带有砂石,堵塞尿路,刺痛难忍者为石淋。

湿热伤及血分,或棱石刺激,或久病阴虚火旺,而致络脉损伤,尿中带血者为血淋。

老年肾气衰惫,气化不及州都,出尿艰涩,余沥淋漓不尽者为气淋。

久病脾肾两虚,脾虚则水谷精微不能输布,肾虚则固摄无权,以致清浊不分,尿如米泔脂膏为膏淋。

【辨证】

热淋:小便频急不爽,量少,色黄浑浊,尿路灼热刺痛,小腹坠胀,或有恶寒发热,口苦,便秘,舌质红,苔黄腻。

石淋:小腹及茎中胀急刺痛,排尿常因有砂石而中断,变换体位常能畅通。尿色多无变化,如因感染或砂石刺伤络脉,则尿色黄或带血。苔白或黄腻,脉弦数。如结石位于尿路中上段,则腰部、腹部可发生剧烈疼痛,甚则面色苍白、恶心呕吐、出冷汗等。

血淋:小便频急,热涩刺痛,尿中带血,夹有血丝血块,小腹微有胀痛,苔黄腻,或舌红少苔,脉细数。

气淋:少腹及会阴部痛胀不适,排尿乏力,小便断续,甚则点滴而下,尿意频仍,少气,腰痠,神疲,舌质淡,脉细弱。

膏淋:小便混浊如米泔,上有浮油,沉淀有絮状物,或夹凝块,或混有血色、血丝、血块,排尿不畅,口干,苔白微腻,脉象濡数。

【治疗】

治法:疏利膀胱气机,清热利尿定痛。取三阴经穴与俞募为主。针用泻法,或补泻兼施,气淋、膏淋酌用灸法。

处方:膀胱俞　中极　阴陵泉　行间　太溪

方义:淋证以膀胱病变为主,故取膀胱俞和中极以疏利膀胱气机,配脾经合穴阴陵泉以利小便,使气化复常,小便通利,取通则不痛之意。因肝脉络阴器,故取肝经荥穴行间,以泻本经气火而定痛。太溪为肾经原穴,取之益肾水而清其源。

随证选穴:发热加合谷、外关;结石加委阳、然谷;尿血加血海、三阴交;气虚排尿乏力加灸气海、水道,小便混浊如膏加灸气海俞、百会。

【其他疗法】

耳针　取穴:膀胱、肾、交感、枕、肾上腺。刺法:强刺激。每次取2～4穴,留针20～30分钟,每日1次,10次为一疗程。

电针　取穴:肾俞、三阴交。刺法:用高频率脉冲电,通电5～10分钟。

【按语】

肾结石绞痛发作时可针刺以镇痛,并可催结石下移。若并发严重感染,肾功能受损,或查知结石体积较大,针灸难以奏效,则可采用手术治疗。

【成方选辑】

热淋,取关元、气冲(《东垣十书》)。

淋证:复溜、丹田。赤淋,取次髎。小便淋血不止,阴气痛,取照海、阴谷、涌泉、三阴交(《针灸大全》)。

气淋,取交信、涌泉、石门、阳陵泉(《神应经》)。

【验案举例】

郭××,男,36岁。左侧腰部阵发性剧痛并向下肢放射半天。来诊时表情痛苦,颜面苍白,疼痛难忍,坐卧不安,诊断为左侧输尿管结石绞痛。既往有左侧输尿管下段结石病史,曾行耳针治疗效佳。此次来诊亦针双耳肾穴、腹穴,针入10分钟后患者左腹腰部有麻木感,20分钟后放射痛消失,能下床饮水吃饭,仅经一次治疗疼痛消失(《耳针研究》)。

【资料摘录】

用10%葡萄糖注射肾俞、中极、阴陵泉等穴,每穴2～3毫升,每日或隔日1次,30次为一疗程,休息3日,再进行第二个疗程。共治疗805例。疗效:治愈494例,占61.37%;好转93例,占11.55%;无效218例,占27.08%。总有效率为72.92%(《中国针灸》)。

1·30 癃闭

癃闭,又称小便不通。癃,指尿液潴留膀胱,小腹充盈隆起;闭,指膀胱气机闭塞,难尿。

本节以各种原因引起的尿潴留为范围。至于因肾脏实质性病变而引起的无尿症,是水液不能下输膀胱,水泉枯涸,与有尿不能排出的癃闭截然不同,自当分别论治。

【病因病机】

本病多由老年肾气虚惫,命门火衰,不能鼓舞膀胱气化;或因中气不足,膀胱传送无力,均能导致小便潴留而成癃闭,此属虚证。若因中焦湿热移注膀胱,阻遏膀胱气化;或因跌仆损伤,以及下腹部手术引起的筋脉瘀滞,均能影响膀胱气化而致小便不通,则属实证。

【辨证】

虚证:小便淋沥不爽,排出无力,甚则点滴不通,小腹膨癃,面色㿠白,神气怯弱,腰膝酸软,少气,语言乏力,大便不坚,时觉肛坠,舌淡,苔微腻,脉细无力或细缓。

实证:小便阻塞不通,努责无效,少腹胀急而痛,烦躁口渴,舌质红,苔黄腻,脉数。若因湿毒上犯,可见喘息、心烦、神昏等症。因外伤或手术引起者,有病史可查。

【治疗】

(1)虚证

治法:温补脾肾,益气启闭。取足少阴、太阳、背俞和任脉经穴。针用补法,或用灸。

处方:阴谷　肾俞　三焦俞　气海　委阳　脾俞

方义:命门火衰,中气不足,治疗当以温补脾肾为主,所以取肾经合穴阴谷,配肾俞、脾俞以振奋脾肾气机。又因脾肾不足导致三焦决渎无力,故取三焦俞及其下合穴委阳以通调三焦气机。复灸任脉经穴气海温补下焦元气,以希鼓舞膀胱气化而达启闭通尿的功效。

随证选穴:肛门作坠加次髎;心烦加内关。

(2)实证

治法:清热利湿,行气活血。取足太阴、太阳、任脉经穴为主。针用泻法,不灸。

处方:三阴交　阴陵泉　膀胱俞　中极

方义:本证由湿热下注或因外伤气血阻滞所致,所以取三阴交、阴陵泉疏通足三阴的气血,清利脾经湿热。又取膀胱俞、中极为俞募相配,疏通膀胱的气化而通小便。

随证选穴:湿毒上犯喘息加尺泽、少商放血;心烦加内关;神昏加人中、中冲放血。

【其他疗法】

耳针　取穴：膀胱、肾、尿道、三焦。刺法：中等刺激。每次选1~2穴，留针40~60分钟，每10~15分钟捻针1次。

电针　针双侧维道，沿皮刺，针尖向曲骨透刺，为2~3寸。通电15~30分钟。

【按语】

尿潴留膀胱过度充盈时，下腹部穴位宜浅刺、斜刺，忌深刺、直刺。"转胞"患者，可参考本节论治。

【成方选辑】

癃闭：气海、大陵（《针灸大成》）。

转胞：脐下急痛，小便不通，取阴陵泉，灸关元二七壮（《针灸逢源》）。

转胞：小便不通，烦闷气促，用盐填脐中，大艾炷灸三七壮，未通更灸，已通即住（《备急灸法》）。

【验案举例】

冯××，男，13岁。因患脊髓前角白质炎而入院。入院后第三天因昼夜未排尿而发生尿潴留。自述小肚子胀痛，哭闹不休，下腹胀满拒按，脉沉数。用针灸治疗，取穴中极，刺入后当即排尿700~800毫升，一针而愈，未再复发（《针灸学简编》）。

【资料摘录】

针刺治疗手术后尿潴留86例。本组病例均为首先经过热敷下腹部或采用更换体位方法，仍不能排尿之患者。

取穴：关元、曲骨、足三里、三阴交、阴陵泉。每次1~2穴。据临床观察，以足三里（双侧）及关元效果最佳。

疗效：全组病例中，经针治后，于半小时排尿者59例，占68.6%；失败者27例，占31.4%。用针刺治疗尿潴留，不仅可以减少导尿的痛苦，而且更可减少泌尿系上行感染的机会（《针灸临床经验辑要》）。

1·31　遗精

遗精有梦遗、滑精之分。因梦而泄称遗精，无梦而泄称滑精。青壮年偶有遗精，过后无其他症状者，多属精满自溢现象，不需治疗。

本病以遗精频繁，排精量较多为主证，并伴有头痛、失眠、疲乏、腰痠等兼证。

神经衰弱、精囊炎及睾丸炎等引起的遗精，可参考本节施治。

【病因病机】

劳神太过，思慕不已，心火亢盛，肾阴暗耗，引动相火，扰动精室；或因嗜食甘肥辛辣，蕴湿生热，湿热下移，淫邪发梦，精室不宁，均可导致遗精。

如因恣情纵欲，房室无度，或梦遗日久，或频犯手淫，以致肾气虚惫。阴虚则虚火妄动，精室受扰，阳虚则封藏失职，精关不固，均可发生滑精。

【辨证】

梦遗：梦境纷纭，阳事易举，遗精有一夜数次，或数夜一次，或兼早泄。头晕，心烦少寐，腰痠耳鸣，小便黄，舌质偏红，脉细数。

滑精：无梦而遗，甚则见色流精，滑泄频仍，腰部痠冷，面色㿠白，神倦乏力，或兼阳痿，自汗，短气，舌淡苔白，脉细或细数。

【治疗】
(1) 梦遗
治法：清心降火，滋阴涩精。取背俞、任脉、足厥阴经穴。针宜泻法。
处方：心俞　肾俞　关元　中封
方义：心为君火，肾为相火。心有所感则君火动于上，夜有所梦则相火应于下，遂致精室动摇，精液自泄。本方取心俞清心宁志，肾俞补肾滋阴；关元为足三阴与任脉之会，用以补摄下焦元气，配足厥阴经穴中封，降肝火而止梦遗。
随证选穴：失眠加神门、厉兑；头昏加百会。
(2) 滑精
治法：补益肾气，固涩精关。取任脉、背俞、足太阴经穴。针用补法，并灸。
处方：气海　三阴交　志室　肾俞
方义：三阴交是贯通肝脾肾三经的要穴，用它来主治滑精，可以补益三阴的虚损，清泄虚火。配用气海、志室、肾俞三穴，尤能益气固精，治下元的虚衰，而有相得益彰的妙用，但滑精多为无梦而遗，动念即泄，或经年不愈者，均以灸治为主。
随证选穴：自汗加阴郄、足三里；少气加灸肺俞。
【其他疗法】
耳针　取穴：精宫、内分泌、神门、心、肾。刺法：每次取2~3穴，用轻刺激，留针3~5分钟，每10~15分钟捻针1次。
水针　取穴：关元、中极。方法：用少量维生素 B_1 注射液或当归注射液注入穴位，进针后待针感传向前阴时将药液徐徐推入。隔日1次。10次为一疗程。
皮肤针：叩刺腰骶部及下肢内侧三阴交一带，每次20分钟，以皮肤微现红晕为度，每日或隔日1次。
【按语】
遗精一证有虚实之分。实证多属君火亢盛，相火妄动，或湿热浸淫下焦，动摇精室。虚证多属肾气虚惫，虚火时萌，封藏失职，精关不固。在针灸治疗的同时，应指导患者消除疑虑心理，克服诱发遗精的因素，讲究精神卫生；建立良好的生活习惯，坚持适当的体育锻炼，以利于提高疗效。

【附】　阳痿
【病因病机】
本病多由纵欲过度，久犯手淫，或因思虑过度所致。亦有因湿热下注宗筋弛纵者，但为数较少。
【辨证】
本病以阳事痿弱不举，不能进行正常的性生活为主证。
虚证：阴茎勃起困难，时时滑精，精薄清冷，头晕，耳鸣，心悸短气，面色㿠白，精神不振，腰膝酸软，畏寒肢冷，舌淡白，脉细弱。
实证：阴茎虽能勃起，但时间短暂，每多早泄，阴囊潮湿，臊臭，下肢疼重，小便黄赤，舌苔黄腻，脉象濡数。
【治疗】
本病以温补肾阳为主，兼清湿热为辅。常用穴：肾俞、关元、阴陵泉、足三里、八髎、百会等。每次选2~3穴针之。随证补泻，或针灸并用。

1·32 疝气

疝气,泛指睾丸、阴囊、少腹肿大疼痛而言。本病以腹痛控睾,形寒肢冷,痛甚欲厥为寒疝;睾丸肿大,硬痛积液,阴囊红肿热痛为湿热疝;小肠脱入阴囊为狐疝。

肠套叠、肠嵌顿、精索扭转和丝虫病发作引起的阴囊睾丸红肿热痛,均可参照本节论治。

【病因病机】

寒疝:坐卧湿地,或经受雨淋风冷,寒湿循任脉与足厥阴经,凝滞于少腹、睾丸、阴囊等部,血气痹阻,遂成寒疝。

热疝:寒湿之邪蕴结化热,或肝脾二经湿热下注,以致睾丸肿大积水,阴囊红肿热痛,而成热疝。

狐疝:强力负重,劳累过度,络脉损伤,气虚下陷,以致小肠脱入阴囊,坠痛时作时止,成为狐疝。

【辨证】

寒疝:少腹睾丸牵掣绞痛,甚则上攻胸胁,痛甚欲绝,茎缩囊冷,形寒,手足欠温,面色苍白,苔白舌淡,脉象弦紧或沉伏。

热疝:睾丸胀痛,阴囊红肿灼热,患部拒按,伴有恶寒发热,头痛肢痠,小便短赤,口中粘腻,舌苔腐厚黄腻,脉象濡数,若热退湿留,每因睾丸积液,而形成偏坠。

狐疝:少腹部与阴囊牵连坠胀疼痛,甚则控引睾丸,立则下坠,卧则入腹,重症非以手推托不能使坠物回收入腹。常因反复发作,久延失治,而兼见食少、短气、疲乏等症。

【治疗】

(1) 寒疝

治法:温化寒湿,疏通经脉。取任脉、足厥阴经穴。针用泻法,并灸。

处方:期门　大敦　气海

方义:疝气多属任脉、足厥阴病变。任脉为病,外结七疝。足厥阴经脉过阴器抵小腹,其病则癃疝、少腹肿。本方气海疏通任脉气血,温化寒湿。期门是肝经募穴,大敦是肝经井穴,二穴上下呼应,用来治疗疝气,可收疏肝行气,散结止痛之效。

随证选穴:厥逆加灸神阙、足三里。

(2) 热疝

治法:清热化湿,消肿散结。取足三阴经穴。针用泻法,不灸。

处方:大敦　照海　阴陵泉

方义:大敦是治疗疝气的要穴,配阴陵泉可清泄肝脾二经湿热。疝气与肾经的关系至为密切,所以针泻八脉交会穴照海,可以疏通足少阴经的气血,冀其散结止痛。

随症选穴:少腹痛胀加大巨、关元;恶寒身热加合谷、外关。

(3) 狐疝

治法:补气升陷,止痛。取任脉、足阳明经穴为主。针用补法,并灸。

处方:归来　关元　三角灸

方义:"小肠气痛归来治"。归来之所以能治小肠气痛,是因为它是足阳明经的要穴,阳明多气多血,合于宗筋,配关元能补气升陷止痛。三角灸是治疗疝气的成方,频频灸之,有防止复发的作用。

随证选穴：食少、疲乏加足三里、中脘。
【其他疗法】
耳针　取穴：外生殖器、神门、交感、小肠、肾、肝。刺法，每次取2～3穴，用强刺激，留针10～20分钟。隔日1次。
【按语】
狐疝如小肠坠入阴囊不能回收，甚至发生嵌顿，以及睾丸积水久久不能吸收的病例，应采用手术治疗。
【成方选辑】
寒疝腹痛：取阴市、太溪、肝俞（《神应经》）。
小肠气，一切冷气，连脐腹结痛，小便遗尿，灸大敦三壮（《针灸大成》）。
【验案举例】
张××，男，8岁。患儿襁褓时即患疝气，每遇激烈啼哭时发作，左侧阴囊大。入学后劳累即发，不能远行及参加体育运动。此次发作3天，左侧阴囊肿大如茄，皮色不红，行走不便，时呼疼痛。印象：狐疝。行三角灸各3壮，当时即痛止疝消。嘱其在治疗期间多卧床休息，少作跳跃等激烈运动。原法隔日1次，凡20次而愈。成年亦未复发（江苏省中医院门诊病历）。
【资料摘录】
王叔权曰：舍弟少戏举重，得偏坠之疾，有客人为当关元两旁相去各三寸青脉上，灸七壮即愈。王彦宾患肠气，灸亦愈（《续名医类案》）。

1·33　头痛

头痛是临床上常见的一个症状，发生于多种急慢性疾病，其病因病机极为复杂。本节讨论的内容以病史较长，反复发作的慢性头痛为限。至于急性温热病所引起的头痛，不在此类。
【病因病机】
风湿头痛：感受风寒湿邪，留滞于头部经络，气血痹阻，遂致头痛。若风寒得解，则其痛停止，但因湿邪内伏，每遇阴雨风寒天气则复发，故俗称头风。
肝阳头痛：情志郁怒，气郁化火，肝阳偏亢；或肾阴素亏，水不涵木，肝阳上僭，风阳旋扰而头痛。
痰浊头痛：素来体质肥胖，偏嗜甘肥，湿盛生痰，痰浊阻遏经隧，清阳不展而致头痛。
血虚头痛：久病体虚或失血之后，血虚不能上荣脑髓，络脉空虚而为头痛。
瘀血头痛：头痛日久，久痛入络，络脉瘀滞，或因跌仆损伤，脑髓受损，气血运行不畅，均可形成瘀血头痛。
【辨证】
风湿头痛：头痛遇风寒而诱发，痛多偏于一侧，或左右交替发作，或全头皆痛，呈胀痛、刺痛或搏动性疼痛，痛处头皮偶见肿块，鼻塞流涕，苔白，脉弦紧。重症伴有恶心、呕吐、眩晕、出汗，面色苍白等。
肝阳头痛：头角抽痛，多偏于一侧，眩晕，面部烘热，多烦善怒，目赤口苦，舌质红，脉弦。常因精神紧张而发病。

痰浊头痛：头额昏痛如裹，胸脘痞闷，恶心，呕吐痰涎，便溏，舌苔白腻，脉滑。

血虚头痛：头昏而痛，痛势绵绵，休息痛减，神疲，心悸，面色少华，有久病及失血病史，舌质淡，脉细。

瘀血头痛：头痛如刺，经久不愈，痛处固定不移，视物花黑，记忆减退，舌微紫，脉细或涩。

【治疗】

(1) 风湿头痛

治法：祛风散寒，化湿通络，取手足少阳、阳明经穴为主，针宜泻法。

处方：风池　头维　通天　合谷　三阳络

方义：本方以近部取穴为主，远部取穴为辅。通天疏散太阳，风池和解少阳，头维、合谷清泄阳明，共收疏风散寒化湿之效。本方通调三阳经气，使络脉通畅，血气和顺，则头痛可止。

随证选穴：前头痛加上星、阳白；

　　　　　头顶痛加百会、前顶；

　　　　　后头痛加天柱、后顶；

　　　　　侧头痛加率谷、太阳。

(2) 肝阳头痛

治法：平肝降逆，熄风潜阳。取足少阳、厥阴、少阴经穴。针宜泻法。

处方：悬颅　颔厌　太冲　太溪

方义：肝阳上亢，多夹少阳风热循经上犯，故头痛偏于额角。本方近部取悬颅、颔厌，使针感直达病所，有清热、熄风、镇痛作用；远部取太冲平肝，太溪补肾，是育阴潜阳的治法。

随证选穴：目赤加关冲放血；面觉烘热加内庭。

(3) 痰浊头痛

治法：化痰降浊，通络止痛。取任督、足阳明经穴。针宜泻法。

处方：中脘　丰隆　百会　印堂

方义：中脘配丰隆，功能健运脾胃，降浊化痰以治其本；百会配印堂，善于宣发清阳，通络止痛而治其标。

随证选穴：呕吐加内关；便溏加天枢。

(4) 血虚头痛

治法：益气养血，和络止痛。取督脉、足阳明、太阴经穴。针宜补法。

处方：上星　血海　足三里　三阴交

方义：督脉并于脊里，入脑。本方取上星疏导督脉，和络止痛。足三里、血海补脾健胃，益气养血，使气血充沛，则髓海得以濡养而头痛可蠲。

随证选穴：头痛缓解后，酌灸肝俞、脾俞、肾俞、气海等穴。

(5) 瘀血头痛

治法：活血化瘀，行气定痛。取阿是穴及手阳明、足太阴经穴。补泻兼施。

处方：阿是穴　合谷　三阴交

方义：瘀血头痛多由外伤或久痛络脉蓄血所致，故随痛处进针，出针后不按孔穴，任其流出恶血，即"以痛为俞"、"血实者决之"的意思。同时补合谷以行气，泻三阴交以活血，以希化瘀定痛。

随证选穴:眉棱痛加攒竹;侧头痛加太阳;后头痛加瘈脉;头顶痛加四神聪。

【其他疗法】

耳针 取穴:枕、额、皮质下、神门。刺法:每次取一侧或双侧,强刺激,留针20~30分钟,间隔5分钟捻转1次。或埋针3~7天。顽固性头痛,可取耳背静脉放血。

皮肤针 用皮肤针重叩太阳、印堂及阿是穴,放血。本法适用于风袭经络、肝阳亢逆引起之头痛。

【按语】

针灸治疗头痛有较好的疗效。但应注意与颅脑实质性病变作鉴别,以便及时治疗原发病。

【成方选辑】

头风:上星、前顶、百会、阳谷、合谷、关冲、昆仑、侠溪(《神应经》)。

头风顶痛:百会、后顶、合谷(《针灸大成》)。

偏正头痛:脑空、风池、列缺、太渊、合谷、解溪,上穴均用灸法(《神灸经纶》)。

偏正头痛及两额角痛:后溪、头临泣、丝竹空、太阳、列缺、合谷(《针灸大全》)。

【验案举例】

周××,女,28岁。左侧头痛,已历2年。痛时左目流泪羞明,甚则泛泛欲吐,时发时缓。2个月来,发作频繁,中午及傍晚尤甚。脉来沉细,舌苔薄腻。平素体弱,月经失调,气血已亏,复感风邪,客于少阳之络,经气流行失畅。治拟疏通经脉,祛风宣泄少阳。

处方:太阳$_左$ 风池$_左$ 下关$_左$ 迎香$_左$ 四白$_左$ 头维$_左$ 本神$_左$ 睛明$_左$ 合谷$_2$ 侠溪$_2$ 太溪$_2$,均泻法,头维、本神用迎随补泻法,余穴均用提插补泻法。每天针治1次。

连针7天,左偏头痛,后半已缓,唯左太阳及目眶依然隐痛,迎风则刺痛,夜寐欠安。脉形沉细弦,舌苔薄腻。今外邪渐解,经脉空虚,无御邪之力,当风乃甚。再予前法出入。

处方:阳辅$_2$(龙虎交战法) 太阳$_左$ 风池$_左$ 列缺$_左$ 本神$_左$ 迎香$_左$ 睛明$_左$ 间使$_右$ 侠溪$_右$ 风门$_2$ 太溪$_2$,均用提插泻法。风门针后加拔火罐。

续治7天。上方每天针治1次,2天后,疼痛显著减轻,仍以原法巩固疗效,旋即痊愈出院。经随访未复发(《针灸治验录》)。

【资料摘录】

针刺治疗神经性头痛73例。针刺用近部取穴,结合远部取穴法。经治疗后,痊愈者18例(平均治疗9.3次),显效者28例(平均治疗8.4次),进步者23例(平均治疗7.6次),无效者2例(平均治疗7.5次),不合统计要求者2例。有效率为97.18%,痊愈率为64.8%(《针灸临床经验辑要》)。

1·34 眩晕

眩晕是指病人自觉头昏眼花,视物旋转翻覆,不能坐立,常伴有恶心、呕吐、出汗等症。本证可见于高血压、动脉硬化、内耳性眩晕、贫血、神经衰弱等症。

【病因病机】

虚证:素来体质虚弱,复因思虑过度,心脾两虚,气血生化之源不足,不能上荣头目;或因房室不节,肾阴暗耗,不能生精补益脑髓,髓海空虚,皆可导致眩晕。

实证:多因情志失调,郁怒动肝,肝阳偏亢,风阳内动;或因体质丰腴,嗜食甘肥,湿盛生痰，风阳夹痰浊上扰清空，遂致眩晕。

【辨证】

虚证：头晕目眩，但视物无旋转翻覆之感，劳累易于复发或症状加重，面色少华，神情疲倦，心悸，少寐，腰痠，时有耳鸣，舌质淡，脉细。

实证：眩晕呈阵发性。视物旋转翻覆，头胀痛或昏重如裹，多烦易怒，胸胁胀闷，恶心，呕吐痰涎，不思饮食，舌质偏红，舌苔厚腻或兼浮黄，脉象弦劲或滑数。

【治疗】

(1) 虚证

治法：培补气血。取背俞、督脉及足少阳、阳明经穴。针宜补法，可灸。

处方：百会　风池　膈俞　肾俞　足三里

方义：本方灸百会以升清阳，针风池以熄内风。膈俞、肾俞补血生精，脾俞、足三里补中益气。使元气精血充盛，则髓海得以荣养，而眩晕可平。

随证选穴：心悸加内关；少寐加神门；耳鸣加听宫。

(2) 实证

治法：平肝潜阳，和胃化痰。取任脉、督脉和足三阴经穴。针宜泻法，不灸。

处方：中脘　阴陵泉　行间　水泉　印堂

方义："诸风掉眩，皆属于肝"，故取行间平肝降逆，水泉滋阴潜阳，印堂是经外奇穴，善清头目而止眩晕。又取胃募中脘和中止呕，脾合阴陵泉健脾化湿，使湿除则痰自化，无痰则不作眩。凡肝阳挟痰浊上僭而致眩晕者，本方较为合拍。

随证选穴：胁胀加阳陵泉；头重如裹加头维。

【其他疗法】

耳针　取穴：肾、神门、枕、内耳、皮质下。刺法：中等刺激。每次取 2～3 穴，留针 20～30 分钟，间歇捻针。每天 1 次，5～7 天为一疗程。

头针　取穴：双侧晕听区。刺法：每天 1 次，5～10 次为一疗程。

水针　取穴：合谷、太冲、翳明、内关、风池、四渎。方法：每次选 2～3 穴，每次注射 5% 或 10% 葡萄糖液 3～5 ml，或维生素 B_{12} 注射液 0.5 ml，隔日 1 次，5～7 次为一疗程。

【按语】

内科疾患所引起的眩晕，大多无真正旋转感，有原发疾病的证候可鉴别，如贫血、高血压、神经衰弱等是。

内耳眩晕症，眩晕呈阵发性，有严重的外景旋转或自身摇晃感，不能坐立，体位改变时加重，伴有耳鸣、听力减退，及眼球震颤等。

如有长期使用链霉素、新霉素、卡那霉素等药物史者，多属药物中毒引起的眩晕症，往往以失听耳鸣为主证，若听神经损害严重，则针灸疗效多不理想。

【成方选辑】

旋晕呕吐者，针风府；头眩善呕烦满者取神庭、承光；头旋耳鸣取络却；头晕面赤，不欲言，泻攒竹、三里、合谷、风池（《玉龙经》）。

头眩，挟痰气，虚火动其痰，针上星、风池、天柱（《针灸聚英》）。

痰厥头晕及头目昏沉，外关、大敦、肝俞、百会（《针灸大全》）。

【验案举例】

患者,男性,59岁。患高血压已有3年,主诉头晕,心悸失眠,血压184/122毫米汞柱,诊断为高血压病。针三阴交(补)、悬钟(泻)。治疗3次,头晕心悸好转,4次自觉症状消失,血压降至150/80毫米汞柱。3个月后随访未复发(《针灸学简编》)。

　　陈××,男性,29岁。频发性眩晕、呕吐已3年,伴有耳鸣、耳聋、面色苍白、冷汗等症状。经用电测听器检查和前庭功能试验,诊断为美尼尔氏综合征。取翳风、风池、内关、足三里、太溪等穴进行针刺治疗。第一阶段每隔1～2日针1次,共14次,在此期间患者仅轻度眩晕两次,休息30天。第二阶段,每隔3～5天针1次,共16次,眩晕未发,所有症状消失。1年后随访未再发作(《针灸学简编》)。

【资料摘录】

　　耳针治疗链霉素中毒(眩晕型)550例。症状完全消失者282例,症状大部分消失者237例,有效率为94%。前庭功能完全恢复者94例,部分恢复者124例,有效率为75%(《耳针研究》)。

1·35　中风

　　本病患者多在中年以上。因其发病骤然,变证多端,犹如风之善行而数变,又如石矢之中的,若暴风之急速,故类比而名"中风",又称"卒中"。

　　本病常有头晕、肢麻、疲乏、急躁等先兆症状。发病时以半身不遂,口㖞、舌强,语言蹇涩,甚则突然昏仆,不省人事为主症。

　　脑溢血、脑血栓形成、脑栓塞、脑血管痉挛等病及其后遗症,均可参照本节治疗。

【病因病机】

　　人至中年,由壮渐老。或因房室不节,劳累太过,肾阴不足,肝阳偏亢;或因体质肥胖,恣食甘腻,湿盛生痰,痰郁生热,这是致病的基本因素。更兼忧思、恼怒、嗜酒等诱因,均可导致经络脏腑功能失常,阴阳偏颇,气血逆乱,而发生中风。

　　如属肝风内动,痰浊瘀血阻滞经络,病位较浅,病情较轻,则仅见肢体麻木不遂,口㖞语涩等经络证候,故称"中经络"。

　　如属风阳暴升,与痰火相夹,迫使血气并走于上,阴阳平衡严重失调,痰热蒙蔽心窍,病位较深,病情较重,则呈现肢体瘫痪、神昏、失语等脏腑证候,故称"中脏腑"。

　　中经络者,如反复发作,病情由轻转重,亦可出现中脏腑证候。中脏腑者,救治脱险,病情由重转轻,但多后遗经络证候。

【辨证】

　　(1) 中经络　病情轻缓,证见半身不遂,麻木不仁,口眼歪斜,舌强语涩,神志尚清,多愁善怒,舌苔黄腻,脉象弦劲或缓滑。

　　(2) 中脏腑　病情重急,证见突然昏仆,神志迷糊,半身瘫痪,口㖞流涎,舌强失语。根据病因病机不同,又可分为闭证和脱证。

　　1) 闭证:多因气火冲逆,血菀于上,肝风鸱张,痰浊壅盛。证见神志不清,牙关紧闭,两手握固,面赤,气粗,喉中痰鸣,声如曳锯,二便秘塞,脉象滑数或横弦。

　　2) 脱证:由于真气衰微、元阳暴脱所致。证见昏沉不醒,目合,口张,手撒、遗尿、鼻鼾息微,四肢逆冷,脉细弱或沉伏。如见冷汗如油,面赤如妆,脉微欲绝或浮大无根,是真阳外越之象,最为危候。

【治疗】

(1) 中经络

1) 半身不遂

治法：疏通经络，调和气血。取手足阳明经穴为主，辅以太阳、少阳经穴。初病可单刺患侧，久病则刺灸双侧。初病宜泻，久病宜补。

处方：肩髃　曲池　合谷　外关　环跳　阳陵泉　足三里　解溪　昆仑

方义：阳主动，肢体运动障碍，其病在阳，故本方取手足三阳经的腧穴。阳明为多气多血之经，阳明经气血通畅，正气旺盛，则运动功能易于恢复，故在三阳经中又以阳明为主。半身不遂迁延日久，患肢往往发生广泛性的筋肉萎缩或强直拘挛，故根据上下肢经脉循行路线，分别选用手足三阳经的要穴，目的在于加强疏通经脉、调和气血的作用，促进康复。

随证选穴：上肢还可轮取肩髎、阳池、后溪等穴；下肢轮取风市、阴市、悬钟等穴。病程日久，上肢宜配取大椎、肩外俞；下肢宜配取腰阳关、白环俞。肘部拘挛加曲泽；腕部拘挛加大陵；膝部拘挛加曲泉；踝部拘挛加太溪；手指拘挛加八邪；足趾拘挛加八风；语言謇涩加廉泉、通里；肌肤不仁可用皮肤针轻叩患部。

2) 口眼歪斜

治法：取手足阳明、太阳经穴，初起单取患侧，久病可取双侧，先针后灸。

处方：地仓　颊车　合谷　内庭　承泣　阳白　攒竹　昆仑　养老

方义：口面部是手足阳明经脉的分野，足太阳经筋为目上网，足阳明经筋为目下网。口眼歪斜是经脉瘀滞、筋肉失养所致，故近取地仓、颊车、攒竹、阳白、承泣，直达病所，以舒筋活络；远取合谷、内庭、养老、昆仑，以疏导本经经气，使气血调和，筋肉得以濡养，则病可向愈。

随证选穴：本病尚可轮取迎香、颧髎、瞳子髎、下关等穴。流涎加承浆；善怒加太冲；多愁加内关。

(2) 中脏腑

1) 闭证

治法：启闭开窍。取督脉、十二井穴为主，辅以手足厥阴、足阳明经穴。用毫针泻法及三棱针点刺井穴出血。

处方：人中　十二井　太冲　丰隆　劳宫

方义：本方功能平肝熄风，降火豁痰，启闭开窍。闭证的病机，乃肝阳化风，心火暴盛，血随气升，上犯脑髓，痰浊瘀血，壅闭经隧，蒙蔽神明。速取十二井穴放血，以决壅开闭，接通三阴三阳经气，协调阴阳使之平衡，此即《内经》所谓"血实者决之"的意思。督脉连贯脑髓，人中是督脉的要穴，泻之能改善督脉气血的运行，可收启闭开窍之效。肝脉上达巅顶，泻肝经的原穴太冲，以镇肝降逆，潜阳熄风。"荥主身热"，泻手厥阴的荥穴劳宫，降心火而安神。痰浊内生，咎在中焦运化输布失职，故取足阳明经的络穴丰隆，振奋脾胃气机，蠲浊化痰。

随证选穴：如神志渐醒，则减十二井、人中，以免损伤气血，酌加百会、印堂、风市、三阴交等穴，相机图治。牙关紧闭加地仓、颊车；失语加通里、哑门；吞咽困难加照海、天突。

2) 脱证

治法：回阳固脱。取任脉经穴。用大艾炷灸之，壮数宜多。

处方：关元　神阙(隔盐灸)

方义:任脉为阴脉之海。根据阴阳互根的原理,如元阳外脱,必从阴以救阳。关元为任脉与足三阴的会穴,为三焦元气所出,联系命门真阳,是阴中有阳的穴位。脐为生命之根蒂,神阙位于脐中,为真气所系,故用大艾炷同时重灸二穴,以挽回将绝之阳气,而救虚脱。

随证选穴:虚汗不尽,加阴郄;鼾睡不醒,加申脉;小便不禁加水道、三阴交、足三里;虚阳浮越,可重灸命门、气海俞、肾俞、涌泉等穴,补益肾阴,摄纳浮阳。

【其他疗法】

耳针 取穴:肾上腺、神门、肾、脾、心、肝、眼、胆、脑点、耳尖、瘫痪相应部位、降压沟。刺法:每次取3~5穴,双侧,用毫针中等刺激,闭证可耳尖放血。后遗症隔日1次,10次为一疗程,休息5天,再做第二个疗程。疗程多少,视病情而定。

头针 取运动区、足运感区、语言区。刺法:沿皮下刺入0.5~1寸,频频捻针,同时鼓励病人做患肢运动,有时奏效较快。适用于中风后遗半身不遂的患者。

【按语】

中风初起,病情危重者,应尽量在原地抢救,避免搬动颠簸,以防引起恶化。

中风重症,常常遗留半身不遂、言语不利、口眼歪斜等症,可参考中经络的证候诊治,并应指导病员及时进行肢体功能锻炼和语言练习。

凡老年形盛气虚,或肝阳亢逆,自觉头晕指麻,偶有语涩者,可能是中风的预兆。宜保持情志平静,饮食清淡,起居有常,并针灸风市、足三里等穴可预防中风。

【成方选辑】

凡初中风跌倒,卒暴昏沉,痰涎壅滞,不省人事,牙关紧闭,刺少商、商阳、中冲、关冲、少冲、少泽。中风筋急不能行,内踝筋急,灸内踝上四十壮;外踝筋急,灸外踝上三十壮。步行无力疼痛,针灸昆仑(《针灸大成》)。

卒中暴脱,若口开手撒,遗尿者,虚极而阳暴脱也。脐下大艾灸之(《证治准绳》)。

非风卒厥危急等证,用盐炒干,纳于脐中令满,上加厚姜一片盖定,灸百壮至五百壮,愈多愈妙(《景岳全书》)。

中风痰涌,六脉沉伏,昏不知人,声如牵锯,宜于关元、丹田多灸之(《济生方》)。

中风口噤,牙关不开,刺水沟、颊车(《针灸摘英集》)。

中风瘖哑:灸天突、灵道、阴谷、复溜、丰隆、然谷(《类经图翼》)。

中风半身不遂,先于无病手足针,宜补不宜泻,次针其有病手足,宜泻不宜补。合谷、手三里、曲池、肩井、环跳、血海、阴陵泉、阳陵泉、足三里、绝骨、昆仑(《玉龙经》)。

偏风手臂不仁,拘挛难伸,灸手三里,亦灸腕骨(《灸法秘传》)。

中风手足瘙痒,不能握物,取申脉、臑会、腕骨、合谷、行间、风市、阳陵泉(《针灸大全》)。

【验案举例】

陈××,男,34岁。患者有高血压病,在一月前即感左半身麻木无力,手不能握物,近来突然左半身瘫痪,口眼㖞斜,右脉弦硬有力,左脉沉细无力,舌苔白厚微燥,证属风中经络,取疏经活络法,选颊车、曲池、合谷、环跳、阳陵泉、绝骨等穴,进行针刺治疗。第二天即能扶杖行动,第七天便能行走二三里路。手亦能自动取物,但力量尚差(《针灸学简编》)。

【资料摘录】

用针灸治疗中风105例。基本治愈者34例,占32.39%;显效者34例,占32.39%;进步者 25 例,占 23.8%;无效者 12 例,占 11.42%。基中中经络者,比中脏腑者疗效为高。病程在 30 天以内者收效迅速。对肢体瘫痪的恢复,一般以下肢较快,上肢恢复较慢(《针灸临床经验辑要》)。

1·36 面痛

面痛指面颊抽掣疼痛而言。本病多发于一侧,亦有少数两侧俱痛者。发病年龄以 40~60 岁为多。初起每次疼痛时间较短,发作间隔时间较长,久则发作次数越来越频,疼痛程度越来越重,病情顽固,自愈者极少。

三叉神经痛可参照本节施治。

【病因病机】

风寒之邪袭于阳明筋脉,寒性收引,凝滞筋脉,血气痹阻,遂致面痛。或因风热病毒,浸淫面部,影响筋脉气血运行而致面痛。《张氏医通》说:"面痛……不能开口言语,手触之即痛,此是阳明经络受风毒,传入经络,血凝滞而不行。"对本病的病因病机及其症状做了扼要的说明。

【辨证】

疼痛突然发作,呈阵发性放射性电击样剧痛,如撕裂、针刺、火灼一般,患者极难忍受,常用手紧按或搓揉患部来减轻疼痛。每次疼痛时间很短,数秒钟至数分钟后自行缓解,但连续在数小时或数天内反复发作。不痛时间短可几日,长可数年,周期不定。

疼痛部位以面颊上、下颌部为多,额部较为少见。疼痛常有一起点,可因吹风、洗脸、说话、吃饭等刺激此点而发作。

风寒证多有面部受寒因素,痛处遇寒则甚,得热则轻,鼻流清涕,苔白脉浮。

风热证多在感冒发热之后,痛处有灼热感,流涎,目赤,流泪,苔腻浮黄,脉数。

【治疗】

治法:疏通阳明、太阳、少阳筋脉。针用泻法,寒证加灸。

处方:额部痛:攒竹　阳白　头维　率谷　后溪

　　　上颌痛:四白　颧髎　上关　迎香　合谷

　　　下颌痛:承浆　颊车　下关　翳风　内庭

方义:本方以近部取穴为主,远部取穴为辅,旨在疏通面部筋脉,祛寒清热,使气血调和,通则不痛。三组处方,可单独使用,亦可综合选择使用。

随证选穴:阿是穴,或在头面部点按若干穴位,当按至某穴患者感觉痛减时,即在该穴针灸。

【其他疗法】

耳针　取穴:面颊、上颌、下颌、额、神门。刺法:强刺激。每次取 2~3 穴,留 20~30 分钟,约隔 5 分钟捻转 1 次。或用埋针法。

水针　用维生素 B_{12} 或 B_1 注射液,或 1% 普鲁卡因注射液,注射压痛点,每次取 1~2 点,每点注入 0.5 ml。每隔 2~3 天注射 1 次。

【按语】

少数面痛患者,因病程较久,遭受长期的剧烈疼痛折磨,饮食睡眠减少,精神紧张,而呈现消瘦、多汗、短气等虚弱证候。此时针刺应采用"静以久留"的补法,以希扶正祛邪。

亦有因炎症浸润或肿瘤压迫而致面痛者,应重视原发病的诊治。

【成方选辑】

颅痛:刺手阳明与颅之盛脉出血(《灵枢·杂病》)。

颞颔痛:取中渚。眉间痛,眼昏:攒竹、头维(《针灸易学》)。

两眉角痛不已:后溪、攒竹、阳白、印堂、合谷、头维(《针灸大全》)。

【验案举例】

季××,女,58岁。患左侧面痛已3个多月,经神经科诊断为三叉神经痛,选用封闭疗法及服中药未效。刻诊患者左侧面颊疼痛阵发,3～5分钟发作1次,其痛如刺如灼,饮食、睡眠均受影响,面容憔悴。时值隆冬,患处恶冷。取患侧颧髎、下关、颊车、巨髎,针后加灸3壮,合谷、内庭留针30分钟。计针灸6次而痛止(江苏省中医院门诊病历)。

【资料摘录】

针刺治疗三叉神经痛104例。本组病例,病程在1年以内者42例,2～10年者有62例。疼痛部位发生于右侧者,有63例;发生于左侧者有39例;发生于双侧者,有2例。

取穴:主穴取下关,无论哪一支痛,均以此穴为主。另外,第一支痛者,加阳白、头维、本神、印堂、攒竹、丝竹空;第二支痛者,加迎香、四白、瞳子髎、禾髎、角孙;第三支痛者,加听会、颊车、大迎、翳风、天容等;疼痛涉及到发际部者,可酌加该部适宜的穴位。辅穴多采用对侧曲池、手三里、合谷、足三里、行间、中渚、液门、昆仑等,痛甚者可取双穴。每针3～4次后,可只针1次健侧穴位,疗效更佳。操作:用平补平泻法,找到针感后留针15～30分钟,疼痛较重者可酌予延长留针时间,必要时可留针1小时以上。10次为一疗程,若症状尚未完全消失,可停止1周后,再针第二个疗程。若针3个疗程仍不能治愈时,可考虑改用其他疗法。

疗效:痊愈者有25例,显著进步者有26例,进步者有24例,无效者12例,不明者17例。除不明者外,有效率为86.23%。痊愈例中,有12例复发,其中2个月复发者1例,3～5个月复发者5例,6～9个月复发者4例,10～12个月复发者2例,复发率为48%(《针灸临床经验辑要》)。

1·37 面瘫

面瘫,俗称口眼歪斜。任何年龄均可发病,但以青壮年为多见。本病发病急速,为单纯性的一侧面颊筋肉弛缓,无半身不遂、神志不清等症状。

周围性面神经麻痹和周围性面神经炎,均可从本节施治。

【病因病机】

本病多由络脉空虚,风寒风热之邪,乘虚侵袭面部筋脉,以致气血阻滞,肌肉纵缓不收而成面瘫。

《内经》说:"足阳明之筋……其病……卒口僻,急者目不合,热则筋纵,目不开。颊筋有寒,则急引颊移口;有热则筋弛纵缓,不胜收故僻。"对本病的病因病机作出了比较翔实的记述。同时还提出了外敷、牵引、膏熨、食疗、燔针等综合治疗方法。

【辨证】

面瘫起病突然,每在睡眠醒来时,发现一侧面部板滞、麻木、瘫痪,不能作蹙额、皱眉、露齿、鼓颊等动作,口角向健侧歪斜,漱口漏水,进餐时食物常常停滞于病侧齿颊之间,病侧额纹、鼻唇沟消失,眼睑闭合不全,迎风流泪。少数病人初起有耳后、耳下及面部疼痛。严重时还可出现患侧舌前 2/3 味觉减退或消失,听觉过敏等症。

风寒证多有面部受凉因素,如迎风睡眠,电风扇对着一侧面部吹风过久等。一般无外感表证。

风热证往往继发于感冒发热、中耳炎、牙龈肿痛之后,伴有耳内、乳突轻微作痛。

【治疗】

治法:取手足阳明经穴为主,足太阳经穴为辅。面部诸穴酌予斜刺或透穴。初期用泻法,后期用补法,加灸。

处方:地仓　颊车　合谷　阳白　四白

方义:本方重点在麻痹部位取穴,配合远部取穴,目的在于疏通阳明、太阳经脉,祛风散寒清热,调和气血,使筋肉得濡润温煦,则面瘫自可痊愈。

随证选穴:不能抬眉加攒竹;鼻唇沟平坦加迎香;乳突痛加翳风;人中歪斜加水沟;颏唇沟歪斜加承浆;舌麻、味觉消失加廉泉。

【其他疗法】

皮肤针　用皮肤针叩刺阳白、太阳、四白、地仓、颊车、合谷等穴,以局部微红为度。每日或隔日1次,10次为一疗程。此法宜用于恢复期及其后遗症。

电针　选取地仓、颊车、阳白、合谷等穴,通电5~10分钟,通电量以患者感到舒适、面部肌肉微见跳动为宜。如见牙齿咬嚼者,为针刺过深,刺中咬肌所致,应将针退出重刺。

【按语】

本病在针灸治疗期间,可配合湿热敷,每次10分钟,每日2次。局部避免受寒吹风,必要时可戴口罩眼罩防护。因眼睑闭合不全,灰尘容易侵入,每天点眼药水2~3次,以防感染。

【成方选辑】

口眼㖞斜:凡㖞向右者,为左边脉中风而缓也,宜灸左陷中二七壮;凡㖞向左者,为右边脉中风而缓也,宜灸右陷中二七壮,艾炷大如麦粒,频频灸之,以取尽风气、口眼正为度(《卫生宝鉴》)。

口眼㖞斜:颊车、水沟、列缺、太渊、合谷、二间、地仓、丝竹空(《神应经》)。

口㖞:温溜、偏历、二间、内庭(《普济方》)。

【验案举例】

潘××,女,50岁,干部。患右侧面瘫1月余,经电针、理疗、服药、按摩等多种方法治疗未效。就诊时面瘫极为严重,眼睑完全不能闭拢,额纹及鼻唇沟消失,不能鼓嘴吹口哨,刷牙漏水,饮食滞留口内,咀嚼不便。病延多日,经气疲惫,治宜舍泻从补。取阳白、攒竹、四白、迎香、地仓、颊车、合谷,均灸患侧,每穴隔姜灸3壮,使局部微红,不发泡。每日1次,计20次,症状逐渐改善而获痊愈(江苏省中医院门诊病历)。

【资料摘录】

针刺治疗周围性面神经麻痹的肌电变化观察。治疗前肌电图提示,大部分患侧面肌失神经支配或部分失神经支配及兴奋降低。经针刺治疗后复查,其中多数得到改善,使原来失神经支配的肌纤维重新得到神经支配,使受障碍的神经功能恢复常态。对部分患者观察针刺前后肌电的即时变化,结果发现多数在耳针时表现为随意收缩的电位频率比耳针前显著增加,峰值电压也有增高。此结果说明了针刺有即时的良性调整作用,可以提高神经的兴奋性,改善局部营养代谢,加速恢复面部的肌肉、神经功能(《全国针灸针麻学术讨论会论文摘要〈一〉》)。

1·38 痹证

痹,有闭阻不通的意义。凡外邪侵入肢体的经络、肌肉、关节,气血运行不畅,引起疼痛、肿大、重胀或麻木等证,甚至影响肢体运动功能者,总称痹证。

本证可包括风湿热、风湿性关节炎、肌纤维组织炎以及坐骨神经痛等。

【病因病机】

痹证的成因,多由卫气不固,腠理空疏,或劳累之后,汗出当风,涉水冒寒,久卧湿地等,以致风寒湿邪乘虚侵入,经络痹阻,发为风寒湿痹。《素问·痹论》说:"风寒湿三气杂至,合而为痹也。"

由于感受风寒湿三气各有偏胜,故以风气胜者为行痹,寒气胜者为痛痹,湿气胜者为着痹。如素有蓄热,复感风寒湿邪,寒从热化,则为风湿热痹。

痹证受病有浅深轻重的不同,大抵皮肤、肌肉受病者,其病浅而轻,筋脉、骨节受病者,其病深而重。

痹证迁延日久,正气虚惫,风寒湿热之邪,亦可内传于脏腑。《素问·痹论》说:"心痹者,脉不通,烦则心下鼓,暴上气而喘,嗌干,善噫,厥气上则恐。"这是类似风湿性心脏病的记载。

【辨证】

行痹:风邪偏胜。证见肢体关节走窜疼痛,痛无定处。或在一处作痛,向远处放射,牵掣麻木,如风行之速,以致患肢屈不敢伸,伸则痛麻难忍。有时兼有寒热,舌苔薄白或淡黄,脉象浮弦。

痛痹:寒邪偏胜。证见肌肉关节疼痛,痛势较剧,痛处有冷感,得热痛减,遇寒则甚,常喜按揉击拍以求缓解,舌苔薄白,脉象浮紧。

着痹:湿邪偏胜。证见肢体关节痠痛沉重,肌肤微肿,不红,痛有定处,阴雨风冷天气每易发作,舌苔白腻,脉濡。

热痹:风湿化热,证见四肢关节痠痛,肿大,痛不可近,活动受限,伴有咽痛,发热,多汗而热不退,小便短赤,舌苔厚腻而黄,脉象濡数。

【治疗】

治法:以近部与循经取穴为主,辅以阿是穴。病在皮肤、肌肉宜浅刺,或用皮肤针叩击。病在筋骨宜深刺留针,病在血脉可放血。

处方:肩部:肩髎　肩髃　臑俞
　　　肘臂:曲池　合谷　天井　外关　尺泽
　　　腕部:阳池　外关　阳溪　腕骨
　　　背脊:水沟　身柱　腰阳关
　　　髀部:环跳　居髎　悬钟
　　　股部:秩边　承扶　阴陵泉
　　　膝部:犊鼻　梁丘　阳陵泉　膝阳关
　　　踝部:申脉　照海　昆仑　丘墟

方义：以上各部处方，可针对具体病情灵活运用。大抵风寒湿痹宜针灸并用，热痹单针不灸，并可放血。总以疏风散寒化湿清热为目的，使筋脉通畅，气血调和，则痹痛可蠲。

随证选穴：行痹：风门、膈俞、肝俞；

痛痹：肾俞、关元；

着痹：脾俞、足三里、阴陵泉；

热痹：大椎、曲池。

【其他疗法】

水针 采用当归、防风、威灵仙等注射液，注射于肩、肘、髋、膝部穴位，每穴 0.5～1 ml，注意勿注入关节腔。每隔 1～3 日注射 1 次，10 次为一疗程。每次取穴不宜过多，如为多发性关节病变，可选取重点部位注射，以后轮换进行。

耳针 取穴：相应区压痛点、交感、神门。刺法：用强刺激，留针 10～20 分钟，一般应用于以疼痛为主的关节炎。视病情轻重可每天或隔天针刺 1 次，10 次为一疗程。

皮肤针 常用于以肿胀为主的关节炎。叩刺局部肿胀处，或在患病关节周围叩刺。另在脊椎两侧相应的节段部位，每隔 3 天叩刺 1 次，5 次为一疗程。

【按语】

有关痹证的病因病机和辨证治疗，在《内经》中有系统的详细的论述。尤其在刺法方面内容丰富多彩，形式多种多样。例如，用"半刺"治皮痹，"豹文刺"治脉痹，"关刺"治筋痹，"合谷刺"治肌痹，"输刺"治骨痹等等，颇有实用意义。

【成方选辑】

风痹：取阳辅、阳关、委中、天井、尺泽、少海（《神应经》）。

四肢痛风：取公孙、曲池、风市、外关、阳陵泉、三阴交、手三里（《针灸大成》）。

冷风湿痹：取环跳、阳陵、三里，其痹不知痛痒者，烧针尾三五壮即知（《医学入门》）。

【验案举例】

姚××，男，39 岁。患者自述两膝关节疼痛肿胀，不断加重已近月余，坐卧均痛，屈伸不利，步履艰难，夜不能寐，甚则不敢站立。近一二日来，两手腕关节及腰部均有痛感。诊断为痛痹。取梁丘、膝眼、阳陵泉、足三里、阳池、合谷、肾俞、气海俞等穴，针后施灸，用平补平泻法。针灸第一次后膝肿减轻，第二、三次后，疼痛显著减轻，行动自如。共针二十余次，一切症状消失（《针灸学简编》）。

【资料摘录】

针灸治疗痹证 1 168 例。据统计，痊愈 600 例，占 52.3%；显效 338 例，占 28.1%，有效 185 例，占 15.8%；无效 45 例，占 3.9%。总有效率达 96.1%（《全国针灸针麻学术讨论会论文摘要〈一〉》）。

【附】 坐骨神经痛

坐骨神经痛属于"痹证"范围。本病以坐骨神经通路的一段或全长的放射性疼痛为主症。

【病因病机】

本病的病因病机，总因感受风寒湿热之邪，或跌仆闪挫，以致经络受损，气血阻滞，不通则痛。病久则筋肉失养，可出现相应的臀肌、大腿肌、小腿肌轻度萎缩，麻木，冷痛或灼热等感觉。

【辨证】

本病多为一侧腰腿部阵发性或持续性疼痛。其主要症状是臀部、大腿后侧、小腿后外侧及足部发生烧灼样或针刺样疼痛,行动时加重。在大肠俞、关元俞、居髎、环跳、合阳、承山、昆仑、涌泉等穴附近,有明显压痛点,抬腿受限。

风热证患肢灼热,遇热则甚;风寒证患肢冷痛,得热则舒;夹湿证患肢重着,阴雨天气疼痛增剧。

【治疗】

取足太阳、少阳经穴为主,肌肉萎缩者,亦可辅以足阳明、太阴经穴。一般均用泻法,亦可配合灸法或拔火罐。常用穴位如大肠俞、关元俞、秩边、环跳、殷门、委中、承山、阳陵泉、悬钟、昆仑、足三里、三阴交、阿是穴等。以上各穴,有舒筋、活血、镇痛之效。每次按痛处选5～7穴,均取患侧。

1·39 痿证

痿证,是指肢体萎弱无力,肌肉萎缩,甚至运动功能丧失而成瘫痪之类的病症。因其多见于下肢,故又称"痿躄"。

本证常见于多发性神经炎、小儿麻痹后遗症、急性脊髓炎、重症肌无力、癔病性瘫痪以及周期性瘫痪等。

【病因病机】

肺胃热盛:感受温邪热毒,肺受热灼,津液耗伤,不能输精于皮毛,筋肉失于濡润;或因嗜食辛辣甘肥,脾胃积热,津液亏耗,筋肉失却滋养,遂成痿证。

湿热浸淫:久卧湿地,涉水淋雨,感受湿邪,湿留不去,郁而化热,蕴蒸阳明,以致宗筋弛缓而成痿证。

肝肾阴虚:老年肝肾不足,或因久病阴虚不复,或房劳伤肾,阴精虚乏,筋脉失其营养,亦可渐成痿证。

【辨证】

痿证以患肢筋肉弛缓、萎缩、运动无力甚至瘫痪为主证。四肢均可罹患,但以下肢为多见,一侧或两侧同病。轻证运动功能减弱,重证完全不能动弹,渐至肌肉萎缩软瘫。

痿证初期,属于肺胃热盛者,兼有发热、咳嗽、烦心、口渴、小便短赤、大便泄泻、舌红苔黄,脉象洪数。属于湿热浸淫者,兼见肢体痠重,发热多汗,胸闷,患肢恶热,得冷则舒,小便混浊,舌苔黄腻,脉濡数。属于肝肾亏者,发病缓慢,痿势逐渐加重,无发热等表证。

痿证后期,若迟迟不能康复,则成痼疾。肝肾不足则面色少华,腰脊痠软,头晕目眩,心悸,自汗,舌红少苔,脉象细弱。如脾胃虚弱,则面色萎黄,短气,自汗,食少,便溏,患肢萎细而浮肿,舌淡苔白,脉象濡缓。

【治疗】

治法:取手足阳明、太阴经穴,兼取足少阴、厥阴经穴。针用泻法。

处方:肩髃　曲池　合谷　阳溪　髀关　梁丘　足三里　解溪

　　　肺热配尺泽、肺俞;

　　　胃热配内庭、中脘;

　　　湿热配阴陵泉、脾俞;

　　　肝肾阴虚配肝俞、肾俞、悬钟、阳陵泉。

方义:本方根据《内经》"治痿独取阳明"的治疗原则,取手足阳明经穴轮换使用,以清其热。阳明与太阴为表里,肺主治节,脾主运化,故取肺俞、尺泽清肺热以生津液,脾俞、阴陵泉化湿热以健中州。肝肾两虚,当取肝俞、肾俞,调补二脏精气;肝主筋,故取筋会阳陵泉;肾主骨髓,故取髓会悬钟,四穴相配,有坚强筋骨的功效。胃热盛者,泻中脘、内庭。

随证选穴:发热加大椎;多汗加太溪、阴郄。

【其他疗法】

皮肤针　用皮肤针轻叩背部肺、胃、肝、脾等俞穴和手足阳明经线,隔日1次,10次为一疗程。

耳针　取穴:肺、胃、大肠、肝、肾、脾、神门、相应部位。刺法:强刺激。每次选3～5穴,留针10分钟,隔日1次,10次为一疗程。

【按语】

针灸治疗多种原因引起的痿证,具有一定的疗效。其中对小儿麻痹后遗症,如能早期治疗,并结合功能锻炼,则效果更佳。

【成方选辑】

手足麻痹,取足临泣、太冲、曲池、大陵、合谷、三里、中渚(《针灸大全》)。

足麻痹:取环跳、阴陵、阳陵、阳辅、太溪、至阴(《神应经》)。

【验案举例】

李××,女,7岁。半年前发高热后,右侧下肢麻痹,不能行走,肌肉弛缓萎缩,腱反射完全消失。诊断为小儿麻痹后遗症。采用针灸治疗。取穴:环跳、风市、阳陵泉、绝骨、丘墟。第一次针健侧,留针10～15分钟。其后针患侧,每日1次。经5次治疗后,能开始运动,共计22次而愈(《针灸学简编》)。

【资料摘录】

针灸治疗小儿麻痹症在1年以内的252例中,针灸后痊愈者有83例,占35.3％;近愈者有33例,占14％;进步者有53例,占24.7％;好转者有46例,占19.6％;无效者有32例(有17例仅针1～2次,故无效者以15例统计),占6.4％(《针灸临床经验辑要》)。

【附】　多发性神经炎

多发性神经炎又名周围性神经炎,是一种具有对称性的四肢远端感觉障碍,伴弛缓性瘫痪及营养功能障碍等症状的疾患。早期近似"着痹",晚期近似"痿证"。

【病因病机】

本病的成因,多由感受湿热病毒之邪,浸淫于四肢,气血痹阻;或由嗜食酒酪辛热之品,消烁精血,不能荣养四肢筋脉,以致肢体疼痛麻木,甚至肌肉萎缩,运动功能障碍。劳累、涉水、受寒常为本病诱因。

【辨证】

本病初起即表现肢体运动无力,每于数天内达到最高峰,同时出现较明显的肌肉萎缩,可伴有发热、头痛及颈部强硬感,瘫痪可同时影响四肢,亦可以从下肢或上肢开始,呈对称性的肌力减退乃至全瘫;一般以肢体远端为重,但亦有近端比远端更重者。瘫痪前多有手足麻木疼痛及蚁行感,自觉如着手套和袜子样,并常与后遗肢体力弱持久存在。病情一般2～3周后即趋稳定,1～2个月后渐渐恢复。部分病人留有不同程度的后遗症,肌肉萎弱,麻木乏力,舌淡苔少,脉象细弱等症。

【治疗】

清化湿热,疏通经络,调和气血。取肩髃、曲池、外关、合谷、八邪、阳池、养老、后溪、少海、环跳、阳陵泉、悬钟、三阴交、太白、漏谷、足三里、解溪、八风等穴。

以上各穴,可轮流选用3～5穴。初期针宜泻法,清泄湿热,疏导气血;后期宜针灸并用,补气和血,舒筋活络。

1·40 腰痛

腰痛又称"腰脊痛",疼痛的部位或在脊中,或在一侧,或两侧俱痛,是临床上常见的证候之一。

本证多见于腰部软组织损伤,肌肉风湿,以及脊柱病变等。本节重点叙述寒湿腰痛、劳损腰痛和肾虚腰痛。其他原因引起的腰痛,可参考有关章节论治。

【病因病机】

寒湿腰痛:多因劳力汗出之后,衣着湿冷,当风受寒,或久卧湿地,遭雨涉水,寒湿之邪客于经络,气血阻滞而成腰痛。

劳损腰痛:每因负重闪挫,跌仆撞击,经络受损,气滞血瘀;或弯腰劳作过累,气血运行不利,遂致腰痛。

肾虚腰痛:老年肾气虚惫,或久病肾亏,或劳欲过度,精血不足,筋骨缺乏充分的濡养,以致筋骨衰颓而作痛。

腰为肾之府,督脉并于脊里,肾附其两旁,膀胱经挟脊络肾,故腰痛与肾和膀胱经的关系最为密切。

【辨证】

寒湿腰痛:腰部重痛、痠麻,或拘急强直不可俯仰,或痛连骶、臀、股、腘。疼痛时轻时重,患部恶冷,天气寒冷阴雨则发作,舌苔白腻,脉沉。

劳损腰痛:多有陈伤宿疾,劳累时加剧,腰部强直痠痛,其痛固定不移,转侧俯仰不利,腘中常有络脉瘀血,苔脉多无变化。

肾虚腰痛:起病缓慢,隐隐作痛,绵绵不已。如神倦、肢冷、滑精、舌淡、脉细者为肾阳虚;伴有虚烦、溲黄、舌红、脉数者属肾阴虚。

【治疗】

治法:取足太阳、少阳、少阴、督脉经穴为主。针灸并用,或加拔火罐。

处方:肾俞 委中 阳陵泉 阿是穴 腰阳关 志室 三阴交 太溪 命门

方义:每次取3~5穴针灸之。委中疏通足太阳经气,为治腰背疼痛的要穴;腰阳关助阳散寒化湿;阳陵泉舒筋;三阴交活血;志室、太溪补肾;命门、肾俞治腰肌强直。

随证选穴:急性腰扭伤疼痛剧烈,可针人中,用泻法。腘中络脉瘀胀者,可用三棱针点刺放血。

【其他疗法】

耳针 取穴:腰椎、骶椎、肾、神门。刺法:强刺激。取患侧,进针后频频捻针,并嘱患者活动肢体,做举手、弯腰、转侧等动作。

【按语】

腰痛一证,在《内经》中有专篇论述,分经论治,可供临床参考。

【成方选辑】

寒湿腰痛:灸腰俞;闪着腰痛及本脏气虚,针气海(《针灸摘英集》)。

挫闪腰胁痛:取尺泽、曲池、合谷、手三里、阴陵、阴交、行间、足三里(《神应经》)。

久虚腰痛,重不能举,刺而复发者,刺委中(《针灸摘英集》)。

肾虚腰痛,举动艰难,取足临泣、肾俞、脊中、委中(《针灸大全》)。

腰痛,血滞于下,委中刺出血,仍灸肾俞、昆仑(《丹溪心法》)。

【验案举例】

王××,男,45岁。两年前因劳累引起右腰腿部疼痛,每遇冬季或天阴较重。检查:除腰部前屈不能超出20°外,别无其他明显所见。治疗:肾俞拔罐,针右侧阳陵泉、昆仑、委中,右侧环跳针后加灸,有时腰部阿是穴针后加灸。共治半个月,腰腿运动自如,疼痛消失(江苏省中医院门诊病历)。

【资料摘录】

穴位注射疗法治疗腰腿痛91例。用25%葡萄糖溶液为主药,对精神紧张的患者可加入1%普鲁卡因,注射于腰部、腰骶部及骶髂关节部压痛点。在随访的73例中,显效35例,占47.9%,有效33例,占45.2%,有效率为93.1%(《针灸临床经验辑要》)。

1·41 落枕

落枕是指急性单纯性颈项强痛,活动受限的一种病证,又称颈部伤筋。

本病多见于成年人,儿童罹患极少,在老年则往往是颈椎病变的反映,并有反复发作的特点。

颈肌劳损、颈项纤维织炎、颈肌风湿、枕后神经痛、颈椎肥大等引起的斜颈,均可参考本节施治。

【病因病机】

本病多由睡眠姿势不当,枕头高低不适,使颈部骨节筋肉遭受长时间的过分牵拉而发生的痉挛所致。亦有因颈部扭伤,或感受风寒,以致局部经脉气血阻滞而成颈项强痛者。

【辨证】

一般在早晨起床后,突感一侧颈项强直,不能俯仰转侧,患部酸楚疼痛,并可向同侧肩背及上臂扩散,或兼有头痛怕冷等症状。局部肌肉痉挛,压痛明显,但无红肿发热,喜得热敷。

【治疗】

治法:以近部取穴为主,手足太阳、少阳经穴为辅。针用泻法,并可加灸。

处方:落枕穴　压痛点　后溪　悬钟

方义:本方均刺患侧,先刺落枕穴或悬钟,轻轻捻转,嘱患者摇动颈项,强痛每可显著缓解。次针近部诸穴,在肩背部用温针灸或拔火罐,可收调气活血、舒筋散寒之效。

随证选穴:恶寒头痛加合谷、外关;肩痛加曲垣、肩髃;背痛加大杼、肩外俞。

【其他疗法】

皮肤针　先用皮肤针叩刺颈项强痛部位,使局部皮肤微红,然后叩刺肩背压痛点。

耳针　取穴:颈、颈椎、压痛点。刺法:强刺激,捻针时嘱患者徐徐转动颈项,为2~3分钟,留针60分钟,每天1次,痛解后仍须针1~2次。

【按语】

颈项强痛由颈椎肥大或感受风寒而引起者,可用艾炷隔姜灸大椎、风门3~5壮,然后再灸颈椎压痛点及肌肉痉挛部位3~5壮。每灸1壮,患者呼灼痛时,即将姜片在穴位上旋转移动,待艾炷燃尽为止,再易艾炷灸之。不需发泡。

【成方选辑】

颈项强不可俯仰,刺足太阳京骨、大杼;挫枕项强,不能回顾,取少商、承浆、后溪、委中(《玉龙经》)。

颈项拘急引肩背痛,取后溪、承浆、百会、肩井、中渚(《针灸大全》)。

天柱治颈项筋急不得顾;天井疗颈项及肩背痛(《针灸资生经》)。

【验案举例】

陈××,男,8岁。早晨起床后觉颈后部疼痛,不能向左歪头和转动。经外科门诊检查,发现颈后右侧肌肉痉挛强直。诊为落枕性颈痛。乃在两耳之颈区找到敏感点,针后留针20分钟,痛已完全消失,颈部转动自如。第二天复诊:颈部运动良好已无疼痛,仅感右颈肌肉略紧,再予耳针一次,痊愈而归(《耳针研究》)。

【资料摘录】

在耳朵肩、颈区找敏感点针治,留针15分钟,5分钟捻针1次,留针期间多运动颈部,共治疗包括落枕和枕后神经痛在内的斜颈33例,其中31例均1次显效,3次内痊愈(《耳针研究》)。

1·42 漏肩风

漏肩风又称"肩凝症"。患者年龄多在50岁左右,故又有"五十肩"之称。

本病以单侧或双侧肩关节酸重疼痛,运动受限为主症,近代称为肩关节周围炎。

【病因病机】

本病多因营卫虚弱,筋骨衰颓,复因局部感受风寒,或劳累闪挫,或习惯偏侧而卧,筋脉受到长期压迫,遂致气血阻滞而成肩痛。

肩痛日久,由于局部气血运行不畅,蕴郁而生湿热,以致患处发生轻度肿胀,甚则关节僵直,肘臂不能举动。

【辨证】

初病时单侧或双侧肩部酸痛,并可向颈部和整个上肢放射,日轻夜重,患肢畏风寒,手指麻胀,肩关节呈不同程度僵直,手臂上举、外旋、后伸等动作均受限制。病情迁延日久,常可因寒湿凝滞,筋脉痹阻,导致患肢发生肌肉萎缩现象。

本病属于风寒湿痹的范围。风胜者多伤于筋,肩痛可牵涉项背手指;寒胜者多伤于骨,肩痛较剧,深按乃得,得热则舒;湿胜者多伤于肉,肩痛固定不移,局部肿胀拒按。

【治疗】

治法:祛风散寒,化湿通络。取手三阳经穴为主。针宜泻法,针灸并用,局部灼热者单用针法。

处方:肩髃　肩贞　臂臑　曲池　外关

方义:本方以患部取穴为主,祛风散寒,活血通络。辅以远部,取曲池、外关,疏导阳明、少阳经气,清化湿热。

随证选穴:肩内廉痛,加尺泽、太渊;肩外廉痛,加后溪、小海;肩前廉痛加合谷、列缺。阿是穴、肩内陵、曲垣、大杼、风池、手三里、肩髎、天宗等穴,亦可选用。

【其他疗法】

耳针　取穴:肩、肩关节、锁骨、肾上腺、压痛点。刺法:每次针2～3穴,强刺激,针刺时频频捻转,嘱患者适当活动患肢。留针10～20分钟。隔日1次。

【按语】

肩痛远部取穴,可用条口透承山法。病人采取坐位,两腿屈成直角,用长针刺入条口,徐徐刺向承山,频频捻转。在得气的情况下,嘱病人将患肢做上举、摸腰背、攀对侧肩膀等动作,动作由慢到快,用力不宜过猛,以防引起剧痛。行针3~5分钟即可,症状多能改善。此法适用于病程较短的病例,若病延日久、年老体弱者慎用。

【成方选辑】

肩痛累月,肩节如胶连接不能举,取肩下腋上,兼刺筋结处(《针灸集成》)。

肩痹痛,取肩髃、天井、曲池、阳谷、关冲(《神应经》)。

肩臂痛不得上头,取肩髃、腕骨;肩臂痠重,取支沟、关冲、天宗;肩臂颈项痛,取涌泉;肩臂不得屈伸,取巨骨(《证治准绳》)。

【验案举例】

姚××,男,64岁。右侧肩痛已半年余。自述由夏季伏案办公,右边置电扇吹风过久而发病,近月来痠痛日渐加重,夜眠常因剧痛不能入睡,曾用耳针、理疗、服药治疗鲜效。刻诊局部无红肿,肩臂肌肉稍有萎缩,按之有僵硬感,外展70°,上举不能梳头,后伸尤感困难,自己不能穿脱衣服,手臂如垂直向下,则觉胀痠重冷异常。证属风寒夹湿阻滞筋脉。取肩髃、臂臑、臑俞、肘髎、外关,均用泻法,留针,并用温针灸,每日1次。针灸3次疼痛显著减轻,关节活动改善,针10次而痊愈(江苏省中医院门诊病历)。

【资料摘录】

耳针治疗肩关节周围炎一般受寒后急性发作者疗效较好。对慢性痠痛或陈旧性者疗效欠佳,疗程应适当延长,必要时可配合耳部相应病变处耳灸或局部艾灸、拔罐(《耳针研究》)。

2 妇科病证

2·1 月经不调

凡月经周期出现异常者,总称"月经不调"。临床上称月经先期为"经早",月经后期为"经迟",月经先后不定为"经乱"。

本病常伴有经量、经质、经色的变异,临证时应进行全面地综合分析,以希明辨虚实寒热。

【病因病机】

经早:素体阳盛,嗜食辛辣之品,助阳生热;或情志抑郁,肝郁化火,热蕴胞宫,血热妄行;或久病之后损气伤阴,阴虚内热,冲任不固。均可导致月经先期。

经迟:素体阳虚,寒邪内生;或行经之际,淋雨涉水,贪食生冷,寒邪搏于冲任,血为寒凝,经行受阻;或肝气不疏,气滞血郁,胞脉血运不畅;或病后失调,产孕过多,营血亏损;或饮食劳倦,脾胃两虚,生化之源不足,气衰血少。均可引起月经后期而至。

经乱:多因肝郁、肾虚所致。肝藏血而主疏泄,若郁怒伤肝,肝气疏泄太过则月经偏于先期,疏泄不及则月经偏于后期。肾主封藏而司生育,若素体肾气不足,或房室不节,或孕育过多,肾失封藏,损伤冲任,血海溢蓄失调,致使月经周期错乱。

【辨证】

经早:月经周期提前七天以上,甚至一月两次。月经量多,色深红或紫红,经质粘稠,兼见心胸烦热,面赤口干,小便黄,大便干,舌红苔黄,脉滑数者,为实热证。月经量少色红,经质粘稠,潮热盗汗,手足心热,腰膝酸软,舌红苔少,脉细数者,为虚热证。经量或多或少,经色紫红,或夹有瘀块,经行不畅,或胸胁及乳房作胀,小腹胀痛,心烦易怒,口苦咽干,舌苔薄白,脉弦数者,为郁热证。月经量多色淡,质地清稀,神倦肢疲,心悸气短,纳少便溏,小腹下坠,舌淡苔薄,脉弱无力者,为气虚证。

经迟:月经周期推迟七天以上,甚至四五十天一潮。经期延后,月经色黯而量少,小腹冷痛,得热则减,或畏寒肢冷,面色苍白,舌苔薄白,脉沉紧者,为寒实证。月经色淡而量少,经质清稀,小腹隐隐作痛,喜热喜按,小便清长,大便溏薄,舌质淡,苔薄白,脉沉迟者,为虚寒证。月经量少色淡,经质清稀,面色苍白,头晕目眩,心悸少寐,舌淡苔少,脉细弱者,为血虚证。月经错后,经量少,经色黯红,夹有瘀块,小腹胀痛,胸胁乳房作胀,舌苔薄白,脉弦者,为气滞证。

经乱:月经不能按周期来潮,或提前或延后,经量或多或少,经色紫黯,经行不畅,胸胁乳房胀痛,嗳气不舒,喜叹息,苔薄白,脉弦者,为肝郁证。经来先后不定,量少色淡,腰膝酸软,头晕耳鸣,舌淡苔白,脉象沉弱者,为肾虚证。

【治疗】

(1) 经早

治法:清热调经。取任脉和足三阴经穴为主。实证用泻法,虚证用补法,气虚者针灸并用。

处方:关元　血海

　　实热配太冲、曲池;

　　虚热配三阴交、然谷;

　　郁热配行间、地机;

　　气虚配足三里、脾俞。

方义:本方配穴的主要作用是清热和血,调理冲任。关元属任脉经穴,又是足三阴经的交会穴,"冲脉起于关元",故关元是调理冲任的要穴;合血海以调血。冲任调和,经血则按时而行。

实热者配曲池、太冲以清解血分之热。虚热者,配三阴交、然谷以益阴清热。郁热者配行间、地机以疏肝解郁,清泻血分之热。气虚者配足三里、脾俞益气摄血。

随证选穴:心烦加间使;盗汗加阴郄、后溪;腰痠痛加肾俞、腰眼;胸胁胀痛加内关、期门;小腹胀痛加气海、气穴;瘀血加中极、四满;月经过多加隐白。

(2) 经迟

治法:温经和血。取任脉和足三阴经穴为主。针灸并施。

处方:气海　气穴　三阴交

　　寒实配归来、天枢;

　　虚寒配命门、太溪;

　　血虚配足三里、脾俞、膈俞;

　　气滞配蠡沟。

方义:肾气旺盛,月经才能应时来潮,气海是任脉经穴,气穴是肾经和冲脉之会,二穴相配有调和冲任的作用;三阴交为足三阴经之会,功能益肾调血,补养冲任。

寒实者灸阳明经穴天枢、归来以温通胞脉,活血通经;虚寒者加灸命门、太溪,温肾壮阳以消阴翳;血虚者加足三里、脾俞、膈俞,调补脾胃以益生血之源;气滞者取蠡沟疏肝解郁,理气行血。

随证选穴:小腹冷痛加关元;心悸失眠加神门;小腹胀痛、经血有块加中极、四满。

(3) 经乱

治法:调补肝肾。取任脉和足三阴经穴为主。酌情补泻。

处方:关元　三阴交

　　肝郁配太冲、肝俞、期门;

　　肾虚配肾俞、太溪、水泉。

方义:关元与三阴交相配可和肝补肾,调理冲任。冲任调和经血才能应时来潮。配太冲、肝俞、期门以疏肝解郁;肾俞、太溪、水泉调补肾气,以益封藏,则血海蓄溢有时,经血可调。

随证选穴:经行不畅加蠡沟;胸胁胀痛加支沟、太冲;腰脊痠软加肾俞、曲泉。

【其他疗法】

耳针　选穴:子宫、内分泌、卵巢、肝、脾、肾。刺法:每次取 2~3 穴,中等刺激,留针 15~20 分钟,隔日 1 次,也可耳穴埋针。

【按语】

月经病患者,日常应注意生活调养和经期卫生,如精神舒畅,调节温寒,适当休息,戒食生冷及辛辣食物等。

【成方选辑】

月事不利……行间主之(《甲乙经》)。

月事不利……临泣主之(《甲乙经》)。

女子胞中痛,月水不以时休止,天枢主之(《甲乙经》)。

月脉不调:气海、中极、带脉(一壮)、肾俞、三阴交(《针灸大成》)。

血结月事不调:气海、中极、照海(月事不行)(《类经图翼》)。

妇人月经不调,刺窍阴三分,此穴大效,须待经完为度(《丹溪心法》)。

【验案举例】

吴××,女性,28岁,已婚。月经不调3年。月经衍期,量少色淡,质清稀,纳食不馨,肢倦无力,心悸,寐差,白带清稀,舌胖质淡苔白,脉沉细。治取:关元、足三里、三阴交、内关、中脘、天枢,每逢月经来潮前针治,每日1次,针刺补法,经过2个月的治疗,月经周期正常,诸症消失(北京中医学院东直门医院门诊病历)。

【资料摘录】

据近年来针刺治疗月经不调的资料报道,在阳关至腰俞间(任选一点,最好取低位的),用三棱针挑刺,效果很好。选冲、任、督、带、肝、脾、肾等经腹侧脐以下和背侧第二腰椎以下的部位,用梅花针进行叩刺,也可奏效(《针灸研究进展》)。

2.2 痛经

妇女在行经前后,或行经期间,小腹及腰部疼痛,甚则剧痛难忍,并随着月经周期而发作,称为"痛经"。

子宫过度前倾和后倾,子宫颈管狭窄,子宫内膜增厚,盆腔炎,子宫内膜异位等病所引起的痛经,均可参照本节辨证论治。

【病因病机】

本病的主要机理,是气血运行不畅。常由于经期受寒饮冷,坐卧湿地,寒湿伤于下焦,客于胞宫,经血为寒湿所凝,运行不畅而作痛;或肝郁气滞,血行受阻,冲任运行不畅,经血滞于胞宫,不通则痛;或禀赋虚弱,肝肾不足,孕育过多,精血亏损,行经之后血海空虚,胞脉失于滋养,故经后作痛。

【辨证】

寒湿凝滞:经前或行经期间小腹冷痛,按之痛甚,重则连及腰脊,得热痛减,经水量少,色黯,常伴有血块,苔薄白,脉沉紧。

肝郁气滞:经前或经期小腹胀痛,胀甚于痛,经行不畅,月经量少,常伴有血块,兼见胸胁乳房胀痛,舌质黯或有瘀斑,苔薄红,脉沉弦。

肝肾亏损:经期或经后小腹绵绵作痛,按之痛减,经色淡,质清稀,腰脊痠痛,头晕耳鸣,面色苍白,精神倦怠,舌质淡,脉沉细。

【治疗】

(1) 寒湿凝滞

治法:温寒利湿,通经止痛。取任脉、足太阴经穴为主。针灸并用。

处方：中极　水道　地机

方义：中极属任脉经穴，通于胞宫，灸之可调理冲任，温通胞脉；水道属足阳明经穴，冲脉又丽于阳明，故中极和水道相配，功在温经止痛；地机是脾经的郄穴，既可健脾利湿，又可调血通经止痛。

随证选穴：剧痛加次髎、归来；腹痛连腰加命门、肾俞。

(2) 肝郁气滞

治法：疏肝解郁，理气调经。取任脉、足厥阴经穴为主。针用泻法。

处方：气海　太冲　三阴交

方义：气海为任脉经穴，通于胞宫，可理气活血，调理冲任；太冲为足厥阴原穴，有疏肝解郁、调理气血的作用；气海合以三阴交，调气行血，气调血行，痛经可止。

随证选穴：腹胀满加天枢、气穴、地机；胁痛加阳陵泉、光明；胸闷加内关。

(3) 肝肾亏损

治法：补益肝肾，调补冲任。取任脉、背俞、足少阴经穴为主。针刺补法。

处方：肝俞　肾俞　关元　足三里　照海

方义：肝俞、肾俞、照海补养肝肾，调理冲任；关元有益精血、补肝肾、养冲任的作用；足三里补脾胃，益气血，气血充足，胞脉得养，则冲任自调。

随证选穴：头晕耳鸣加悬钟、太溪；腹痛加大赫、气穴。

【其他疗法】

耳针　选穴：子宫、内分泌、交感、肾。刺法：中等刺激。每次取2～3穴，留针15～20分钟，也可用耳穴埋针。

【按语】

经期应避免精神刺激和过度劳累，并注意防止受凉或过食生冷。

【成方选辑】

小腹胀满，痛引阴中，月水至则腰脊痛，胞中瘕，子门有寒，引髋髀，水道主之（《甲乙经》）。

女人经水正行，头晕，少腹痛：照海、阳交、内庭、合谷（《针灸大成》）。

经行头晕少腹痛：内庭（《神灸经纶》）。

痛经：关元、中极、大巨、水道、血海、三阴交（《中国针灸学》）。

【验案举例】

杨××，女，25岁。自诉4年来，每逢月经来潮时，胸胁胀满，心烦易怒，嗳气不畅，两乳胀痛，少腹满痛，痛剧则呕吐，经期或前或后，经色发紫且经行不畅。舌苔薄白，质红有瘀点，脉弦。证属气结肝郁，气滞血瘀，经行受阻发为痛经。治宜行气活血止痛。取穴：内关、三阴交、中极、太冲。于痛经发作时连针5天，2个月后，痛经即止。随访2年未发（北京中医学院东直门医院门诊病历）。

王××，24岁，未婚。痛经3年，经期后痛，遇寒则剧，得温则轻。此次行经已3天，因持续性剧烈疼痛30分钟而就诊。经水量少而色淡，腹痛喜按，脉细缓，苔薄白。取穴：关元，用艾条灸烤10分钟痛止。嘱其每次月经来潮前2～3天开始灸烤，每次15～30分钟，灸至行经期后3天。按此法治疗3个月，痛经未再复发（《针灸临证集验》）。

【资料摘录】

针灸治疗痛经 33 例。其中重度疼痛者 29 例,中度疼痛者 4 例。平均病程 3 年以上。

取穴:三阴交、足三里、气海、关元、中极、曲骨、天枢、腹结、肾俞、次髎、中髎、合谷等穴。应用最多者为三阴交配关元或中极。操作:用捻转进针法,留针 30~60 分钟,起针后用艾卷灸 10~20 分钟。针灸时间:在月经来潮时或来潮前 1~2 日腰腹胀痛时进行治疗,每日或隔日针灸 1 次。

疗效:全组病例中,针灸治愈者 27 例,显著减轻者 5 例,减轻者 1 例。平均针治次数为 3.9 次,灸治次数为 2.5 次(《针灸临床经验辑要》)。

2·3 经闭

凡女子年龄超过 18 岁,仍不见月经来潮,或已形成月经周期,但又连续中断 3 个月以上者,称为"经闭"。在妊娠期、哺乳期和绝经期以后的停经,均属生理现象,不属经闭范畴。

经闭因卵巢、内分泌障碍等原因引起的,可参照本节辨证论治。

【病因病机】

虚证:先天不足,肾气未充,或早婚多产,耗损精血;或饮食劳倦,损及脾胃,化源不足;或大病久病,耗损气血;或失血过多等,均可造成血海空虚,冲任失养,无血以行,导致经闭。

实证:肝气郁结,气机不畅,血滞不行;或饮冷受寒,邪气客于胞宫,血脉凝滞;或脾失健运,痰湿内盛,阻于冲任等,均能使冲任不通,胞脉闭阻而致经闭。

【辨证】

血枯经闭:超龄月经未至,或先见经期错后,经量逐渐减少,终至闭止。如兼见头晕耳鸣,腰膝酸软,口干咽燥,五心烦热,潮热汗出,舌质红,脉弦细者,为肝肾不足。如兼见心悸怔忡,气短懒言,神倦肢软,纳少便溏,舌质淡,脉细弱者,为脾胃虚弱。如兼见面色㿠白,皮肤干燥,形体消瘦,舌淡脉细者,为血亏。

血滞经闭:经闭不行,精神抑郁,烦躁易怒,胸胁胀满,小腹胀痛拒按,舌质紫黯或有瘀点,脉沉弦者,为气滞血瘀。形寒肢冷,小腹冷痛,喜得温暖,苔白脉沉迟者,为寒凝血滞;形体肥胖,胸胁满闷,神疲倦怠,白带量多,苔腻脉滑者,为痰湿阻滞。

【治疗】

(1) 血枯经闭

治法:补气养血。取任脉和背俞穴为主。针刺补法,并灸。

处方:肝俞 脾俞 膈俞 肾俞 关元 足三里 三阴交

方义:本方的主要作用为调理脾胃,补益肾气,充养冲任。女子以血为本,血枯者宜补宜养。脾胃是后天之本,故取脾俞、足三里、三阴交健脾补胃以调生化之源。肾为先天之本,肾气旺则精血自充,故取肾俞、关元以补肾气。肝藏血,脾统血,故取肝俞、脾俞和血会膈俞以调血。本方益其源,调其流,血海充盈,月事自能趋于常态。

随证选穴:腰膝酸痛加命门、腰眼、阴谷;潮热盗汗加膏肓、然谷;纳少泄泻加天枢、阴陵泉、中脘;心悸怔忡加内关。

(2) 血滞经闭

治法:疏肝理气,健脾化痰,温经散寒。取任脉、足太阴经穴为主。针用泻法,并灸。

处方:中极 地机 合谷 三阴交 太冲 丰隆

方义:血滞宜通宜行,中极属任脉能调冲任以通经血;地机是足太阴郄穴,为血中之气穴,能行血去瘀;合谷是手阳明原穴,功善行气;三阴交为足三阴经的交会穴,与合谷相配既可行气调血,又可健脾利湿,理气化痰;太冲舒肝理气;丰隆健脾化痰。气调血行,冲任调达,经闭可通。

随证选穴:小腹胀满加气海、四满;胸胁胀满加期门、支沟;小腹痛重灸关元、中极;白带多加次髎。

【其他疗法】

耳针　取穴:子宫、内分泌、皮质下、卵巢、肝、肾、三焦、胃、脾。刺法:中等刺激,每次用3～4穴,隔日1次,10次为一疗程,也可用耳穴埋针法。

皮肤针　治疗部位:督脉、膀胱经(腰骶部)。刺法:轻度或中度刺激,隔日一次。

【按语】

引起闭经的原因很多,如贫血、结核病、肾炎、心脏病均可造成闭经,因此针灸治疗闭经时要进行必要的检查,明确发病原因,以便采取相应的治疗措施,其中尤其要注意早期妊娠的鉴别诊断。

【成方选辑】

女子血不通,会阴主之(《甲乙经》)。

女子不下月水,照海主之(《甲乙经》)。

妇人少腹坚痛,月水不通,带脉主之(《甲乙经》)。

经脉不通:曲池、支沟、三里、三阴交,此四穴壅塞不通则泻之,如虚耗不行则补之(《医学纲目》)。

经闭:腰俞、照海(《神灸经纶》)。

月经不通:合谷、阴交、血海、气冲(《针灸集成》)。

【验案举例】

张××,24岁,已婚。闭经8月余。缘于经水来潮时,蹚水受凉而经水突然停止。自觉腰痛乏力,精神萎靡,食欲不振,苔薄白,脉沉细。诊断为继发性闭经。在相当于月经来潮的前三天开始针灸治疗。针天枢、气海、中脘、足三里、三阴交,行针30分钟,一日一次,针至(相当)经期后2天,并用艾炷隔姜片灸气海。第二个月按上法治疗至第4天,月经来潮,但量少色黯。第三个月,经水量增多,经色基本恢复正常。后怀孕,生一男孩(《针灸临证集验》)。

郑××,女,25岁,未婚。闭经五个月。既往月经周期经常延后,经量少,渐至经闭,头晕耳鸣,性情急躁,腰膝酸软,肢体倦怠,纳食不馨,口渴,便秘,面色萎黄,舌苔少,脉沉细,证属肝肾亏损。治取肝俞、脾俞、肾俞、中脘、天枢、气海、三阴交、合谷,针刺补法,并加灸气海、三阴交。经针灸7次,月经来潮。随访3个月,周期正常,症状消失(北京中医学院东直门医院门诊病历)。

【资料摘录】

针刺治疗经闭17例。

治法:取命门、肾俞、大肠俞、长强、合谷、三阴交、地机、血海、四满、大赫、关元、曲骨、归来、昆仑,每次酌情选用4～5穴,隔日1次。

疗效:痊愈者9例,显著进步者3例,进步者4例,无效者1例(《针灸临床经验辑要》)。

2·4 崩漏

崩是指子宫出血量多,来势急骤;漏是指出血量少,淋漓不绝。在发病过程中,两者常互相转化,如崩血渐少,可能致漏,漏势发展又可能变为崩,故多以崩漏并称。

功能性子宫出血或其他原因引起的子宫出血,可参照本节诊治。

【病因病机】

崩漏发生的主要机理,是由于冲任损伤,不能固摄所致。导致冲任损伤的原因有虚实之分。虚者多为素体脾虚,或饮食劳倦,损伤脾气,中气不足,统摄无权,冲任不固;或肾阳虚惫,失于封藏,冲任失于固摄;或肾阴不足,虚火妄动,精血失守。实者多为素体阳盛,或外感邪热,或食辛辣助阳之品,热伤冲任,迫血妄行;或肝气郁结,气郁化火,木火炽盛,藏血失职;或湿热蕴结下焦,伤及胞络等均可导致崩漏。

【辨证】

虚证:血崩下血,或淋漓不绝。若血色淡红,面色㿠白,身体倦怠,气短懒言,不思饮食,舌质淡,苔薄白,脉细弱者,为气虚;若血色淡红,小腹冷痛,四肢不温,喜热畏寒,大便溏薄,舌淡苔白,脉沉细者,为阳虚;出血量少,血色鲜红,头晕耳鸣,五心烦热,失眠盗汗,腰膝酸软,舌红苔少,脉细数者,为阴虚。

实证:血崩,其色深红,气味臭秽,血质浓稠,口干喜饮,心烦易怒,舌红苔黄,脉滑数者,为血热;若血色黯红,兼见带下如注,色如米泔或黄绿如脓,气味臭秽,阴部痒痛,舌苔黄腻,脉濡数者,为湿热;如证见胸胁胀痛,心烦易怒,时欲叹息,脉弦数者,为郁热;如血中挟有瘀块,腹痛拒按,瘀块排出后则痛减,舌质黯红,脉沉涩者,为血瘀。

【治疗】

(1) 实证

治法:血热者,清热凉血;湿热者,清热利湿;气郁者,疏肝理气;血瘀者,调血祛瘀。取任脉、足太阴经穴为主。针刺泻法。

处方:气海　三阴交　隐白

血热者配血海、水泉;

湿热者配中极、阴陵泉;

气郁者配太冲、支沟、大敦;

血瘀者配地机、气冲、冲门。

方义:本方配穴的主要作用是调理冲任以止血。取任脉经穴气海和足三阴经交会穴三阴交,局部和远端相结合,调理冲任,以制约经血妄行;隐白为脾经井穴,是治疗崩漏的常用穴。血热者,加血海、水泉,清泄血中之热以止血。湿热者,配中极、阴陵泉清利下焦湿热。气郁者,配太冲、支沟以疏肝理气;大敦为足厥阴肝经井穴,有藏血止崩漏的作用。血瘀者,配地机、气冲、冲门调经祛瘀,使血有所归。

随证选穴:热重加大椎、曲池;心中烦躁加间使;带下加下髎;阴部痒痛加蠡沟、血海;胸胁胀痛加膻中、期门、阳陵泉;腹痛拒按加合谷、中极、四满。

(2) 虚证

治法:气虚者,补益中州;阳虚者,温补肾阳;阴虚者,调补肾阴。取任脉、足太阴、少阴经穴为主。针刺补法,酌情用灸。

处方：关元　三阴交　肾俞　交信

气虚配气海、脾俞、膏肓、足三里；

阳虚配气海、命门、复溜；

阴虚配然谷、阴谷。

方义：本方配穴的主要作用是补益脾肾，固摄经血。关元与三阴交相配，可益肾之收藏、脾之统血、肝之藏血，以补养冲任。肾俞为肾的背俞穴，交信为足少阴经穴，可增强肾脏固摄的作用，为治疗崩漏的效穴。

气虚者配气海、脾俞、膏肓、足三里调补中气，使统血有权。阴虚者配然谷、阴谷，益阴清热，以制约经血之妄行。阳虚者艾灸气海、关元、复溜，培本固元，收摄经血。

随证选穴：大便溏泄加天枢；失眠加神门；盗汗加阴郄；腰膝酸软加腰眼。

【其他疗法】

耳针　取穴：子宫、卵巢、内分泌、肝、肾、神门。刺法：中等刺激。每次选用3～4穴，每日或隔日1次，留针30～60分钟，也可用耳穴埋针法。

皮肤针　常用穴：膈俞、肝俞、脾俞、胃俞、肾俞、膏肓、八髎、华佗夹脊穴（胸$_1$～骶$_4$）、百会、足三里、关元、血海、三阴交等。刺法：轮流选用上穴，中度叩刺，每日或隔日1次。

【按语】

患者要注意饮食调摄，忌食生冷，防止过度劳累。绝经期妇女，如反复多次出血，应作妇科检查，警惕肿瘤所致。

【成方选辑】

女子漏血，太冲主之（《甲乙经》）。

妇人漏血，腹胀满，不得息，小便黄，阴谷主之（《甲乙经》）。

气海、石门治崩中漏下（《针灸资生经》）。

交信、阴谷、太冲、三阴交治女子漏血不止（《针灸资生经》）。

血崩漏下：中极、子宫（《针灸大成》）。

妇女血崩不止：丹田、中极、肾俞、子宫……再刺后穴：百劳、风池、膏肓、曲池、绝骨、三阴交（《针灸大成》）。

血崩不止：膈俞、肝俞、肾俞、命门、气海、中极（下元虚冷，血崩白浊）、间使、血海、复溜、行间（《类经图翼》）。

【验案举例】

李××，29岁，阴道断续出血四个月，每天出血6～7次，为80～100 ml，伴全身无力，头昏，腹痛。体检：营养欠佳，肝可触及，外阴有血迹，阴道有血块，宫颈肥大充血，可容指尖，宫体平位略软，活动性好，无压痛，附件左侧肥厚。诊断为功能性子宫出血。曾用止血剂、内分泌制剂、中药胶艾汤、输血、刮宫等方法治疗未效。遂改用针灸治疗，针血海，灸三阴交，共5次，出血停止，患者自觉症状也随之好转（《针灸学简编》）。

【资料摘录】

电针治疗功能性子宫出血。

选穴：关元、中极、子宫、长强和大肠俞。

方法：关元透中极，进针要快，深2.5～3寸；针子宫穴，向内下方斜刺，深2～2.5寸。有明显针感出现后，通电20～30分钟。频率为1～2赫兹，强度以阴道和肛门有收缩上提感为

2·5 绝经前后诸证

妇女在49岁左右,月经开始终止,称为"绝经"。有些妇女在绝经期前后,往往出现一些症状,如经行紊乱、头晕、心悸、烦躁、出汗、情志异常等,名为"绝经前后诸证"。更年期综合征类似本病,可参照本节诊治。

【病因病机】

妇女绝经前后,天癸将竭,肾气渐衰,精血不足,冲任亏虚。或肾阴不足,阳失潜藏,肝阳上亢;或因劳心过度,营血暗伤,心血亏损;或因肾阳虚衰,失于温养,导致脾胃虚弱;或因脾失健运,痰湿阻滞,造成痰气郁结。总之,肾虚不能濡养和温煦其他脏器,诸证蜂起。

【辨证】

肝阳上亢:头晕目眩,心烦易怒,烘热汗出,腰膝痠软,经来量多,或淋漓漏下,舌质红,脉弦细而数。

心血亏损:心悸怔忡,失眠多梦,五心烦热,甚或情志失常,舌红少苔,脉细数。

脾胃虚弱:面色㿠白,神倦肢怠,纳少腹胀,大便溏泄,面浮肢肿,舌淡苔薄,脉沉细无力。

痰气郁结:形体肥胖,胸闷吐痰,脘腹胀满,嗳气吞酸,呕恶食少,浮肿便溏,苔腻,脉滑。

【治疗】

(1) 肝阳上亢

治法:平肝潜阳,益水涵木。取足厥阴、少阴经穴为主。针刺宜补泻兼施。

处方:太冲 太溪 百会 风池

方义:本方配穴的主要作用是益阴潜阳。太溪是足少阴肾经原穴,太冲是足厥阴肝经原穴,二穴相配,前者益阴,后者平肝,功在增水涵木,合百会、风池,可治头目之眩晕。

随证选穴:心烦加大陵;烘热加涌泉、照海;腰痠痛加肾俞、腰眼。

(2) 心血亏损

治法:补益心血,交通心肾。取背俞穴为主。针刺补法,酌灸。

处方:心俞 脾俞 肾俞 三阴交

方义:取心俞以宁心安神,配脾俞、三阴交,用补法或灸法,健脾养血,以益生化之源;取肾俞与心俞相配,既能补养精血,又能交通心肾,使水火相济。

随证选穴:失眠加神门、四神聪;心悸加通里;五心烦热加劳宫;神志失常加人中、大陵。

(3) 脾胃虚弱

治法:补脾养胃。取俞募、足阳明经穴。针刺补法,并灸。

处方:脾俞 胃俞 中脘 章门 足三里

方义:取脾俞、胃俞配胃募中脘、脾募章门,补益脾胃;合强壮要穴足三里,补益中州以助运化;合肾俞补益命火,温煦中焦,以益后天。

随证选穴:腹胀加下脘、气海;便溏加天枢、阴陵泉;浮肿加关元、水分、足三里。

(4) 痰气郁结

治法:理气化痰。取任脉、足阳明、太阴经穴为主。针用泻法。

处方:膻中 中脘 气海 支沟 丰隆 三阴交

方义：脾为生痰之源，脾胃气滞，失于运化，则痰湿内阻，故取膻中、中脘、气海，理气导滞；合手少阳三焦经穴支沟，调理气机，气机通畅，脾胃健运，则痰湿可除；更合于丰隆、三阴交健脾化痰以治其本。

【其他疗法】

耳针 取穴：卵巢、内分泌、神门、交感、皮质下、心、肝、脾。刺法：每次选3～4穴，中等刺激。隔日针刺1次，或耳穴埋针。

【成方选辑】

经闭久，忽大崩，复大绝，后又大行不调者，刺丰隆（六分，止血）、石门（五分，断经）（《医部全录》引《丹溪心法》）。

妇人五旬经断再行，或多或少，或瘀或红并下，腹中气满如胎孕，天枢、中脘、气海（各五分，立愈）（《医部全录》引《丹溪心法》）。

月经断绝：中极、三阴交、肾俞、合谷（《医学纲目》）。

【验案举例】

曹××，女，49岁。近2年来月经量多，或提前，或错后，经期不准，经常头痛头晕，头痛以巅顶为重，头痛剧烈时伴有恶心呕吐，心烦易怒，夜不成寐，脉弦细，舌红苔少，证属肝肾阴亏，肝阳上亢。治拟补益肝肾，平肝潜阳法。取穴：内关、神门、印堂、风池、太阳、太冲、血海、三阴交。每日针1次。经8次治疗，头脑清舒，夜寐已佳，精神也好，诸症消失（北京中医学院东直门医院门诊病历）。

【资料摘录】

针刺治疗更年期综合征30例。

取穴：主穴，大椎、关元、气海、中脘、肾俞、合谷、足三里。配穴：曲骨、印堂等。刺法：以主症配主穴，以顺序施针，只补不泻，留针20～30分钟。每日或隔日施针1次。

疗效：痊愈27例，好转3例（《中华妇科杂志》）。

2·6 带下病

带下，是指妇女阴道内流出的一种粘稠液体，如涕如脓。因与带脉有关，故称带下。临床以带下色白者较为多见，所以又通称为白带。

阴道炎、宫颈炎、盆腔炎等均可引起带下，可参照本病进行辨证论治。

【病因病机】

带下多由脾虚运化失常，水湿内停，郁久而化热，湿热下注；或肾气不足，下元亏损，任带失于固约；或经行产后，胞脉空虚，湿毒秽浊之气乘虚而入，损伤冲任而致。临床上以脾虚、肾虚和湿毒下注引起的较多。

【辨证】

脾虚：带下色白或淡黄，无臭味，质粘稠，连绵不绝，面色萎黄，纳少便溏，精神疲倦，四肢倦怠，舌质淡苔白腻，脉缓而弱。

肾虚：带下色白，量多，质清稀，连绵不断，小腹发凉，腰部痠痛，小便频数而清长，夜间尤甚，大便溏薄，舌质淡苔薄白，脉沉迟。

湿毒：带下状如米泔，或黄绿如脓，或夹有血液，量多而臭，阴中瘙痒，口苦咽干，小腹作痛，小便短赤，舌红苔黄，脉滑数。

【治疗】

(1) 脾虚

治法：健脾益气，利湿止带。取任脉、带脉、足太阴经穴为主。针刺补法，并灸。

处方：气海　带脉　白环俞　三阴交　足三里

方义：本方有健脾利湿，调理任带的作用。取带脉以固摄本经经气；气海调理任脉，理气化湿；取白环俞助膀胱之气化，利下焦之湿邪；足三里、三阴交，健脾利湿。脾健湿除，带脉固摄，则带下自除。

随证选穴：带下连绵不绝加冲门、气冲、中极；纳少便溏加中脘、天枢。

(2) 肾虚

治法：温补肾阳，固摄任带。取任脉、带脉、足少阴经穴为主。针刺补法，重用艾灸。

处方：关元　带脉　肾俞　次髎　照海

方义：本方取关元、肾俞、照海，重用灸法，有补益肾气，温暖下焦，固摄带脉的作用。带脉、次髎施以艾灸，为治疗带下病的有效穴位。

随证选穴：带下量多加大赫、气穴；腰部痠痛加腰眼、小肠俞。

(3) 湿毒

治法：清热解毒，利湿祛邪。取任脉、带脉和足太阴经穴为主，辅以足厥阴经穴。针刺泻法。

处方：带脉　中极　阴陵泉　下髎　行间

方义：取带脉、中极清泻下焦湿热，调理任带以行约束之权；下髎为治下焦湿热有效穴位；阴陵泉可清热解毒、利湿止带。

随证选穴：阴中痒痛加蠡沟、太冲、独阴；带下色红加间使。

【其他疗法】

耳针　取穴：子宫、膀胱、肝、脾、肾、内分泌、神门、三焦。刺法：中等刺激。每次选用3～5穴，每日或隔日1次，留针15～20分钟。

【按语】

针灸治疗带下有一定的疗效，但应查明原因，明确诊断，再予治疗。如病人年龄在40岁以上，带下赤黄，应排除癌的可能性。平时应节制房事，注意经期卫生，保持外阴清洁。

【成方选辑】

女子赤白沥，心下积胀，次髎主之(《甲乙经》)。

女子下苍汁，不禁赤沥，阴中痒痛，引少腹控胁，不可俯仰，下髎主之(《甲乙经》)。

赤白带下：带脉、关元、气海、三阴交、白环俞、间使(三十壮)(《针灸大成》)。

淋带赤白：命门、神阙、中极(七壮，治带极效)(《类经图翼》)。

赤白带下：曲骨(七壮)、太冲、关元、复溜、三阴交、天枢(百壮)(《针灸集成》)。

【验案举例】

有妇人患赤白带，林亲得予针灸经，初为灸气海穴未效。次日，为灸带脉穴……其病如失；此事实也……自此有来觅灸者，每为之按此穴，莫不应手痠疼，予知是正穴也。令归灸之，无有不愈……若更灸百会尤佳(《针灸资生经》)。

【资料摘录】

针刺治疗宫颈糜烂1010例。

取穴:在三阴交稍后处。操作:针尖与皮肤呈30°角向上斜刺,深1~1.5寸,留针20~30分钟。10次为一疗程。

疗效:治愈630例,好转280例,无效100例。总有效率为90.1%(《全国针灸针麻学术讨论会论文摘要(一)》)。

针灸治疗白带28例。

取穴:主穴,四花穴(即膈俞、胆俞)。配穴,月经不调配关元、三阴交;心悸配内关、神门;腰痠、四肢无力配肾俞、带脉、足三里、阴陵泉等。操作:有热者,酌用泻法;虚者用补法。

疗效:治愈者21例,有效者6例,无效者1例。治疗次数最少者1次,最多者6次,一般3~4次(《针灸临床经验辑要》)。

2·7 妊娠恶阻

妊娠恶阻,是指妊娠早期出现恶心、呕吐、择食、恶闻食臭等症,亦称"妊娠呕吐"。这是妊娠期最常见的症状。

【病因病机】

妊娠恶阻主要是由胃气不降所致。或由于胃气素虚,孕后月经停闭,经血不泻,冲脉之气较盛,冲脉丽于阳明,其气上逆犯于胃,胃失和降,发为呕恶。或郁怒伤肝,肝失疏泄,郁而生热,肝热上逆则犯于胃,发为呕恶。或因脾虚失运,痰湿内生,阻于中焦,冲气挟痰湿上逆,发为呕恶。

【辨证】

胃虚恶阻:受孕后二三个月,脘腹胀满,恶心呕吐,或食入即吐或呕吐清涎,神倦思睡,舌淡苔白,脉缓滑无力。

肝热恶阻:妊娠初期,呕吐苦水或酸水,口干,口苦,胃脘满闷,胁肋胀痛,嗳气叹息,精神抑郁,头胀头晕,苔微黄,脉弦滑。

痰滞恶阻:妊娠初期,呕吐痰涎,胸闷纳呆,心悸气短,口淡乏味,苔白腻,脉象滑。

【治疗】

(1)胃虚恶阻

治法:健胃和中,调气降逆。取任脉、足阳明经穴为主。针刺补法。

处方:足三里 上脘 中脘 公孙

方义:中脘为胃之募穴,上脘为足阳明经和任脉的交会穴,足三里为足阳明经的下合穴,三穴相配和胃降逆,合冲脉的交会穴公孙,既可健脾和胃,又可降冲气之上逆。

随证选穴:呕吐严重加内关;脘腹胀满加下脘。

(2)肝热恶阻

治法:清肝和胃,降逆止呕。取手足厥阴、足阳明经穴为主。针刺泻法。

处方:内关 太冲 中脘 足三里

方义:内关、太冲以清泻肝热,和中理气;再配以中脘、足三里和胃、降逆、止呕。

随证选穴:呕吐苦水加阳陵泉;胁肋胀痛加膻中、日月;头胀头晕加百会、印堂。

(3)痰滞恶阻

治法:健脾化痰、降逆和胃。取足太阴、阳明经穴为主。针用泻法。

处方：阴陵泉　丰隆　足三里　中脘　幽门

方义：阴陵泉可健脾化痰；丰隆功在豁痰；幽门是冲脉和足少阴肾经的交会穴，可降逆止呕；合中脘、足三里，共奏健脾化痰、降逆和胃之效。

【随证选穴】　胸闷加膻中；心悸加内关。

【其他疗法】

耳针　取穴：胃、脾、肝、三焦、神门。刺法：毫针轻刺，每日1次，10次为一疗程。亦可用耳穴埋针法。

【按语】

妊娠早期，胞胎未固，针治时取穴不宜过多，手法不宜太重，以免影响胎气。病者宜保持安静，注意卧床休息。切忌恣食生冷油腻之品，宜少食多餐，调养胃气。

【成方选辑】

恶阻：风池、肝俞、大肠俞、次髎、膻中、不容、中注、天柱、胆俞、小肠俞、中髎、中庭、承满、带脉(《中国针灸学》)。

【验案举例】

付××，女，24岁。停经50余天，头晕，恶心，不思食，入食即吐，周身疲倦。妇科检查：宫体增大似怀孕两个月。诊断：妊娠呕吐。给予补液，内服镇静剂无效。用针灸治疗，取穴：足三里(双，补法)，太冲(双，补法)，内关(双，平补平泻法)，各留针15分钟。针后呕吐减轻，饮食增加，一般情况好转，继续针三次而出院(《针灸学简编》)。

【资料摘录】

针灸治疗妊娠恶阻64例。

全组病例中，初产妇15例，经产妇49例。除11例症状严重，脱水较为明显者，配合输液和给予镇静药物外，其余病例均单用针灸治疗。

取穴：主穴取中脘、足三里、内关、三阴交；配穴取上脘、建里、幽门、百会、上星、神门。每次除取主穴外，再取1～3个配穴。操作：三阴交用补法，其余各穴均用平补平泻法。留针15～20分钟，在留针期间行针2～3次。身体极度衰弱者，中脘、足三里可加用艾条灸。

疗效：痊愈者62例，占96.9%；无效者2例，占3.1%(《针灸临床经验辑要》)。

2·8　妊娠痫证

妊娠后期，突然仆倒，昏不知人，四肢抽搐，牙关紧闭，状如癫痫，故称"妊娠痫证"，古称"子痫"。

妊娠后期，如出现头目眩晕，上腹不适，肢体水肿时，应及时治疗，以防演变成痫。

【病因病机】

本病发生的主要原因，是素体肝肾阴虚，肝阳偏亢。孕后阴血聚而养胎，血不养肝，肝木失养，肝风内动导致痫证发生。

【辨证】

妊娠后期，头目眩晕，面色潮红，口苦咽干，下肢浮肿。病发时卒然昏倒，不省人事，四肢抽搐，牙关紧闭，目睛直视，口吐白沫，少时自醒，间歇发作，舌红或绛，脉弦数或弦滑。

【治疗】

治法：育阴潜阳，平肝熄风。取足厥阴、少阴经穴为主，手厥阴、督脉经穴为辅。

处方:百会　风池　内关　太冲　三阴交　太溪

方义:本方取百会、风池镇静安神,熄风止痉;泻内关、太冲宁心安神,平肝熄风;补三阴交、太溪以益阴潜阳。

随证选穴:神志昏迷加人中、涌泉;牙关紧急加下关、颊车;头目眩晕加四神聪、印堂;抽搐不止加阳陵泉、曲泉;痰涎壅盛,喉中痰鸣加丰隆、上脘、天突。

【其他疗法】

耳针　取穴:肝、肾、神门、皮质下、枕。刺法:中等刺激。每日1次或二三次,并可耳穴埋针。

【按语】

本病常由妊娠水肿或妊娠高血压,未经及时治疗发展而来。所以妊娠期必须定期进行产前检查,发现病情及时治疗。

【成方选辑】

妊孕……百节瘛疭昏愦:绝骨、太溪(《医部全录》引《医学入门》)。

【验案举例】

张×,24岁。住院号:12029。初产妇,因妊娠足月临产先兆子痫入院。患者头晕、恶心、腹痛、腹坠,精神紧张,哭笑不安,并伴有咬唇现象,血压180/130毫米汞柱。当时予以电针合谷、曲池、三阴交。通电后患者局部痠麻,肌肉跳动,逐渐安静,腹痛减轻,宫缩规律。五分钟测血压160/100毫米汞柱,以后血压一直平稳,未见抽搐,并顺利娩出一活婴,患者一切均安(《中华妇产科杂志》)。

【资料摘录】

电针治疗先兆子痫2例。

取穴:合谷、曲池、三阴交。方法:针刺得气后用电针,局部有痠麻感,肌肉跳动,留针1～2小时。全部治愈(《中华妇产科杂志》)。

2·9　滞产

滞产,是指产妇临产后总产程超过24小时者。滞产常常发生在子宫收缩异常(即产力异常)、胎头和骨盆不相称或胎位不正常等情况。本节主要是讨论产力异常引起的滞产。古代所说的难产多属本病范畴。

【病因病机】

滞产发生的原因,多因体质虚弱,正气不足;或产时用力过早,耗血伤气;或临产胞水早破,浆血干枯,凡此种种,气血虚弱,产力不足,均可造成滞产。也有因临产恐惧,过度紧张,以致气血瘀滞;或妊娠期间过度安逸,导致气滞不行,血流不畅;或临产感受寒邪,寒凝血滞,气机不利等,也可导致滞产。

【辨证】

气血虚弱:产时腹部阵痛微弱,坠胀不甚,或下血量多,色淡,久产不下,面色苍白,神疲倦怠,心悸气短,脉大而虚或沉细而弱。

气滞血瘀:腰腹剧痛,下血量少,色黯红,久产不下,面色青黯,精神紧张,胸脘胀闷,时欲呕恶,舌质黯红,脉沉实而至数不匀。

【治疗】

(1) 气血虚弱

治法：补养气血，益气催产。取足阳明、太阴、少阴经穴为主。针刺补法。

处方：足三里　三阴交　复溜　至阴

方义：本方用足三里、三阴交强壮脾胃，生化气血；用复溜补肾，以助产力；至阴是足太阳膀胱经的井穴，为催产之经验要穴。

随证选穴：精神疲惫加关元、气海，用灸法；心悸气短加内关、太溪。

(2) 气滞血瘀

治法：理气行血，调气催产。取手阳明、足太阴经穴为主。针刺泻法。

处方：合谷　三阴交　独阴

方义：合谷为手阳明经原穴，三阴交为足三阴经之交会穴，两穴相配可理气行血；独阴为经外奇穴，有催产的作用，灸之可引产。

随证选穴：腹痛剧烈加太冲；胸胁胀满加内关、肩井。

【其他疗法】

耳针　取穴：子宫、皮质下、内分泌、肾、膀胱。刺法：中等刺激。每隔3～5分钟捻转1次。

【按语】

针灸对子宫收缩无力引起的滞产，具有催产作用，如因子宫畸形、骨盆狭窄等引起的难产，应作其他处理。

解除产妇的思想顾虑，消除紧张情绪，鼓励产妇多进饮食，劳逸适度，保持充沛的精力，有利于分娩。

【成方选辑】

难产针两肩井，入一寸，泻之，须臾即分娩（《千金要方》）。

难产：合谷（补）、三阴交（泻）、太冲（《针灸大成》）。

妇女难产：独阴、合谷、三阴交（《针灸大成》）。

【验案举例】

张文仲救妇人横产，先手出，诸般符药不捷，灸右脚小趾尖头三壮，炷如小麦大，下火立产（《黄帝明堂灸经》）。

【资料摘录】

针刺治疗滞产110例。均为滞产数日以上子宫阵缩无力者。

治法：分为4个取穴组：①合谷、三阴交、秩边；②合谷、三阴交；③秩边；④绝骨和大腿内侧压痛点。

疗效：显效48例（宫缩提高1倍，产程缩短，初产妇8小时以内，经产妇4小时以内结束分娩），有效者43例，无效者19例。认为第一组疗效最好（《针灸临床经验辑要》）。

耳针引产60例。

取穴：膀胱穴附近、对耳轮下脚相当于腰部反应区、皮质下。

疗效：有效49例（81.7%），无效11例（18.3%）（《耳针研究》）。

2·10 胞衣不下

胞衣,一般称之为"胎盘"。分娩之后,胎盘经过较长时间不能娩出者,称为"胞衣不下",古人又称"息胞"。

【病因病机】

引起胞衣不下的原因主要是由于气虚和血瘀,导致胞宫活动力减弱,不能促使胞衣排出。因于气虚者,多由于产妇体质虚弱,元气不足;或产程过长,用力过度,耗伤气血,无力送出胞衣。因于血瘀者,多由于产时调摄失宜,感受寒邪,致令气血凝滞;或败血瘀滞胞中,不能排出。

【辨证】

气虚:产后胞衣不下,少腹微胀,按之不痛,有块不坚,阴道流血量多,色淡,并伴有面色㿠白,神疲肢怠,畏寒喜热,舌质淡,苔薄白,脉虚弱。

血瘀:产后胞衣不下,小腹冷痛,拒按,按之有块而硬,恶露甚少,色黯红,舌质微紫,脉沉弦而涩。

【治疗】

(1) 气虚

治法:补气养血,取任脉、足太阴经穴为主。针刺补法,并灸。

处方:关元　三阴交　独阴

方义:关元属任脉通于胞宫,三阴交是足三阴经的交会穴,二穴相配,针补并灸,可益气养血;独阴为经外奇穴,是治疗胞衣不下的经验穴。

随证选穴:阴道出血较多加隐白;神倦肢怠、恶寒加神阙。

(2) 血瘀

治法:行气活血,温经祛瘀。取任脉、手阳明、足太阴经穴为主。针刺泻法,并灸。

处方:中极　气海　合谷　三阴交　肩井　独阴

方义:气海、中极属任脉经穴,通于胞宫,泻之可活血祛瘀,促使胞衣排出。补合谷、泻三阴交行气活血,配独阴可治胞衣不下。肩井对孕妇有禁针之说,其性主降主坠,针之可下胞衣。

随证选穴:小腹寒痛重灸气海、中极;败血瘀滞胞宫加阴交、天枢。

【其他疗法】

电针　取穴:合谷、三阴交。方法:针刺得气后,通电30分钟。

【按语】

本病在临床多伴有不同程度的阴道出血,如在短时间内出血不多,可用针灸治疗。如大量出血,则易导致失血性昏厥,应及时采用综合治疗方法。本病有时也可表现为阴道出血甚少,或无阴道出血,而是宫腔内积血,应百倍警惕。

【成方选辑】

胞衣不出,或腹中积聚,皆针胞门入一寸,先补后泻,去关元左二寸。又针章门入一寸四分(《千金翼方》)。

胎衣不下:中极、肩井(《针灸大成》)。

胎衣不下:三阴交、昆仑(《类经图翼》)。

胞衣不下：足小趾尖三壮、中极、肩井(《针灸集成》)。

【验案举例】

龚××，女，24岁。患者婚后初胎，产后胞衣数小时不下，经助产人员手术不应效，其势甚危，购药而不济急，急用针灸补合谷，泻曲骨、三阴交。同时用蓖麻仁捣烂如泥贴两足心，立时胞衣下(《临证新悟》)。

【资料摘录】

针刺缩短第三产程(胎儿娩出后至胎盘胎膜娩出)52例。

取穴：合谷。方法：在胎儿娩出后，立即针刺双侧合谷。

疗效：证明针刺合谷确可缩短第三产程(缩短46.61%)，减少阴道出血。在应用针刺过程中，未发现一例胎盘或胎膜滞留，也未发现禁忌证(《针灸临床经验辑要》)。

隔盐灸治疗产后宫缩无力126例。

取穴：神阙穴。操作：隔盐灸3～7壮。

疗效：达到宫缩目的而不需使用任何药物者有108例，占85.71%(《针灸临床经验辑要》)。

2·11 产后腹痛

产妇分娩之后，小腹疼痛，称为"产后腹痛"，亦名"儿枕痛"。

【病因病机】

由于产时伤血过多，冲任空虚，胞脉失养；或血少气衰，运行无力，以致血行不畅，而为血虚腹痛。产后胞脉空虚，寒邪乘虚侵入，气血为寒邪凝滞，阻于胞脉而成寒凝腹痛。产后恶露未尽，肝气郁结，气滞血瘀，郁阻脉络，发为血瘀腹痛。

【辨证】

血虚腹痛：小腹隐痛，腹软喜按，恶露量少色淡，头晕耳鸣，大便燥结，舌淡苔薄，脉虚细。

寒凝腹痛：小腹冷痛拒按，得热稍减，面色青白，四肢不温，舌质黯淡，苔白滑，脉沉紧。

血瘀腹痛：小腹胀痛，痛连胸胁，或小腹可摸到硬块，恶露量少，涩滞不畅，其色紫黯夹有瘀块，舌质微紫，脉弦涩。

【治疗】

(1) 血虚腹痛

治法：补血益气，调理冲任。取任脉、足阳明、太阴经穴。针刺补法，并灸。

处方：关元　气海　膈俞　足三里　三阴交

方义：关元、气海属任脉，通于三阴，配血会膈俞有补养气血、调理冲任的作用；三阴交、足三里可调补脾胃，以益生化之源。

随证选穴：头晕加百会、四神聪；大便燥结加照海、支沟。

(2) 寒凝腹痛

治法：助阳散寒，温通胞脉。取任脉、足太阴经穴为主。针灸并用。

处方：关元　气海　肾俞　三阴交

方义：灸关元、肾俞可助阳散寒，针气海、三阴交可调气活血。诸穴相配有温通胞脉之功。

随证选穴：四肢厥冷重灸神阙、阴交；腹痛剧烈加命门、次髎。

(3) 气滞血瘀

治法：行气化瘀，通络止痛。取任脉、足阳明、厥阴经穴为主。针刺泻法，酌灸。

处方：中极　归来　膈俞　血海　太冲

方义：中极、归来功能行气化瘀；太冲为肝经原穴，有疏肝理气的作用；膈俞、血海活血通滞。

随证选穴：胸胁胀痛加期门、膻中；恶露不下加气海、阴交。

【其他疗法】

耳针　取穴：子宫、肝、肾、神门、内分泌、肾上腺。刺法：中等刺激。每日1次，留针15～20分钟。也可用耳穴埋针。

【按语】

产后腹痛患者应注意生活调理，忌食生冷，防止感受风寒，避免忧思郁怒。

【成方选辑】

妇人产后脐腹痛，恶露不已：照海、水分、关元、膏肓、三阴交(《针灸大成》)。

产后腹痛：气海百壮(《针灸集成》)。

【验案举例】

胡××，25岁。产后2天，腹痛难忍，哭泣不已，不能纳食，诊脉弦细，苔薄白，查宫底在脐下三指，呈痉挛性收缩。取穴：关元、中极、三阴交、足三里，针后病人腹痛即缓解，留针20分钟后起针，腹痛即止(北京中医学院东直门医院门诊病历)。

【资料摘录】

针刺：治疗产后宫缩痛92例。

取穴：三阴交。操作：针刺法，先用毫针捻转进针，得气后留针30分钟至24小时。

疗效：全组病例中，经针治一次于留针时即停止疼痛者有90例，另有2例在留针的基础上改用穴位封闭法(《针灸临床经验辑要》)。

2·12　恶露不下

胎儿娩出后，胞宫内遗留的余血和浊液，名谓"恶露"。产后恶露应自然排出体外，如果停留不下，或下亦很少，称为"恶露不下"。

【病因病机】

恶露为血所化，而血运又赖于气行，所以情志不畅，肝气郁结，气机不利，则血行受阻；或因感受风寒，饮食生冷，以致恶露为寒邪所凝，皆可导致恶露不下。

【辨证】

本病主证是恶露不下，或流下甚少。因于气滞者，小腹胀满而痛，胸胁作胀，苔薄白，脉象弦；因于寒凝血瘀者，恶露流下甚少，色紫黯，小腹疼痛拒按，痛处有块，舌质紫，脉象涩。

【治疗】

(1) 气滞证

治法：理气解郁，调和气血。取厥阴、任脉经穴为主，针刺泻法。

处方：太冲　间使　气海　关元

方义：本方旨在疏肝解郁，故取肝原太冲，配气海以疏肝理气，配关元以治胁腹胀痛，配间使以治恶露不下。

随证选穴：小腹胀满加气冲；胸胁作胀加期门、膻中。

(2) 血瘀证

治法：活血行瘀。取任脉、足太阴经穴为主。针灸并施。

处方：中极　气冲　地机

方义：中极是任脉经穴，通于胞宫，泻之，可调理冲任；气冲是足阳明和冲脉的交会穴；地机是足太阴经的郄穴，为血中之气穴，诸穴相配，可达活血行瘀的目的。

随证选穴：小腹痛重加四满、阴交、石关；四肢厥冷加灸关元。

【其他疗法】

耳针　选穴：子宫、肝、肾上腺、神门。刺法：强刺激，每日1次，留针30分钟。

【按语】

恶露属于瘀浊败血之物，如果停蓄体内，可引起产后血晕、产后发热、儿枕痛，甚至形成癥瘕、血鼓等证，故应及时治疗。

【成方选辑】

天枢、中极，治血结成块（《针灸资生经》）。

产后血块痛：气海、三阴交（《针灸大成》）。

恶露成块：石门七壮至百壮（《针灸集成》）。

【验案举例】

卢××，30岁。产后恶露极多，给注射垂体后叶素后，恶露突然中止，腹痛拒按。针关元、中极、三阴交，术后腹痛止，并有恶露流出（《针刺神经疗法及针灸研究资料汇编》）。

【资料摘录】

临床观察十七椎下穴不仅善治痛经、经闭，同时对产后恶露不下亦有疗效。一般直刺1.5寸深，施以泻法，留针30分钟（《针灸处方集》）。

2·13　恶露不绝

分娩后二至三周，恶露仍淋漓不断者，称为"恶露不绝"或"恶露不止"。

【病因病机】

气虚失摄：多因体质素弱，正气不足，产时失血耗气，或因产后操劳过早，劳倦伤脾，气虚下陷，均可导致冲任不固，不能摄血，以致恶露淋漓不断。

血热妄行：素体阴虚，复因产时失血，阴血更虚，阴虚则生内热；或过服温燥之品，或肝郁化热，导致热扰冲任，迫血下行，而恶露不止。

瘀阻胞脉：产后胞脉空虚，寒邪乘虚而入，血因寒凝，瘀阻于内，则恶露行而不畅，淋漓不绝。

【辨证】

气虚失摄：恶露淋漓不绝，量多，色淡红，质清稀，无臭味，小腹下坠，精神倦怠，面色㿠白，舌质淡，脉濡弱。

血热妄行：恶露量多，色红，质稠，有臭味，面色潮红，口干舌燥，舌质红，脉细数。

瘀阻胞脉：恶露淋漓不畅，量少，色紫黯有块，小腹疼痛拒按，舌紫黯有瘀点，脉弦或沉涩。

【治疗】

(1) 气虚失摄

治法：补气摄血。取任脉、足太阴、阳明经穴。针刺补法，并灸。

处方：关元　足三里　三阴交

方义：关元属任脉，为足三阴、冲脉之会，功能调节冲任；配三阴交、足三里补益中州，健脾统血。

随证选穴：恶露量多加气海、脾俞；小腹下坠加百会、中脘。

(2) 血热妄行

治法：育阴清热。取任脉、足三阴经穴。补泻兼施。

处方：气海　中极　血海　中都　阴谷

方义：气海、中极属任脉，通于胞宫，泻之可清下焦之热；血海属脾经，泻之可清血中之热；中都为肝经郄穴，有疏肝清热的作用；阴谷属肾经，有育阴清热的作用。诸穴相配以期育阴清热，止血妄行。

随证选穴：心中烦躁加行间；面色潮红加太溪；口舌干燥加照海。

(3) 瘀阻胞脉

治法：理气活血。取任脉、足太阴经穴。针刺泻法，并可施灸。

处方：中极　石门　地机

方义：中极、石门二穴属于任脉，有调理冲任、活血行瘀的作用；地机是脾经的郄穴，能调血止血。气行则血活瘀去，瘀去则新血得归于经，恶露可止。

随证选穴：小腹疼痛拒按加气海、归来；脐周冷痛灸神阙、阴交。

【其他疗法】

耳针　取穴：子宫、神门、交感、内分泌、脾、肝、肾、皮质下。刺法：中等刺激，每日1次，每次选用2～3穴，留针15～20分钟。也可用埋针的方法。

【按语】

产后应注意精神调摄，不可暴怒忧思，忌食生冷，避免过劳或房室等。

【成方选辑】

气海、中都治恶露不止（《针灸资生经》）。

产后恶露不止，及诸淋注，灸气海（《针灸聚英》）。

因产恶露或不止，气海、关元必有功（《杂病歌》）。

因产恶露不止：中极、阴交（百壮）、石门（七壮至百壮）（《针灸集成》）。

【验案举例】

张××，女，29岁。产后月余，恶露淋漓不断，其色浅淡，无臭，腹痛绵绵，面色少华，舌淡苔薄白；脉细软。此乃冲任不固，气虚失摄之象。取气海灸5壮，合谷、三阴交，针用补法。针灸8次，诸证逐渐平复（江苏省中医院门诊病历）。

【资料摘录】

产后恶露，乃裹儿污血，产时当随胎而下。若日久不断，时时淋漓者，或因冲任虚损，血不收摄；或因瘀行不尽，停留腹内，随化随行者。当审其血之色，或污浊不明，或浅淡不鲜，或臭,或腥,或秽,辨其为实、为虚而攻补之(《医宗金鉴》)。

2·14 产后血晕

产妇分娩后,突然发生头晕眼花,不能坐起,或心下满闷,恶心呕吐,甚则神志昏迷不省人事,称为"产后血晕"。

【病因病机】

本病发生的机理,主要是产妇平素气血虚弱,复因产后失血过多,气随血脱,心神失养,发为昏厥;或产时感寒,恶露不下,血瘀气逆,并走于上,心神受扰而致血晕。

【辨证】

血虚气脱:产后失血过多,突然昏晕,不醒人事,面色苍白,甚则四肢厥冷,冷汗淋漓,六脉微细或浮大而虚。

寒凝血瘀:产后恶露不下,或下亦很少,少腹阵痛拒按,甚则心下急满,气息喘促,神昏不省人事,两手握拳,牙关紧闭,面色紫黯,口唇舌质发紫,脉涩。

【治疗】

(1) 血虚气脱

治法:回阳救逆,补气益血。取任脉、足太阴经穴为主。针刺补法,并灸。

处方:关元　气海　三阴交　足三里

方义:本方配穴的主要作用是回阳救逆,益气养血。任脉主阴,气海、关元为元气之根,重灸之可回阳救逆,此乃补阴救阳之义。足三里和三阴交调理后天,以益生化之源,这是治本之法。

随证选穴:出血加隐白、大敦;心悸怔忡加神门、郄门。

(2) 寒凝血瘀

治法:温经散寒,行血祛瘀。取任脉、足太阴经穴为主。针灸并用。

处方:中极　阴交　三阴交　支沟　公孙

方义:中极、阴交皆属任脉,灸之可调理冲任,温经散寒;三阴交为足三阴经的交会穴,公孙为冲脉交会穴,泻之,可导血下行,平冲降逆;更合以支沟,调理三焦气机,使气行瘀化,营卫畅通,筋脉得养则神昏抽搐之证可除。

随证选穴:昏厥加人中、百会、十二井;小腹疼痛拒按加归来;心下急满加幽门、石关、巨阙;抽搐加太冲、合谷、颊车。

【其他疗法】

耳针　取穴:神门、交感、肝、子宫。刺法:强刺激,间歇运针,留针1~2小时。

【按语】

产后血晕多由产后大出血引起,所以血晕一旦发生,应积极抢救,并查明原因,及时处理。

【成方选辑】

产后血晕:灸中脘五十壮(《扁鹊心书》)。

产后血晕:神门、内关、关元(《医学纲目》)。

产后血晕不识人:支沟、三里、三阴交(《针灸大成》)。

阴交、阳别而定血晕,阴跷、阳维而下胎衣(《标幽赋》)。

【验案举例】

王××,39岁。第三胎顺产5天,突然头晕眼花,心悸恶心,面色苍白,四肢麻木,脉沉细,血压100/60毫米汞柱,体温36℃。诊断为产后血晕。治法:针百会、足三里、内关,留针15分钟,并用艾条灸气海30分钟。针灸后症状即时减轻,次日复诊显著减轻,又针灸二次而愈(《针灸临床集验》)。

【资料摘录】

针刺治疗产科休克6例。其中有3例不能测得血压和脉搏。

取穴:人中、合谷。操作:用兴奋手法,留针5~20分钟。

疗效:针刺2~3分钟,即可生效。对各种类型之产科休克均可奏效。人中、合谷是针刺抗休克的有效穴位(《针灸临床经验辑要》)。

2·15 乳少

产后乳汁分泌甚少,不能满足婴儿需要者称为"乳少",亦称"缺乳"。本证不仅出现于产后,在哺乳期亦可出现。

【病因病机】

乳汁为气血所化,如脾胃虚弱,化源不足,或临产失血过多,气血耗损,均能影响乳汁的生成;或产后情志不调,肝失条达,气机不畅,经脉壅滞,气血不能化为乳汁,或化而不能运行等,均能导致乳少。

【辨证】

气血虚弱:乳汁不行,或行亦甚少,乳房无胀感,面色苍白,唇爪无华,或精神倦怠,食少便溏,舌淡无苔,脉虚细。

肝郁气滞:产后乳汁不行,乳房胀满而痛,或见精神抑郁,胸闷胁胀,胃脘胀满,食欲减退,苔薄,脉弦。

【治疗】

(1) 气血虚弱

治法:益气补血,佐以通乳。取足阳明经穴为主。针刺补法,并灸。

处方:膻中　乳根　脾俞　足三里

方义:脾俞、足三里,可健运脾胃,益气补血;乳房为阳明经所过,取乳根可疏通阳明经气而催乳;膻中调气,以助催乳之效。

随证选穴:食少便溏加中脘、天枢;失血过多加肝俞、膈俞。

(2) 肝郁气滞

治法:疏肝解郁,佐以通络。取手足厥阴经穴为主。针刺泻法。

处方:膻中　乳根　少泽　内关　太冲

方义:膻中、乳根调气通络催乳;少泽为通乳效穴;内关、太冲均属厥阴经,有疏肝解郁、宽胸理气的作用,诸穴合用可收理气通乳之功。

随证选穴:胸胁胀满加期门;胃脘胀满加中脘、足三里。

【其他疗法】

耳针　取穴:胸区、内分泌、肝、肾。刺法:中等刺激。每日1次,每次留针15~20分钟。

【按语】

针灸治疗乳少效果较好,在治疗的同时应增进营养,可多食猪蹄、鲫鱼汤等食品,对于气血虚弱者尤应注意。另外还要注意哺乳方法是否妥当,不当时,应及时纠正。

【成方选辑】

乳难,太冲及复溜主之(《甲乙经》)。

妇人无乳法:初针两手小指外侧近爪甲深一分,两手腋门深三分,两手天井深六分。(《千金翼方》)。

无乳膻中少泽烧(《杂病歌》)。

妇人无乳:少泽、合谷、膻中(《针灸大成》)。

产后无乳:前谷(《神灸经纶》)。

【验案举例】

王××,女,25岁。产后月余,因和爱人争吵,乳汁突然减少,乳房胀痛,胸胁胀满,胃脘不适,嗳气不畅,心烦易怒,头目眩晕,苔薄白,舌质红,脉象弦。证属肝郁气滞缺乳。治宜疏肝解郁,活络通乳。治取膻中、期门、太冲、少泽。每日1次,连针3次,乳汁即通,已能满足婴儿服用(北京中医学院东直门医院门诊病历)。

【资料摘录】

针刺治疗产后早期乳汁不足50例。治疗时间以产后5天分泌乳汁仍少时开始。

取穴:主穴取膻中、乳根;配穴取合谷、三阴交。操作:用轻刺手法,以患者感到乳房部位麻木胀痛时为止。留针15分钟,每3分钟捻转1次。

疗效:显效44例,进步5例,无效1例(《针灸临床经验辑要》)。

针刺治疗缺乳56例。缺乳时间最短7天,最长10个月,其中以2个月以下者最多。

取穴:主穴取膈俞、足三里、曲池、膻中。配穴取血海、乳根。操作:膈俞、脾俞、足三里,用补法;曲池、血海,用泻法;膻中、乳根,用平补平泻法。每日针治1次,连续3次为一疗程。

疗效:显效者41例,有效者11例,无效者4例。一般针治3~4次可见显效(《针灸临床经验辑要》)。

2·16 阴挺

阴道中有肿物脱出,形如鸡冠、鹅卵、色淡红,称为"阴挺"。

阴挺,包括子宫脱垂、阴道壁膨出、阴痔等疾病。

【病因病机】

本病的发生,主要由于分娩时用力太过,或产后过早体力劳动,均可损伤中气致气虚下陷,胞系无力,以致脱垂;或因孕育过多,房劳伤肾,以致带脉失约,冲任不固,不能系胞,而致脱垂。

【辨证】

脾虚:阴道中有鹅卵样物脱出,自觉小腹下坠,遇劳则甚,精神疲惫,四肢乏力,白带量多,舌淡苔薄,脉虚弱。

肾虚:阴道中有鹅卵样物突出,小腹下坠,腰腿痠软,小便频数,无白带,阴道干涩,头晕耳鸣,舌淡红,脉沉弱。

【治疗】

(1) 脾虚

治法:益气升阳,固摄胞宫。取督脉、足太阴、阳明经穴为主。针刺补法,并灸。

处方:百会　气海　维道　足三里　三阴交

方义:百会为督脉经穴,位于巅顶,是下病上取、陷者举之的意思;维道为足少阳、带脉之会,能维系带脉、收摄胞宫;气海属任脉,通于胞宫,可调补冲任、益气固胞;足三里、三阴交健脾益胃、升补中气。诸穴相合,具有益气升阳、固摄胞宫的作用。

随证选穴:小腹下坠加中脘、脾俞。

(2) 肾虚

治法:调补肾气,固摄胞宫。取任脉、足少阴经穴为主。针刺补法,并灸。

处方:关元　子宫　大赫　照海

方义:关元合大赫、照海,可补益肾气、固摄胞宫;子宫穴为经外奇穴,是治疗阴挺的有效穴位。

随证选穴:腰膝酸软加肾俞、曲泉;头晕耳鸣加百会、肾俞。

【其他疗法】

电针　取穴:子宫穴、足三里。刺法:足三里用补法,子宫穴用2寸毫针向子宫方向斜刺。以病人感到子宫上抽、腰部和阴部酸胀为度,通电15～20分钟。

头针　取穴:双侧足运感区、生殖区。刺法:10次为一疗程,停针3～5天,作第二个疗程。

【按语】

针灸对本病疗效较好,但在治疗期间,患者应避免负重,坚持作提肛肌锻炼,每日1次,每次10～15分钟,以利于本病的恢复。

【成方选辑】

妇人阴挺出,四肢淫泺,心闷,照海主之(《甲乙经》)。

女子绝子,阴挺出,不禁白沥,上髎主之(《甲乙经》)。

产后阴下脱:灸脐下横纹二七壮(《妇人大全良方》)。

阴挺出者曲泉焦,照海大敦共三穴(《杂病歌》)。

阴挺出:太冲、少府、照海、曲泉(《针灸大成》)。

【验案举例】

耿××,33岁。因第二胎难产造成子宫脱垂已6年,腹部有下坠感,腰酸痛,白带多,呈Ⅱ度脱垂。针气海、维胞、足三里,徐徐提插和刮针手法,短促行针,针后在关元拔火罐15分钟,间日1次。针2次后子宫下垂即明显回缩,共针拔6次,子宫位置恢复正常。随访2年未复发(《针灸临证集验》)。

【资料摘录】

针刺治疗子宫脱垂106例。其中Ⅰ度者16例,Ⅱ度者32例,Ⅲ度者58例。

取穴:①维胞、关元、三阴交;②曲骨、关元、阴陵泉;③维胞、曲骨、三阴交。每天用1组穴位。操作:维胞穴进针后沿腹股沟斜刺2～4寸,大幅度捻转,使患者会阴部有抽动感,留针30分钟,每隔3～5分钟捻转1次。曲骨针刺2～3寸,大幅度捻转,留针30分钟,间歇捻转。其余穴位按一般针法。

疗效：Ⅰ度子宫脱垂16例中，痊愈者14例，显效者2例。Ⅱ度子宫脱垂32例中，痊愈者26例，显效者3例，好转者2例。Ⅲ度子宫脱垂56例中，痊愈者42例，显效者11例，好转者3例(《针灸临床经验辑要》)。

2·17 阴痒

阴痒，是以妇女阴道内或外阴部瘙痒，甚则痒痛难忍，坐卧不宁为特征的一种病症，亦称"阴门瘙痒"。

阴痒常见于滴虫性阴道炎、霉菌性阴道炎、老年性阴道炎和外阴白斑等，也有因精神因素引起的。

【病因病机】

阴痒的病因主要是由于脾虚湿盛，肝郁化热，湿热蕴结，流注于下，或因外阴不洁，久坐湿地，病虫侵袭阴部所致。

【辨证】

外阴部或阴道内瘙痒，甚则疼痛，奇痒难忍，心烦少寐，坐立不安，胃脘满闷，口苦而粘，小便黄赤，带下量多，黄稠腥臭，舌苔黄腻，脉弦数或滑数。

【治疗】

治法：清热利湿，佐以疏肝。取任脉、足太阴、厥阴经穴为主。针刺泻法。

处方：中极　下髎　血海　三阴交　蠡沟

方义：中极是任脉和足三阴经的交会穴，又是膀胱经的募穴，和下髎、三阴交相配，可清利下焦湿热；配血海清血热兼能杀虫；配蠡沟清肝经之郁热而止痒。

随证选穴：奇痒难忍加曲骨、大敦；心烦少寐加间使。

【其他疗法】

耳针　取穴：神门、脾、肝、卵巢、外生殖器。刺法：强刺激，每日1次，每次取2～3穴，留针15～30分钟。并可用埋针法。

【按语】

剧痒难忍或病程缠绵者可配合局部用药。

【成方选辑】

女子下苍汁，不禁赤沥，阴中痒痛，引少腹控胁，不可俯仰，下髎主之(《甲乙经》)。

女子少腹苦寒，阴痒及痛，经闭不通，中极主之(《甲乙经》)。

阴门忽然红肿疼：会阴、中极、三阴交(《针灸大成》)。

阴挺痒痛：少府、曲泉(《神灸经纶》)。

【验案举例】

患者女性，27岁。主诉外阴瘙痒难忍，已有1个多月，常因瘙痒造成失眠，虽经治疗但未收效。在妇科门诊检查时，见有阴部发赤、湿润，呈炎症现象，并有指搔痕迹，白带较多。阴道分泌物经化验检查2次均为阴性。取穴：阴廉、曲骨、会阴。手法：用捻转法，中等度刺激，每日1次，经4次治疗后，症状全部消失(《中华妇科杂志》)。

【资料摘录】

针刺治疗阴痒6例。

取穴：阴廉、曲骨、会阴。操作：须用旋捻法，中等度刺激，每日或隔日1次，4次为一疗程。

疗效:均获显著疗效(《针灸临床经验辑要》)。

2·18 不孕

女子婚后,夫妇同居3年以上,配偶健康,而不受孕,或曾孕育,但间隔3年以上未再受孕者,称为不孕。又名绝子、无子。

【病因病机】

先天不足,肾气虚弱;或精血亏损,冲任虚衰,胞脉失养;或命门火衰,寒邪客于胞中;或气滞血瘀,痰湿内生,痰瘀互阻,闭塞胞宫等,均能导致不孕。

【辨证】

肾虚不孕:月经失调,量少色淡,精神疲倦,头晕耳鸣,腰痠腿软,舌苔白,脉象沉。

血虚不孕:月经量少色淡,周期错后,身体瘦弱,面色萎黄,疲倦乏力,头晕心悸,舌质淡,脉沉细。

胞寒不孕:经行愆后,质稀色黯,小腹冷痛,形寒肢冷,或兼见腰痠腿软,小便清长,舌淡苔薄,脉沉迟。

痰瘀互阻:经期错后,经行涩滞不畅,夹有血块,胸胁胀满,烦躁易怒,或形体肥胖,头晕心悸,白带量多而粘稠,苔白腻,舌质黯或有瘀斑,脉滑或涩。

【治疗】

(1) 肾虚不孕

治法:补益肾气,调理冲任。取背俞、足少阴经穴为主。针刺补法。

处方:肾俞　气穴　然谷

方义:肾藏精,主生殖,肾气旺盛,精血充足,冲任调和,乃可摄精成子。故取肾俞、气穴、然谷三穴相配,以补益肾气,调理冲任。

随证选穴:头晕耳鸣加百会、太溪;腰膝痠软加腰眼、阴谷。

(2) 血虚不孕

治法:补益精血,调理冲任。取督脉、足太阴、阳明经穴为主。针刺补法。

处方:关元　气户　子宫　三阴交　足三里

方义:关元为任脉和足三阴经的交会穴,有补益精血的作用;三阴交、足三里可调补生化之源;气户、子宫是治疗不孕证的经验穴。

随证选穴:血虚身热加血海;头晕心悸加百会、神门。

(3) 胞寒不孕

治法:暖宫散寒。取任督、足太阴经穴。针灸并用。

处方:阴交　曲骨　命门　气海

方义:任脉、督脉通于胞宫,针灸任脉经穴阴交、曲骨、督脉经穴命门,可暖宫散寒;更灸气海以壮阳,增强暖宫散寒的作用。这是益火之源以消阴翳的治法。

随证选穴:经迟加天枢、归来;腰痠腿软加肾俞、腰眼。

(4) 痰瘀互阻

治法:化痰行瘀。取任脉、足太阴、阳明经穴为主。针灸并施。

处方:中极　气冲　四满　三阴交　丰隆

方义：中极属任脉，气冲属阳明经，四满属肾经，三穴配用可理气通经，调节冲任；配三阴交和血行瘀，配丰隆健脾化痰。诸穴相配可达理气化痰，通经行瘀的目的。

随证选穴：经行涩滞不畅加地机；胸胁胀满加太冲、内关；白带量多加中髎；腹痛恶血上冲加石关。

【其他疗法】

耳针　取穴：内分泌、肾、子宫、皮质下、卵巢。刺法：中等刺激，每日1次，每次2～3穴，10次为一疗程。也可耳穴埋针。

【按语】

男女双方皆可患不孕证。故治疗前必须明确诊断。

【成方选辑】

绝子，灸脐中，令有子（《甲乙经》）。

女子绝子，衃血在内不下，关元主之（《甲乙经》）。

妇人无子，涌泉主之（《甲乙经》）。

妇人绝嗣不生，灸气门穴，在关元傍三寸，各百壮（《千金要方》）。

次髎、涌泉、商丘，治绝子（《针灸资生经》）。

女人子宫久冷，不受胎孕：照海二穴、中极一穴、三阴交二穴、子宫二穴（在中极两旁各二寸）（《针灸大全》）。

不孕：三阴交、血海、气海、命门、肾俞、中极、关元、阴廉、然谷、照海、胞门、气门（《神灸经纶》）。

催孕：下三里、至阴、合谷、三阴交、曲骨（七壮至七七壮即有子）（《针灸集成》）。

【验案举例】

施××，女，34岁。婚后10年不孕。配偶健康，性生活正常。经外院施行"通液术"，发现双侧输卵管阻塞。

辨证施治：每月经前双乳作胀，乳头触痛，少腹胀滞难忍，经色暗紫，量少，腰膝瘦楚，神疲纳呆。诊见面色少华，脉弦细，苔薄。系肝郁气滞，冲任失养，治宜疏肝理气，通调冲任。取穴：关元、气海、水道、归来、足三里、内关、太冲、三阴交、公孙，轮换选用。手法以提插捻转得气为度。加用电针，留针20分钟，隔日1次。诊治2次后出现右肩沉重瘦痛，17次后诸恙明显减轻，惟右肩瘦痛尚存。经"通气术"检查，证实双侧输卵管通气良好。继续针刺至26诊，主诉当月月经未临，神疲纳呆，泛恶。诊脉弦带滑，疑有孕，做小便妊娠试验，为阳性（《上海中医药杂志》）。

【资料摘录】

灸治不孕证15例。年龄在23～37岁之间，病程均在2年以上。

取穴：内关、三阴交。操作：用艾条灸15～30分钟，隔日1次。

疗效：1年后随访，其中12例已生育或受孕，2例情况不明，1例无效（《广东中医》）。

3 儿科病证

3·1 顿咳

顿咳,是小儿感受时邪引起的肺系疾病。本病以阵发性发作,连续性咳嗽,咳后伴有吸气性吼声为特征。发作一阵后暂时缓解,然后再次发作,每日数次至数十次不等,故名"顿咳"。又因其病程较长,缠绵难愈,故亦称"百日咳"。

本病四季均可发生,冬春两季多见,婴幼儿最易感染。该病对小儿健康影响较大,宜及早治疗。

【病因病机】

本病主要由于调护失宜,外感时邪引起痰浊内生,阻于气道,肺失宣降,以致肺气上逆,发为咳嗽。咳嗽日久不愈,每可伤及肺络,可见咯血等证。

【辨证】

初咳期:病初与感冒类似,证见咳嗽,打喷嚏,流鼻涕,吐泡沫样的稀痰,苔薄白,脉象浮,指纹淡红。

痉咳期:咳嗽逐渐加重,呈阵发性发作,咳则连声不断,咳后有回吼声,至咳出粘痰,或呕出乳食,阵咳始暂时停息。如此反复发作,入夜尤甚。或兼见身热,口干舌燥,便秘溲赤,或痰中带血,鼻中衄血,舌苔黄,脉滑数,指纹紫红。

恢复期:咳嗽次数和持续时间逐渐减短,回吼声亦逐渐消失,呕吐减少。或咳而无力,痰稀而少,气短声怯,自汗无力,唇色淡白,舌淡苔少,指纹青淡。

【治疗】

(1)初咳期

治法:宣肺解表,祛邪止咳。取手太阴、阳明经穴为主。针刺泻法,不留针。

处方:风门　列缺　合谷

方义:本病初期邪气在表在肺,所以取风门祛风解表;取肺经络穴列缺,大肠经原穴合谷,原络相配宣肺止咳。

随证选穴:恶寒无汗加大杼、大椎;喉痒咽红加少商。

(2)痉咳期

治法:清热泻肺,化痰止咳。取督脉、手太阴经穴为主。针刺泻法。

处方:大椎　身柱　尺泽　丰隆

方义:病之中期,邪热与痰浊阻于气道,肺失肃降,所以取督脉经穴大椎、身柱,清泄热邪;合手太阴经穴尺泽,足阳明经穴丰隆,泻肺降逆,化痰止咳。

随证选穴:身热加曲池;咯血、衄血加天府、上星。

(3)恢复期

治法:健脾补肺。取背俞、手太阴、足阳明经穴为主。针刺补法。

处方:肺俞　脾俞　太渊　足三里

方义：顿咳后期日趋向愈，邪气已衰，正气亦虚，治在健脾益肺，以治其本。取肺俞、脾俞和足三里补脾益肺；太渊为肺经原穴，有补肺止咳的作用。

随证选穴：体弱虚损加膏肓；纳少便溏加中脘、天枢、气海；手足欠温加关元。

【其他疗法】

皮肤针 取穴：督脉（颈部、背部）、大椎、中脘、内关、太渊、丰隆。刺法：中等刺激，每日1次。

耳针 取穴：支气管、肺、神门、交感。刺法：中等刺激。每次用2～3穴，两耳交替使用，每日1次。

【按语】

针灸对本病有较好的效果。但病程较长，或延久失治，耗伤正气，可使病儿体质虚弱，易并发其他疾病。平时应注意生活调摄，以增强体质和抗病能力。

【成方选辑】

若是痰涎并咳嗽，治却须当灸肺俞，更有天突与筋缩，小儿吼闭自然疏（《胜玉歌》）。

哮吼嗽喘：俞府、天突、膻中、肺俞、三里、中脘……小儿此症尤多。复刺后穴：膏肓、气海、关元、乳根（《针灸大成》）。

小儿咳嗽不瘥，灸肺俞穴（《古今医统》）。

百日咳：风池、大椎、风门、天突、上脘、太渊、足三里；天柱、身柱、肺俞、俞府、中脘、经渠、丰隆。每日轮针1次（《中国针灸学》）。

【验案举例】

姜××，男，5岁。阵发性痉挛性咳嗽1月，初期轻微咳嗽，流清涕，服感冒药治疗7天，咳嗽逐渐加剧，日咳十几次，每次持续咳嗽10～20声，有时咳后呕吐或咳呛出血。检查：胸透心肺无异常，体温37 ℃，白细胞18 000/cm^3。取身柱穴，用三棱针挑刺出血，然后拔火罐5～10分钟，隔日治疗1次。经2次治疗咳嗽明显减轻，共治疗4次，症状消失（《针灸临证集验》）。

【资料摘录】

针刺治疗百日咳31例。

治法：久咳体弱者，取足三里、合谷，足三里穴先补后泻，合谷穴用泻法。发热者加大椎、曲池；食欲不振者加内关、商丘，衄血者加太渊、经渠。

疗效：经用本法治疗5～10次后，有27例痊愈，4例减轻（《针灸临床经验辑要》）。

点刺四缝穴治疗百日咳16例。

取穴：四缝。操作：用细三棱针或员利针点刺，挤出黄色或白色粘稠液体。每日或隔日1次。

疗效：一般针治1次减轻，3～4次可大见好转（《针灸临床经验辑要》）。

3·2 小儿泄泻

泄泻，是以大便次数增多，便下稀薄，或水样便为特征的一种病证。小儿脾胃薄弱，起居不慎，饮食失调均易引起泄泻。

本病是小儿常见病，四季皆可发生，夏秋两季多见。

【病因病机】

小儿脏腑娇嫩,外感暑湿,饮食不洁,困扰脾胃,以致运化失常,清浊不分,形成泄泻;或饮食不节,乳食停滞,损伤肠胃,消化不良,水谷不分,并走肠间,形成泄泻;或久病脾胃虚弱,肾阳不足,命门火衰,不能温运水谷,下注于肠,遂成泄泻。

【辨证】

湿热泻:泻下稀薄,色黄而秽臭,腹部疼痛,身热口渴,肛门灼热,小便短赤,舌苔黄腻,脉滑数。

伤食泻:腹部胀痛,痛则欲泻,泻后痛减,大便腐臭,状如败卵,嗳哕腐食,或呕吐不消化食物,舌苔垢腻,脉滑而实。

阳虚泻:时泻时止或久泻不愈,大便溏或完谷不化,每于食后作泻,纳呆,神疲肢倦,面色萎黄,甚则四肢厥冷,睡后露睛,舌淡苔白,脉细缓。

【治疗】

(1) 湿热泻

治法:清热利湿。取手足阳明经穴为主。针刺泻法。

处方:中脘　天枢　足三里　曲池　内庭

方义:急性泄泻由湿热之邪侵袭胃肠所致。天枢、中脘为大肠和胃的募穴,是腑气募集之所;曲池、足三里是手足阳明的合穴,"合治内腑";内庭是足阳明的荥穴,"荥主身热"。本方集中使用特定俞穴,对于清热利湿、和中止泻,有相得益彰之效。

随证选穴:热重加合谷、大椎;湿重加阴陵泉。

(2) 伤食泻

治法:消食导滞。取足阳明经穴为主。针刺泻法。

处方:中脘　建里　天枢　气海　足三里　里内庭

方义:方用中脘、天枢、足三里调节胃肠以助消化;建里、气海理气导滞;里内庭为经外奇穴,善治伤食。食滞得化,则泻可止。

随证选穴:呕吐加内关、上脘;腹胀痛加下脘、合谷。

(3) 阳虚泻

治法:健脾温肾。取背俞、足阳明经穴为主。针刺补法,并灸。

处方:脾俞　肾俞　足三里　章门

方义:肾俞、脾俞健脾温肾;章门与足三里相配,健脾补胃,以助运化。肾能温煦,脾得运化,则泄泻可止。

随证选穴:腹胀加气海、公孙;腹痛灸神阙;手足厥冷灸关元。

【按语】

泄泻时,对病儿要控制饮食,给予少量容易消化的食品。平时应注意饮食调摄和食品卫生。

本病最易耗气伤液,重者可出现伤阴伤阳或亡阴亡阳之危证。如迁延失治,常导致小儿营养不良、生长发育迟缓等慢性疾患。

【成方选辑】

泄泻:胃俞、水分、天枢、神阙(腹痛乳痢甚妙)(《类经图翼》)。

泻痢:神阙(《针灸大成》)。

吐泻脉沉细,手足冷者,灸脐下一百五十壮(《扁鹊心书》)。

【验案举例】

文××,男,5岁。突然发热,腹痛,泄泻黄水,每日15次,口渴,尿短小而黄。体检:体温38.5℃,舌苔厚微黄,脉缓。针刺取穴:天枢、足三里。针后腹痛止,泄泻减少5次。翌日按前方加曲池穴进行治疗,治后热退,诸症消失(《针灸学简编》)。

【资料摘录】

针灸治疗小儿消化不良性腹泻108例。

取穴:常规用穴,取合谷、天枢、足三里。配穴,轻症者加中脘、内庭;重症者加关元、足三里,针后加灸;发热者加太冲;呕吐者加关元、长强、大肠俞,针后加灸。同时配合饮食控制、输液,但一律停用广谱抗菌素。

疗效:痊愈107例,无效1例。治愈次数,平均为3次(《针灸临床经验辑要》)。

3·3 疳疾

疳疾,是以面黄肌瘦,毛发焦枯,饮食反常,腹部膨胀,精神萎靡为特征的一种慢性疾病。

"疳"字的含义有二:一是"疳"者"甘"也,指发病原因,小儿恣食肥甘,损伤脾胃,积滞中焦,日久形成疳证;二是"疳"者"干"也,是指病机和病症,如气阴耗伤过重,形体干瘦而成疳证。

本病多见于5岁以下的婴幼儿。小儿生机蓬勃,发育迅速,营养物质极为重要,所以本病久延失治,往往影响小儿的生长和发育。

【病因病机】

小儿乳贵有时,食贵有节,若乳食无度,或恣食肥甘生冷,壅滞中焦,损伤脾胃,运化失常,形成积滞,积滞日久,纳运无权,乳食精微无从运化,以致脏腑肢体缺乏濡养,渐至身体羸瘦,气阴亏损,终成疳证。或饮食不洁,感染虫疾,耗夺血气,不能濡养脏腑筋肉,日久成疳。

【辨证】

不论何种原因引起的疳疾,均可见形体干枯羸瘦,精神疲惫,面色萎黄,头发稀疏,肌肤甲错等证。

因于脾胃虚弱者,兼见大便溏泄,完谷不化,腹部凹陷如舟,四肢不温,睡卧不宁,露睛,甚则伴有发育障碍,唇舌色淡,脉细无力。

因于虫疾者,兼见食欲异常,或嗜食无度,不知饥饱,或嗜食异物,脘腹胀大,青筋暴露,经常腹痛,睡中咬牙,舌质淡,脉细弦。

【治疗】

(1) 脾胃虚弱

治法:调理脾胃,培中化滞。取俞募、足太阴、阳明经穴为主。毫针浅刺,补法。

处方:中脘 章门 脾俞 胃俞 足三里 公孙 四缝

方义:本方用中脘、章门、脾俞、胃俞,是俞募配穴法;配足三里、公孙以调补脾胃,消食导滞。四缝用三棱针刺出少量黄水,为治疗疳疾的要穴。

随证选穴:积滞加建里;腹胀、便溏加下脘、天枢、气海;四肢不温加气海;睡卧不宁加间使。

(2) 感染虫疾

治法：消积驱虫。取任脉、足阳明经穴为主。针刺先泻后补。

处方：巨阙　中脘　天枢　百虫窝　足三里

方义：巨阙行气降逆，配中脘、天枢疏通胃肠积滞；百虫窝为经外奇穴，是驱虫的要穴。

随证选穴：脘腹胀大加章门、气海；睛生云翳加行间、阳陵泉。

【其他疗法】

皮肤针　取穴：脾俞、胃俞、三焦俞、华佗夹脊穴（7～17椎）、足三里、四缝。刺法：轻刺激，隔日1次。

【按语】

小儿饮食须定时定量，不宜过饥过饱或过食油腻。在治疗过程中可配合捏脊疗法，以提高疗效。

【成方选辑】

小儿疳瘦脱肛，体瘦渴饮，形容瘦瘁，诸方不瘥，灸尾翠骨上三寸陷中三壮（《针灸聚英》）。

小儿身羸瘦，贲豚腹胀，四肢懈惰，肩背不举，灸章门（《针灸聚英》）。

羸瘦骨立：百劳、胃俞、腰俞、长强（《类经图翼》）。

【验案举例】

张××，男，5岁。患儿腹胀，腹泻，食欲不振年余，近两月症状加重，睡觉惊厥，盗汗，曾多方治疗无效。检查：面黄肌瘦，毛发焦枯无华，肌肉松弛，腹胀如鼓，精神萎靡，大便呈蛋花样，奇臭。心肺正常，肝脾未触及。治疗：点刺四缝，针中脘、天枢、足三里，捻转手法，短促行针。针1次后，腹胀减轻，大便好转。针3次，腹胀消失，大便成形，食欲增加，共计5次，症状消失。半年后追访，患儿体重增加5公斤，体壮活泼（《针灸临证集验》）。

【资料摘录】

针刺四缝穴后，从钡剂胃肠道的观察中，可以看出针刺改善了肠胃运动功能。葡萄糖耐量曲线得到改善。血红蛋白、嗜酸性粒细胞、血清蛋白及白细胞吞噬能力、血清蛋白结合碘测定均有增加。在营养不良合并佝偻病患者，针刺四缝穴后，发现血清钙、磷增高，碱性磷酸酶降低（《针灸临床经验辑要》）。

3·4　急惊风

惊风，是以四肢抽搐，口噤不开，角弓反张和意识不清为特征的一种病证，又称"惊厥"。其中发病迅速，症情急暴者称为急惊风。

本症在很多疾病中均可引起，常见于5岁以下的婴幼儿，年龄越小发病率越高，7岁以后逐渐减少。

【病因病机】

外感时邪：小儿肌肤薄弱，腠理不密，极易感受时邪，化火生风，内陷厥阴，而致神昏抽搐之症。

痰火积滞：乳食不节，积滞胃肠，痰浊内生，气机壅阻，郁而化热，热极生风，亦可酿成本病。

暴受惊恐：小儿神气怯弱，元气未充，如乍见异物，乍闻怪声，或不慎跌仆等，暴受惊恐，恐则气下，惊则气乱，神无所依，亦可引起惊厥。

【辨证】

本病来势急骤,发作前常有壮热面赤,烦躁不宁,摇头弄舌,咬牙龂齿,睡中易惊,或昏沉嗜睡等先兆。但为时短暂,很快即出现急惊风的症状,神志昏迷,两目上视,牙关紧急,颈项强直,角弓反张,四肢抽搐,关纹青紫。

外感惊风:兼见发热,头痛,咳嗽,咽红,或恶心呕吐,或口渴烦躁。

痰热惊风:兼见发热,腹胀腹痛,呕吐,喉间痰鸣,便秘或大便臭,挟有脓血。

惊恐惊风:不发热,四肢欠温,夜卧不宁,或昏睡不醒,醒后哭啼易惊。

【治疗】

(1) 外感惊风

治法:清热祛邪,开窍熄风。取督脉、十二井穴为主。针刺泻法。

处方:大椎　合谷　太冲　阳陵泉　十二井穴

方义:本方取大椎清泻热邪;刺十二井穴出血,既可泄热,又有开窍醒神之效;取太冲配合谷以平肝熄风;取筋会阳陵泉以舒筋止痉。

随证选穴:热重加曲池;呕吐加中脘、内关。

(2) 痰热惊风

治法:清热豁痰,开窍熄风。取任督、足阳明、厥阴经穴为主。针刺泻法。

处方:水沟　颅息　中脘　丰隆　神门　太冲

方义:水沟属督脉通于脑,有醒神开窍的功效;颅息泄三焦之火以止痉;中脘、丰隆导滞化痰;神门属心经原穴,太冲属肝经原穴,二穴相配可清心泻肝,镇惊熄风。

随证选穴:目上视加神庭、囟会、筋缩;牙关紧急加颊车、合谷;腹胀加天枢、气海。

(3) 惊恐惊风

治法:镇惊安神。取督脉、手足少阴经穴为主。针刺泻法。

处方:前顶　印堂　神门　涌泉

方义:前顶属督脉,印堂为奇穴,二穴有镇惊作用,善治惊风;神门为心经原穴,有宁心安神的作用;肾经井穴涌泉可熄风止痉。

随证选穴:惊风不止加颅息、囟会;昏睡不醒加人中。

【其他疗法】

耳针　取穴:交感、神门、皮质下、脑点、心。刺法:强刺激。每隔10分钟捻转1次,可留针60分钟。

【按语】

针灸治疗急惊风可镇惊止痉以救其急,痉止之后,必须查明原因,采用相应的治疗措施。

【成方选辑】

小儿惊痫,本神及前顶、囟会、天柱主之;如反视,临泣主之(《甲乙经》)。

小儿急惊风,灸前顶一穴,三壮,在百会前一寸。若不愈,须灸两眉头及鼻下人中一穴,炷如小麦大(《黄帝明堂灸经》)。

小儿身强,角弓反张,灸鼻上入发际三分,三壮。次灸大椎下节间,三壮,如小麦大(《黄帝明堂灸经》)。

小儿惊风少商穴,人中涌泉泻莫深(《杂病穴法歌》)。

瘈疭,五指掣:阳谷、腕骨、昆仑(《针灸大成》)。

急慢惊风:百会(五七壮)、囟会、上星、率谷(三壮)、水沟、尺泽(慢惊)、间使、合谷、太冲(五七壮)(《类经图翼》)。

【验案举例】

孙××,男,1岁半。代诉:小儿高热,咳嗽,突然四肢抽搐,牙关紧闭,角弓反张,持续不已。检查:体温39.8℃,呼吸38次/分,双肺呼吸音粗糙,肝脾未触及,咽部红肿充血,指纹青紫。辨证:患儿外感时邪,入内生热化风。治则:祛风止痉。治疗:取人中、合谷、大椎、十宣(放血),针后留针20分钟至1小时,强刺激,每10分钟捻转1次。针后抽搐即止,观察2小时未再复发。给服小儿琥珀抱龙丸,每日服3次,每次服半丸,第三日热退病愈(《针灸治验》)。

【资料摘录】

急慢惊风,非风也。古人谓之阴阳痫,犹伤寒之有阴阳证也。阳痫如阳证,当治以凉药;阴痫如阴证,当治以温药。庸医不知此例,以风药治之。风药多凉,或是慢惊,未有不罹其害者。戒之戒之。若灸惊风,惟灸慢惊慢脾风为稳当云(《针灸资生经》)。

【附】 慢惊风

慢惊风以发病缓慢,无热,抽搐时发时止,缓而无力为其特点。

【病因病机】

慢惊风多见于大吐大泻之后,或脾胃素弱,化源不足;或热病伤阴,肾阴不足,肝血亏损,木失濡养,虚风内动。

【辨证】

慢惊风的主证:面黄肌瘦,形神疲惫,四肢倦怠或厥冷,呼吸微弱,囟门低陷,昏睡露睛,时有抽搐。

因于脾阳虚弱者还可见大便稀薄,色青带绿,足跗和面部浮肿,脉象沉迟无力,舌质淡白;因于肝肾阴亏者,还可见神倦虚烦,面色潮红,舌光少苔或无苔,脉沉细而数。

【治疗】

治法:补益脾肾,佐以平肝熄风。针刺补法,并灸。

处方:脾俞　胃俞　肝俞　肾俞　气海　足三里　太冲　百会　印堂　筋缩

3·5　小儿痿证

小儿痿证,又称"小儿麻痹证"。是由感受时邪疫毒引起的一种传染性疾病,临床表现早期类似感冒,如发热、呕吐、腹泻、肢痛,继而出现肢体瘫痪,后期可见肌肉萎缩,关节畸形。

本病多发生于1～5岁幼儿,学龄儿童亦有之。常流行于夏秋季节,其他季节也可发生。

【病因病机】

本病多由于感受风、湿、热邪引起。风热袭肺,耗伤肺之津液,肺朝百脉而输布津液,肺热叶焦则筋脉失养而成痿;或湿热蕴蒸阳明,阳明受病则宗筋弛缓,不能束筋骨利关节而成痿;或病久不愈,精血亏损,则出现筋软骨萎,肌肉萎缩,弛缓不收等。

【辨证】

肺热证:证见发热,咳嗽,咽红,呕吐腹泻,肢体疼痛,继而萎软无力,苔薄白,脉细数。

湿热证:证见发热,肢体疼痛而沉重,不敢触动,继而肢体萎软,或腹肌弛缓呈膨出状,兼见烦躁,或嗜睡,汗多,苔黄腻,舌质红,脉濡数。

肝肾两亏证:在病的后期证见筋软骨萎,肌肉萎缩,关节畸形,舌淡脉沉细。

【治疗】

(1) 肺热证

治法：宣肺解表，散风清热。取手太阴、阳明经穴为主。毫针浅刺，泻法。

处方：合谷　列缺　风池　曲池

方义：合谷为手阳明经原穴，列缺为手太阴经络穴，二穴原络相配，可宣肺解表；风池为足少阳经和阳维脉的交会穴，配曲池能散风通络。

随证选穴：发热加大椎、少商、商阳；肢体疼痛加外关、足三里；呕吐腹泻加中脘、足三里。

(2) 湿热证

治法：清热利湿。取手足阳明、足太阴经穴为主。针刺泻法。

处方：曲池　足三里　阴陵泉　三阴交

方义：曲池、足三里属手足阳明经穴，可清热通络；阴陵泉、三阴交属足太阴经穴，善于健脾利湿，四穴相配可达清热利湿，祛邪通络的目的。

随证选穴：腹肌瘫痪加中脘、天枢；上肢瘫痪加肩髃、合谷、外关；下肢瘫痪加环跳、阳陵泉。

(3) 肝肾亏损证

治法：补益肝肾，调理阳明。取背俞、阳明经穴为主，辅以病部取穴。针刺补法，并灸。

处方：肝俞　肾俞　腰阳关　阳陵泉　绝骨　太溪　曲池　足三里

方义：肝俞、肾俞、太溪三穴相配补益肝肾。腰阳关为督脉经穴，位于腰部，益髓通络，是治疗痿证的有效穴位。阳陵泉为筋之会，绝骨为髓之会，可补益筋髓。曲池、足三里属手足阳明经，阳明多气多血又主宗筋，所以取二穴有"治痿独取阳明"之意。

随证选穴：举肩困难加肩井、肩髃、肩髎、巨骨、天宗、臂臑；肘屈伸无力加天府、天泉、尺泽、曲泽、内关；手内外旋困难加手三里、阳池、阳溪、后溪、四渎、少海；腕下垂加外关、阳谷、中泉；抬腿困难加髀关、腰部夹脊穴、环跳、伏兔；膝伸展无力加阴市、梁丘、上巨虚、犊鼻；膝反屈加承扶、委中、承山；足下垂加下巨虚、解溪；足内翻加悬钟、飞扬、金门、丘墟、申脉；足外翻加三阴交、太溪、照海；跟行足加承山、昆仑、太溪。

【其他疗法】

耳针　取穴：肺、神门、皮质下、颈椎、胸椎、腰骶椎。刺法：中等刺激。每次选3～4穴，每日1次，留针30分钟。

皮肤针　治疗部位：上肢瘫痪者，取督脉（颈部至胸椎$_4$）、手阳明经、手太阳经以及曲池、合谷、外关（患肢）。下肢瘫痪者，取督脉、膀胱经（腰骶部），以及足阳明经、足太阴经、足厥阴经、足少阳经的循行路线（患肢）。腹肌瘫痪者加腹部的足阳明经、足太阴经、足少阳经循行部位。方法：用皮肤针叩刺，每日1次。

穴位注射　取穴同体针。方法：常用10%葡萄糖注射液，维生素B_1，盐酸肤喃硫胺，复方当归液，维生素B_{12}，加兰他敏注射液等。10%葡萄糖须注在肌肉丰厚处，如殷门、伏兔、足三里等穴，每穴可注射10 ml。其他药液用量依病情增减，每次选2～4穴，每次0.5～1 ml，每日或隔日1次，连续10～20次为一疗程。

穴位埋线参照针灸处方和穴位埋线法。

【按语】

本病近年来采用口服脊髓灰质炎减毒活疫苗进行预防,发病已明显减少。后遗症应及时治疗,并配合功能锻炼,有助于恢复。关节严重畸形者,可考虑矫形手术。

【成方选辑】

痿厥,身体不仁,手足偏小。先取京骨,后取中封、绝骨,皆泻之(《甲乙经》)。

天井、外关、曲池主臂痿不仁(《千金要方》)。

冲阳、三里、仆参、飞扬、复溜、完骨主足痿失履不收(《千金要方》)。

痿,有湿热、有痰、有无血而虚、有气弱、有瘀血。针中渎、环跳、灸三里、肺俞(《针灸聚英》)。

【验案举例】

甘×,女,2岁。两下肢麻痹已18天,始于高热,诊断为脊髓前角灰白质炎,现后遗足痿,双足麻痹以左足为甚,膝反射消失,神色萎顿,声音低沉,右腹肌微突出,汗多,食欲减,脉微数,苔薄黄燥。此为高热灼肺,肺热叶焦,复缘阳明经脉空虚,湿郁成患。

处方:气冲、腹结、阳陵泉、上巨虚、解溪、昆仑、行间。半刺法,自右而左,泻法,用开阖补泻法,不留针。经6次治疗,下肢伸展自如,能倚椅靠立。后又加环跳、悬钟、筑宾,用补法,余同上方,共治25次而愈(《针灸治验录》)。

【资料摘录】

针灸治疗小儿麻痹证841例。其中病程在一年以内者729例,一年以上者112例。

取穴:①下肢麻痹取穴:主治穴为梁丘、阳陵泉、足三里、阳辅、三阴交、血海、大肠俞、殷门、委中;备用穴为伏兔、阴市、上巨虚、下巨虚、光明、悬钟、丘墟、解溪、商丘、阴陵泉、箕门、太冲、中封、三焦俞、肾俞、气海俞、关元俞、八髎、环跳、承扶、承山、昆仑、太溪、交信。②上肢麻痹取穴:主治穴为肩髃、肩井、肩贞、曲池、支沟、合谷、大椎;备用穴为臂臑、尺泽、手三里、间使、内关、灵道、外关、陶道、椎旁(大椎旁1.5寸处)、大杼、风门。③面神经麻痹取穴:主治穴为丝竹空、瞳子髎、听会、地仓、颊车、下关、合谷;备用穴为阳白、翳风、迎香、人中、承浆、列缺。④肠麻痹取穴:主治穴为足三里;备用穴为合谷、大肠俞。⑤尿潴留或尿失禁取穴:主治穴为三阴交;备用穴为阴陵泉。

操作:①本病属虚证,故施以补法。具体操作是捻转进针,待气至后再微捻数下,然后即捻转退针。②灸法:下肢麻痹者可灸椎间穴(在第12胸椎与第1腰椎棘突之间),上肢麻痹者可灸大椎穴,面神经麻痹者可灸听会穴,肠麻痹者可灸关元穴,尿潴留或尿失禁者可灸关元穴或中极穴。③每隔1~2日治疗1次,3个月为一疗程。

疗效:病程在一年以内的729例中,治愈者有275例,近愈者93例,显著好转者240例,好转者有121例,全部有效。其中以麻痹在一周以内开始针灸者效果最好。针刺对病程在一年以上者也有一定的疗效(《针灸临床经验辑要》)。

3·6 小儿遗尿

遗尿,是指3周岁以上的小儿,睡眠中小便经常自遗,醒后方觉的一种病症,又称"尿床"。

【病因病机】

肾主闭藏,司气化,膀胱有贮藏和排泄小便的功能,若肾气不足,下元不固,每致膀胱约束无权,而发生遗尿。肺主一身之气,有通调水道,下输膀胱的功能;脾主中气,有运化水谷而制水的作用,若脾肺气虚,上虚不能制下,膀胱约束无力,亦可发生遗尿。

【辨证】

肾阳不足:睡中遗尿,醒后方觉,一夜可发生1～2次或更多,兼见面色㿠白,小便清长而频数,甚则肢冷恶寒,舌质淡,脉沉迟无力。

肺脾气虚:多发生于病后或身体虚弱者,睡中遗尿,但尿频而量少,兼见面色㿠白,精神倦怠,四肢乏力,食欲不振,大便稀溏,舌质淡,脉缓或沉细。

【治疗】

(1) 肾阳不足

治法:温补肾阳。取背俞、任脉经穴为主。针刺补法,并灸。

处方:关元　中极　肾俞　膀胱俞　太溪

方义:关元、肾俞、太溪补益肾气;肾与膀胱相表里,故又取膀胱俞和中极俞募相配。肾气充实,则膀胱约束有权。

随证选穴:睡眠深沉加百会、神门;小便数遗灸大敦。

(2) 脾肺气虚

治法:补益脾肺。取任脉、手足太阴、足阳明经穴为主。针刺补法,并灸。

处方:气海　太渊　足三里　三阴交

方义:本方用足三里、三阴交补益中气;太渊补益肺气;气海属任脉,能调补下焦。诸穴相配,使脾气能升,肺气能降,膀胱得以制约,则遗尿可止。

随证选穴:便溏加脾俞、肾俞;尿频数加百会、次髎。

【其他疗法】

耳针　取穴:肾、膀胱、脑点、皮质下、枕、尿道区、敏感点。刺法:中等刺激,每次选用2～3穴,每日1次,留针20分钟。亦可耳穴埋针。

头针　取穴:足运感区、生殖区。刺法:沿皮刺,捻转1分钟,或用电针,留针15分钟。

【按语】

3周岁以下的婴幼儿,由于智力发育未臻完善,排尿的正常习惯尚未养成,或贪玩疲劳所引起的遗尿,不属病态。若3周岁以后,小儿仍不能自控排尿,睡眠中经常自遗者应视为病态。本病经久不愈,可使小儿在精神上造成极大压力,应及早治疗。

治疗期间家属与患者应密切配合,如控制饮水,督促小便。并积极鼓励患儿消除自卑感和怕羞心理,树立战胜疾病的信心。

【成方选辑】

遗溺:关门及神门、委中主之(《甲乙经》)。

遗尿:灸脐下一寸半,随年壮。又灸大敦三壮(《千金要方》)。

阴陵泉、阳陵泉主失禁遗尿不自知(《针灸资生经》)。

遗溺:神门、鱼际、太冲、大敦、关元(《针灸大成》)。

遗尿:气海百壮、大敦三壮(《针灸集成》)。

【验案举例】

鲁××,男,11岁。自幼遗尿,从未间断,每夜3～4次,身体营养中等,未发现有生理缺陷。取穴:关元、三阴交。经3次治疗,遗尿停止,未再复发(《针灸学简编》)。

张××,男,14岁,主诉自幼至今,每夜遗尿,少则一二次,多则三四次。四季皆然,长年不辍,中西医药,久治不愈。检查:面色㿠白,体质瘦弱,舌质淡,尺脉沉细。辨证:肾气不足,膀胱失约,则为遗尿。治法:补肾益气,固脬束筋。取穴:中脘、关元、合谷、足三里、三阴交。用补法。每日1次,共针10次,终获痊愈。追访无复发(《陈应龙针灸医案》)。

【资料摘录】

针灸治疗小儿遗尿43例。均为7～15岁的小学生。病程最短者为1年,最长者达8年以上。

取穴:第一组处方,取大敦、三阴交、关元、百会;第二组处方,取太冲、太溪、丹田、中极。操作:每日于睡前治疗1次,不留针。针后施以艾条灸法,灸3～5分钟,百会只灸不针。10次为一疗程。

疗效:痊愈者28例,进步者13例,无效者2例。治愈率为65.1%,有效率为95.4%(《针灸临床经验辑要》)。

3·7 痄腮

痄腮,又名"蛤蟆瘟",是以发病急,耳下腮部肿胀疼痛为特征的一种急性传染性疾病。亦称"流行性腮腺炎"。

本病一年四季均可发生,而以冬春两季较为多见,发病年龄多见于5～9岁的小儿。

【病因病机】

痄腮主要由风热疫毒所引起。病邪从口鼻而入,挟痰火壅阻少阳经络,郁而不散,结于腮颊所致。络脉壅滞,气血流通受阻,故表现于两侧或一侧耳下腮颊部漫肿,坚硬作痛。少阳与厥阴相表里,足厥阴之脉绕阴器,若受邪较重内传厥阴,则可伴有睾丸红肿疼痛,若温毒内窜心肝,则可发生惊厥昏迷。

【辨证】

轻证:耳下腮部疫痛肿胀,咀嚼不便,伴有恶寒发热,全身轻度不适等证,舌苔微黄,脉浮数。

重证:腮部焮热肿痛,咀嚼困难,高热头痛,烦躁口渴,大便干结,小便短赤,或伴有呕吐,睾丸肿痛,甚则神昏惊厥,舌苔黄,脉滑数。

【治疗】

(1) 轻证

治法:疏风解表,清热解毒。取手少阳、阳明经穴为主。针刺泻法。

处方:颊车　翳风　外关　合谷

方义:本病主要是由外感风热疫毒,壅阻少阳经脉所引起。取手足少阳之会翳风,合以阳明经穴颊车,能宣散局部气血之壅滞;外关为手少阳经穴,又为阳维脉的交会穴,配以阳明经穴合谷,既能散风解表,又能清热解毒。

随证选穴:热甚加大椎、商阳,点刺放血。

(2) 重证

治法:清热解毒,通络消肿。取手少阳、阳明经穴为主。针刺泻法。

处方:和髎　外关　关冲　合谷　曲池　少商　丰隆

方义:和髎属手少阳经穴,配外关、关冲,能疏解少阳邪热,通经活络,消除局部之肿痛;合谷、曲池属手阳明经穴,配少商可清热解毒;丰隆为足阳明经的络穴,能清降痰火,消肿定痛。

随证选穴:高热加大椎、十二井穴点刺出血;睾丸肿痛加太冲、曲泉;头痛加侠溪、风池;惊厥神昏加人中。

【其他疗法】

耳针　取穴:腮腺区、面颊区、神门、耳轮$_{4,5,6}$。刺法:强刺激。每次选2~3穴,每日1~2次,3天为一疗程。

灯芯灸法　取穴:角孙。方法:用灯心草蘸麻油,点燃后灸角孙穴,至出现爆竹样声音为止。

【按语】

本病属呼吸道传染病,在治疗期间,应注意隔离,一般至腮腺肿大完全消退为止。

【成方选辑】

侠溪、和髎、颊车治颔颊肿(《针灸资生经》)。

少商治腮颔肿(《针灸资生经》)。

面赤,颊热,恶风寒,颔痛:攒竹、玉枕(灸三壮,妙)、巨髎(灸五壮)(《医学纲目》)。

颐颔肿:阳谷、腕骨、前谷、商阳、丘墟、侠溪、手三里(《针灸大成》)。

痄腮:风池、大杼、曲池、天井、外关、合谷、液门(《中国针灸学》)。

【验案举例】

陈××,男,8岁。发热5天,恶心头痛,呕吐不欲饮食,右耳下肿胀,边缘不清,压痛明显,局部发热,咽部红肿充血,咀嚼困难,脉数,舌苔薄黄,质红。取合谷、翳风、下关、颊车、扁桃体穴(在下颌角切迹内缘,向咽喉斜刺1.5寸左右),每日1次。连针3次,患儿肿消热退(《针灸治验》)。

【资料摘录】

针刺治疗小儿流行性腮腺炎27例。其中双侧肿大者16例,单侧肿大者11例。体温在38.5~40℃者25例。

取穴:痄腮(在耳垂下3分处)、颊车、肩井、合谷。操作:用强刺激捻转手法进针,留针15~30分钟,每隔3~5分钟捻针1次。每日针治1次,重者针2次。

疗效:全组病例均于3日内痊愈。无1例出现并发症(《针灸临床经验辑要》)。

针刺治疗小儿流行性腮腺炎140例。

取穴:以少商为主,辅以合谷、翳风。操作:少商必须放血,否则影响疗效。余用泻法。每天1次。症状严重者,每日治疗2次。

疗效:一般治疗2~5次后恢复正常(《针灸研究进展》)。

4 外科病证

4·1 疔疮

疔疮为好发于颜面和手足部的外科疾患。因其初起形小根深,底脚坚硬如钉,故名疔疮。又因发病部位和形状各异,而有"人中疔"、"蛇头疔"、"红丝疔"、"虎口疔"、"下唇疔"及"鼻疔"等名称。

【病因病机】

本病为外科中一种险证,总由火热之毒为病。多因恣食膏粱厚味及酗酒等,以致脏腑蕴热,毒从内发;或由肌肤不洁,邪毒外侵,流窜经络,气血阻滞而成。若热毒亢盛,内攻脏腑,则成危候。

【辨证】

本病初起状如粟粒,其色或黄或紫,或起水疱、脓疱,根结坚硬如钉,自觉麻痒而微痛,继则红肿灼热,肿势蔓延,疼痛增剧,多有寒热。如见壮热烦躁、眩晕、呕吐、神识昏愦者,为疔毒内攻之象,称为"疔疮走黄"。

【治疗】

治法:清热解毒。取督脉、手阳明经穴为主。针刺泻法,或用三棱针点刺出血。

处方:身柱　灵台　合谷　委中

方义:本方有疏通诸阳经气的作用。督脉统率诸阳,灵台为治疗的经验穴,配身柱有疏泄阳经邪火郁热之功效;合谷为手阳明经原穴,阳明多气多血,泻之以泄阳明火毒,对面唇疔疮尤为适宜。疔疮由于热毒流窜,气血凝滞,故取血之郄穴委中,以清泄血中蕴热。

随证选穴:本病还应根据患部所属的经脉取穴。例如,生于面部手阳明经的,加取商阳、曲池;生于食指端的,则取曲池、迎香;生于面部足少阳经的,加取阳陵泉、足窍阴;生于足小趾次趾的,则取阳陵泉、听会。如系红丝疔,可沿红丝从终点依次点刺到起点,以泄其恶血。

【其他疗法】

耳针　取穴:神门、肾上腺、皮质下、枕、相应部位。刺法:每次选 2~3 穴,中强刺激,留针 30~60 分钟,每日 1~2 次。

挑治　方法:寻找背部脊柱两旁有丘疹样突起处,用粗针挑治,每日 1 次。

【按语】

疔疮初起,患部切勿挤压、针挑。红肿发硬时忌手术切开,以免引起感染性扩散。如已成脓,应予外科处理。

疔疮走黄,症情凶险,必须及时抢救。

【成方选辑】

疔疮:合谷、曲池、三里、委中(《针灸大成》)。

疔生面上与口角,须灸合谷疮即落,若生手上灸曲池,若生背上肩井索,三里委中临泣中,六穴灸之不可错,行间通里少海兼,复带太冲无病恶(《杂病歌》)。

若疔疮在两胁间,毒气欲奔心,乃危之证也。可急于疮尖上用艾炷灸三五壮,仍于灸穴前后左右针出少血(《外科准绳》)。

大蒜捣烂成膏涂疮四围,留疮顶,以艾炷灸之,以爆为度(《医学正传》)。

治面疔或手足疔,刺肺俞穴,针拔出以后,须用火罐拔5分钟,轻症出血,重症出黄水,症状立即减轻(《简易针灸疗法》)。

【验案举例】

寇姓女孩,2岁。鼻根部患疖子已两天,诊断为"山根疔"。尖端尚未化脓,且硬,伴上下睑浮肿,体温38.8℃。治法:取百会、身柱、长强、人中,每穴用三棱针刺两点,深一分,出血为度。第二次上下睑浮肿消退,疔盘红晕缩小,第三次全消痊愈(《中医杂志》)。

张××,男,29岁。夜半睡醒,突觉下唇偏右麻痒胀痛,有肿块。当按压右肺俞时,患处可发生反应。即予针右肺俞穴(用泻法,留针5分钟)。出针后,加直接灸(艾炷如米粒大)5壮。施术时,感应直抵患部,麻痒顿挫。次日复诊,麻痒胀痛显著减轻。按压右肺俞穴,患处感应亦减弱,仍针灸右肺俞穴。3日后又针灸1次而愈(《江苏中医》)。

【资料摘录】

日人玉森氏谓:本病最为灸之适应证,但不应错过时机,仅灸疔俞一穴(在灵道穴之后二寸五分,向内侧行约三分,压迫时则无名指与小指觉有响且疼痛之处,为疔痈等恶肿物专用之穴,故余假名之曰疔俞穴)。又疔俞穴应取患侧,位神门穴后方四寸,向内侧三分之骨上施灸五十壮即可令疼痛挫止,而有轻快之感,翌朝见之,无甚大之肿物,而仅呈小浮肿之痕迹。此治疗虽极简单,但其伟效实足意外惊人。此后须再施灸二至三日间,才可以中止。但若肿物之并生于左右两侧及中央者,则取穴时亦应并取左右二穴(日本《针灸秘方》)。

4·2 乳痈

乳痈是乳部急性化脓性疾患,发于妊娠期的,称为内吹乳痈;发于哺乳期的,称为外吹乳痈,余者统称乳痈。本病往往发生在产后尚未满月的哺乳妇女,尤以初产妇为多见。急性化脓性乳腺炎可参考本节论治。

【病因病机】

本病多由恣食厚味,胃经积热;或忧思恼怒,肝气郁结;或因乳头破裂,外邪火毒侵入乳房,致使脉络阻塞,排乳不畅,火毒与积乳互凝,而结肿成痈。

【辨证】

本病以乳房红肿疼痛为主证。初起乳房结块,肿胀疼痛,排乳不畅,同时全身不适,寒热往来。如果乳部肿胀加剧,焮红疼痛,常为化脓之征象。如硬块中央渐软者则示脓已成熟。如果排脓通畅,一般溃后肿消痛减,则将渐愈。如口渴欲饮,或恶心呕吐,口臭便秘,苔黄腻,脉弦数,属胃热蕴滞。如见胸闷胁痛,呕逆,纳呆,脉弦苔薄,系肝气郁结。

【治疗】

(1) 胃热

治法:清热散结。取手足阳明经穴为主。针刺泻法。

处方:膺窗 下巨虚 丰隆 温溜

方义:乳房位当足阳明分野,乳痈多由阳明热毒壅滞、气血阻遏所致。取膺窗可通阳明经气,配下巨虚以泻胃火,佐足阳明之络穴丰隆以降痰化浊;温溜为手阳明之郄穴,性主清邪热、理肠胃,刺之可以消肿散结。

随证选穴:乳汁壅胀加膻中、少泽;头痛发热加合谷、风池。

(2) 气郁

治法:疏肝解郁。取手足厥阴经穴为主。针刺泻法。

处方:期门　行间　内关　天池　肩井

方义:肝之募穴期门,为足厥阴、太阴、阴维之会,性善疏肝调气,化痰消瘀,佐以行间、内关,可宣泄厥阴壅滞,宽胸理气;天池位近乳房,能疏通厥阴之经气,消患部气血之阻遏;肩井为治疗乳痈的经验穴,系足少阳、手少阳、足阳明和阳维的交会穴,故针之可通调诸经之气,以发挥其清热散结、消肿止痛之功能。

随证选穴:尚可选用乳根、天溪、梁丘、大陵、足临泣等穴。

【其他疗法】

艾灸　方法:初起时用葱白或大蒜捣烂,铺患处,用艾条熏灸 10～20 分钟,每天 1～2 次。

耳针　取穴:乳腺、内分泌、肾上腺、胸。刺法:强刺激,留针 20～30 分钟。

刺血法　方法:在患者背部寻找红疹,一般出现于第 7 颈椎以下至第 12 胸椎以上的部位,红疹直径约为 0.5 cm,不高出皮肤表面,颜色鲜红,指压不退色,稀疏散在,数量不等。对红疹及其周围进行常规消毒,用针刺破红疹,以手挤压使之出血少许。所有红疹均须针刺出血,只针一次,不必进行第二次。

【按语】

针刺对乳痈早期出现肿块尚未化脓者有效。在针刺治疗同时,可做热敷和配合按摩,以提高疗效。

【成方选辑】

膺窗、临泣(足)、神封、乳根、足三里、下巨虚、天溪、侠溪,均治乳痈(《针灸资生经》)。

乳痈:下廉、三里、侠溪、鱼际、委中、少泽(《神应经》)。

乳痈:膻中、大陵、委中、少泽、俞府(《针灸大成》)。

乳痈:膺窗、乳根、肩井、曲泽、上巨虚、太冲,强刺激(《中国针灸学》)。

【验案举例】

孙××,女,21 岁。突然发热,乳房胀痛。检查:体温 37.5 ℃,左侧乳房内有硬结数个,大如指头,皮肤潮红有压痛。白细胞总数 14 500。经注射青霉素及内服磺胺剂均未见效。诊断为乳痈。

治法:针刺肩井(8 分深),风门(6 分深),捻针 1 分钟,留针 20 分钟。次日检查:体温 36.2 ℃,皮肤肿胀、潮红消失,乳房硬结微有压痛,继续针刺治疗 3 次获得痊愈(《新中医药》)。

黄××,女,28 岁。于断乳后第 3 天,发现左乳房异常疼痛,焮红肿硬如鸡卵,身热畏寒,经服磺胺剂无效。检查左乳头下可摸到鸡卵样结块,红热且痛。诊断为乳腺炎。

治疗:针刺足三里(双)、内关(双)。用强刺激手法,每隔 5 分钟行雀啄样强刺激 1 次,留针 1 小时。又加刺大椎、风池(双)。翌日复诊,硬块变软,疼痛减轻,再按原法针刺治疗 1 次。第 3 诊时,硬块红肿已消失,只有微痛,再针刺原穴,后即痊愈(《江苏中医》)。

【资料摘录】

针灸治疗急性乳腺炎 50 例。

取穴：膻中、曲池（或合谷，均双侧）。操作：用抑制法（泻法）。每次留针 30～60 分钟，每隔 10 分钟捻针 1 次，以加强刺激。膻中穴，或曲池穴，或合谷穴，加灸 20～40 分钟；也可在双侧曲池穴（或合谷穴）用电针机通电十几分钟。灸疗可与针刺同时进行，也可先针后灸。每日针灸 1 次，病情较重者可 1 日针灸 2 次。灸疗时要使病人感到很热，但不可灸起水疱。

疗效：均系单用针灸治疗，全部治愈。急性乳腺炎，一般 1～2 次可愈，最多 3 次，亚急性乳腺炎约需 7 次。对已化脓者，则须切开排脓（《针灸临床经验辑要》）。

针刺治疗乳痈 26 例。

方法：取患侧肩井穴，针 7～8 分深。再取风门穴，针 5～6 分深。以患者感觉麻木胀痠沉等为度，捻转 1～2 分钟。留针 10～20 分钟。出针后在风门穴上拔火罐 5 分钟。

疗效：26 例中，曾用过抗生素治疗无好转者 8 例，未经任何药物治疗者 18 例，经针刺治疗 3 次治愈者 14 例，治疗 2 次治愈者 7 例，1 次治愈者 5 例，平均针刺治疗次数为 2 次（《新中医药》）。

4·3 痔疮

凡肛门内外有小肉突出的都叫痔，如生于肛门内的为内痔，生于肛门外的为外痔，内外兼有的为混合痔。一般以内痔为多见。因痔核而出现肿痛、瘙痒、流水、出血等症，所以通称痔疮。

【病因病机】

本病多因久坐久立，负重远行；或饮食失调，嗜食辛辣甘肥；或泻痢日久，长期便秘；或劳倦、胎产等，均可导致肛肠气血不调，络脉瘀滞，蕴生湿热而成痔疮。

【辨证】

内痔初起，痔核很小，质柔软，疮面鲜红或青紫色，常因大便时摩擦而出血，或出血如射，或点滴不已。如反复发作，可因痔核增大，引起大便困难，小便不利，兼见口渴，舌红脉数，证属湿热瘀滞。亦有因出血过多，引起气血亏损，面色萎黄，痔核脱垂于肛门之外而不能回纳，肛门坠胀，短气懒言，食少乏力，舌淡，脉弱，证属气虚下陷。若脱出之痔核不能及时复位，因嵌顿或感染，均可发生剧痛、肿胀、溃烂、坏死，或因化脓而继发肛漏。

外痔于肛门之外发生皮瓣，逐渐增大，按之质地较硬，呈光滑状，一般无疼痛，又不出血。偶在发炎时方觉疼痛，炎证消失后，皮瓣依然存在。

【治疗】

（1）湿热瘀滞

治法：清热化瘀。取足太阳经穴为主。针刺泻法。

处方：次髎　长强　会阳　承山　二白

方义：长强属督脉，会阳属足太阳，亦为督脉之气所发，同次髎合用，可疏导肛门瘀滞之气血。因足太阳经别自腨至腘，别入于肛，故刺承山清泄肛肠湿热。二白为治痔疮的经验穴。《玉龙歌》说："痔漏之疾亦可憎，表里急重最难禁，或痛或痒或下血，二白穴在掌后寻。"

随证选穴：肛门肿痛加秩边、攒竹；出血加血海、气海俞；便秘加大肠俞、上巨虚。

（2）气虚下陷

治法：益气升陷。取督脉、任脉经穴为主。针刺补法。

处方：百会　神阙　关元俞　膈关

方义：百会位于巅顶，诸阳经在此交会，刺之可举阳气下陷，是下病上取之意。神阙温补气血，《甲乙经》谓不可刺，通常用隔姜隔盐灸。关元俞、膈关皆属足太阳经，其脉系于肛门，善治虚损血证。

随证选穴：肛门肿痛加飞扬；肛门热痛加劳宫。

【其他疗法】

挑治　方法：每次选一痔点挑治，七天左右一次。痔点在第七胸椎两侧至腰骶部范围内寻找。其状为红色丘疹，一个或数个不等，出现的部位亦不一致。用粗针逐一挑破，并挤出血珠或粘液。

【按语】

平时少食辛辣等刺激性食物，保持大便通畅，可减少痔疮的发生。

【成方选辑】

痔疮：长强、腰阳关、次髎、二白、三阴交，强刺激。脱肛痔血时，依次灸腰俞、腰阳关、百会各五～七壮（《中国针灸学》）。

飞扬主痔篡伤痛；商丘、复溜主痔泄后重；劳宫主热痔；会阴主痔；承筋、承扶、委中、阳谷主痔痛（《千金要方》）。

痔漏：命门、肾俞、长强（五痔便血最效，随年壮灸之）、三阴交（痔血）、承山（久痔）（《类经图翼》）。

若是痔疾骨疽蚀，承山商丘收神功，久痔宜治二白间，须兼长强与承山（《杂病歌》）。

五痔：委中、承山、飞扬、阳辅、复溜、太冲、侠溪、气海、长强（《针灸大成》）。

【验案举例】

辛未岁，浙抚郭黄厓公祖，患大便下血，愈而复作，问其致疾之由。予对曰：……多是痔疾隐于肛门之内，或因饮食过伤，或因劳欲怒气，触动痔窍，血随大便而出。先贤虽有远血近血之殊，而实无心肺大肠之分。又有所谓气虚肠薄，自荣卫渗入者。所感不同，须求其根。于长强穴针二分，灸七壮，内痔一消而血不出。但时值公冗，不暇为针灸。逾数载，陞工部尚书，前疾大作，始知有痔隐于肛门之内，以法调之愈。至已卯复会于汶上，云不发矣（《针灸大成》）。

【资料摘录】

针刺治疗痔疮20例。

治法：阴维脉偏盛者常伴有冲脉偏盛，阴维脉交会穴内关、郄穴筑宾以及冲脉的交会穴公孙，都有压痛。以泻法针双侧内关、筑宾90秒钟，最后再以泻法针双侧冲脉交会穴90秒钟。

阴蹻脉偏盛者常伴有任脉偏盛，两经的交会穴照海和列缺有压痛。以泻法针双侧照海90秒钟，最后以泻法针肺经交会穴列缺90秒钟。

上述两类病人，如有剧痛时，在最初2次治疗中，于针长强、会阴前，用1.2毫米粗针给充血痔放血。每周治疗1次，共治疗9～12次。

疗效：疼痛、肛门瘙痒和静脉瘀血完全消失者有8例；疼痛、肛门瘙痒完全消失，但尚有部分静脉瘀血者10例，疼痛部分改善，瘙痒完全消失，静脉瘀血减轻者2例（《针灸临床经验辑要》)。

针刺治疗痔出血 28 例。

治法：主穴取痔俞(在命门穴旁开 1 寸许处)、会阳、长强、承山等。便血者加二白，脱肛者加气海、肾俞。每次取 2～3 穴，一般用稍重之刺激。如有便血，二白或承山穴之刺激量应稍轻。得气后通电，刺激量以病人能耐受为度，每穴通电 5 分钟。每周治疗 2～3 次。部分病人因出血过多，配服中药。

疗效：其中 25 例有便血者，不论内痔外痔或混合痔，大都经 1～2 次治疗获得止血效果。在消缩痔核方面，复查的 12 例中，对内痔效果最佳，5 例中 4 例治愈，1 例显效(《针灸临床经验辑要》)。

4·4 瘰疬

本病好发于颈项及耳之前后，亦可延及颌下、缺盆、胸腋等处。因其结核累累如贯珠之状，故名瘰疬。俗称"瘰子颈"或"老鼠疮"等各种名称。颈部淋巴结结核可参考本节论治。

【病因病机】

瘰疬之为病，多因情志不畅，肝气郁结，气郁化火，炼液为痰，凝阻经络，久则肾水亏耗而肝火愈亢，痰火互结形成结核，渐至血瘀肉腐而溃烂不收。

【辨证】

这种病证初起一粒或数粒不等，小的如枣核，大的如梅子。皮色不变，按之坚硬，推之能动，不热不痛。病久则瘰疬逐渐增大，与表皮粘连，有的数个相互成串，推之不能活动，微觉疼痛。将溃时皮肤渐转暗红，疼痛亦加剧，溃破之后脓水清稀，夹有败絮样物质。

本病兼见精神抑郁，胸胁胀痛，脘痞纳呆，苔薄，脉弦等证，属肝郁气滞，脾失健运。如溃破日久不愈，兼见骨蒸潮热，盗汗，咳嗽，虚烦不寐，头晕，神疲，舌红少苔，脉细数等证，属肾阴虚亏、劳瘵形成之象。如并发感染，可见发热头痛，骨节疫楚，苔薄黄，脉浮数等外感证。

【治疗】

(1) 肝郁气滞

治法：疏肝解郁。取厥阴、少阳经穴为主。针用泻法。

处方：章门　天井　足临泣

方义：脾募章门，乃足厥阴、少阳之会，功能疏泄肝胆，健脾化湿以除痰。天井是治疗瘰疬的经验穴，且为手少阳的合(土)穴，按实则泻其子的原则，泻之可清三焦之火，配足临泣消颈部之瘰疬。

随证选穴：胸胁胀痛加阳陵泉、内关；脘痞纳少加中脘、足三里。

(2) 肾阴亏虚

治法：滋阴降火。取手少阳、少阴经穴为主。针用补法。

处方：天井　少海　百劳　肾俞　脾俞

方义：少海为手少阴合穴，降心火而化痰浊，配天井是治瘰疬的成方，《胜玉歌》说："瘰疬少海天井边。"百劳是经外奇穴，主治瘰疬。肾俞滋阴降火，脾俞健运中州，是属扶正固本的治法。

随证选穴：盗汗加阴郄、膏肓；咳嗽加列缺、肺俞。

(3) 兼感风热

治法：疏风清热。取阳明、少阳经穴为主。针用泻法。

处方：曲池　支沟　肘尖　章门

方义：曲池为手阳明的合穴，能发汗清热；支沟是手少阳的经穴，可疏风解表；章门主治马刀肿瘘；肘尖为治瘰疬的经验穴。

随证选穴：热重加陶道；头痛加印堂。

【其他疗法】

火针　方法：瘰疬未溃者，可用火针自核正中刺入核心，每核1针，隔2～3日1次。

挑割疗法　取穴：取正坐位或俯卧位。从第6至第9胸椎旁开1.5寸，根据经络循行路线寻阳性点（压痛点及针头样之小点）为挑割部位。操作：常规消毒，进行局麻，用手术刀片向外划破表皮约2cm长，将白色纤维逐一挑断，以挑至脂肪处为止。术毕用缝针缝合，敷以消毒纱布。相隔1月挑割1次。轻型者1次，中型者1～3次，重型者2～4次。

【按语】

急性瘰疬发病多由外感风热，与痰浊交阻于少阳、阳明经络，以致荣卫不和，气血凝滞而成。初起寒热交作，颈项强痛，结核形如鸡卵，坚硬，皮肤色白或微红，治疗易于消散。若发热4～5日不退，则肿痛增剧而化脓，排脓后容易收口愈合。

【成方选辑】

捣生商陆根作饼子，置漏上，以艾炷灸饼上，干熟易之，灸三四炷。大迎、五里、臂臑主寒热颈瘰疬（《千金要方》）。

瘰疬：章门、临泣、支沟、阳辅百壮。又肩井随年壮，又以艾炷绕四畔周匝七壮（《针灸资生经》）。

治瘰疬结核，宜用此灸法：巴豆（一枚去心）、艾叶（一鸡子大），右件药，相和烂捣，擘碎曝干，捻作炷，灸疬子上三壮，即止（《太平圣惠方》）。

瘰疬：肩髃（七壮、九壮）、曲池，此二穴，乃治疬秘法也。天池、天井（二七壮）、三间（三七壮）（《类经图翼》）。

盘蛇疬延颈生者：肩尖（即肩髃）、肘尖（即曲池）、人迎（七壮）、肩外俞（二七壮）、天井（二七壮）、骑竹马穴（三七壮）（《类经图翼》）。

瘰疬结核：肩井、曲池、天井、三阳络、阴陵泉（《针灸大成》）。

【验案举例】

己巳岁，尚书王西翁乃爱，颈项患核肿痛，药不愈，召予问其故。曰项颈之疾，自有各经原络井俞会合之处。取其原穴以刺之，后果随针而愈，更灸数壮，永不见发。大抵颈项乃横肉之地，经脉会聚之所，凡有核肿，非吉兆也，若不究其根，以灸刺之，则流窜之势所必致矣。患者慎之（《针灸大成》）。

【资料摘录】

水针治疗淋巴结核100例。其中以浸润型者最多，有51例。

取穴：颈部、下颌、锁骨上下淋巴结受累者，取百劳、天井、肝俞；腋下淋巴结受累者，取百劳、肝俞、肩髃、天井；腹股沟、股部或髂窝淋巴结受累者，取百劳、三阴交、居髎、维道。操作：用异烟肼100 mg加0.5%普鲁卡因至10 ml（1%的注射液），每穴注入1.5 ml，间日1次。

疗效：治愈者40例，好转者16例，有效者15例，无效者9例，不明者20例。均配合抗痨药物或消瘰丸或外科处理。痊愈病例平均治疗23.18次（《针灸临床经验辑要》）。

艾炷灸对动物实验性结核病的疗效及机体免疫反应性的影响。

方法:实验共分二批,一批用豚鼠14只,一批用30只,后者感染结核杆菌,并分为2组,1组用艾灸治疗,1组做对照。免疫反应选择体内吞噬方法,做涂片观察腹腔渗出液中网状内皮系细胞活动性、巨噬细胞的成熟过程及巨噬细胞和小噬细胞的吞噬能力。

结果:感染豚鼠经艾炷灸治疗后,疾病发展较慢,内脏病变较轻,在病变的后期更为明显。艾炷灸能增强网状内皮系细胞的吞噬作用,但其增强程度不如动物获得免疫性时显著(《针灸临床经验辑要》)。

4·5 瘿气

瘿气以颈部肿大为主症,俗称"大脖子"。古典医书将本病分为气瘿、肉瘿、血瘿、筋瘿和石瘿等五类。本节叙述以气瘿为限。

单纯性甲状腺肿、甲状腺肿瘤与甲状腺炎等可参考本节治疗。

【病因病机】

瘿气多由情志抑郁,气结不化,津液凝聚成痰,气滞血瘀,气、痰、瘀三者互结于颈部而成。或由外感六淫之邪,山岚沙水病气侵犯,或水土不宜,均可导致气血郁滞,经络阻塞而成本病。

【辨证】

颈部粗大,漫肿或结块,皮宽而不紧,皮色不变,缠绵难消,且不溃破。初起时一般全身症状并不显著。其后可出现咽干口燥,烦躁易怒,心悸多汗,五心烦热等证。阴虚火旺者兼见形体消瘦,易饥多食,失眠,潮热多汗,舌红少苔,脉象细数。气阴两虚者兼见气短乏力,便溏纳少,面色萎黄,自汗,舌淡少津,脉象细弱。

【治疗】

(1) 阴虚火旺

治法:滋阴降火。取手少阳、足厥阴、少阴经穴为主。针宜补泻兼施。

处方:臑会　气舍　间使　太冲　太溪

方义:臑会为手少阳、阳维之会,能宣通三焦之经气,疏导壅滞,配足阳明之气舍,治瘿气瘤肿。间使是手厥阴经穴,善治心悸、烦热。太冲降肝火,太溪滋肾阴。本方补泻并用,标本兼顾,期达滋阴降火、化滞消瘿之目的。

随证选穴:突眼加天柱、风池;失眠加胆俞、心俞;潮热加大椎、劳宫;盗汗加阴郄、后溪;易饥、消瘦加三阴交、足三里。

(2) 气阴两虚

治法:益气养阴。取任脉、阳明经穴为主。针刺补法。

处方:合谷　天鼎　水突　关元　照海

方义:颈部属手足阳明经的分野,故近取水突、天鼎,远取合谷,三穴协同,具有疏通经络、散结消瘿的作用。关元补益元气,照海滋养肾阴。本方消补兼施,常用于气瘿久病者。

随证选穴:心悸加内关、神门;便溏加天枢、公孙、脾俞。

【其他疗法】

耳针　取穴:神门、皮质下、内分泌、相应部位(适用于单纯性甲状腺肿)。甲亢者酌加心、脾、脑点。刺法:每次取2~3穴,每日1次。

【按语】

甲状腺功能亢进,如出现高热、呕吐、谵妄、脉细数等症状,为甲状腺危象,应迅速进行抢救。

【成方选辑】

五瘿:列缺、扶突、天突、天窗、缺盆、俞府、膺俞、膻中、合谷、十宣(出血)(《针灸大全》)。

瘤瘿气咽肿:天府、臑会、气舍(《针灸资生经》)。

甲状腺肥大:风池、大椎、大杼、天突、水突、命门、中渚为一组。天柱、身柱、风门、廉泉、人迎、阳关、带脉为一组。每日轮针一组,用中刺激针治(《中国针灸学》)。

【验案举例】

韩××,女,60岁。1959年起,发觉怕热,渐渐颈部肿胀,眼球突出,于某医院检查基础代谢+64%。1960年来诊时,有心悸气急、头晕汗出、怕热烦躁、视物模糊等症状。检查:两眼球突出,左眼18 mm,右眼20 mm,甲状腺肿块8 cm×3 cm,基础代谢+23%,舌淡红,脉弦。证属阴虚火旺,诊断为甲状腺功能亢进症。

取穴:浮白、瞳子髎、合谷、间使、天柱、上天柱。隔日1次,计20次。

结果:病人颈部肿块逐步消退,临床症状逐步改善,基础代谢减为+11.5%,左右两侧突眼均行平复,视物亦感清楚。

突眼患者的天柱穴上方五分处有压痛,针之其感应可达到眼区,对治疗突眼症效果较好,而定名"上天柱"穴。该穴为治突眼的经验穴(上海龙华医院《医案选编》)。

沈××,女,50岁。患甲状腺功能亢进症四年。怕热多汗,面红心烦,四肢无力。检查:眼球突出,甲状腺肿大,微有颤动。

取穴:大椎、天柱、瞳子髎、天突、廉泉、合谷、百会、水突、内关、风池、足三里。

经一个月治疗,各种症状已多半消失,眼球突出显著好转,甲状腺功能亢进状态已基本纠正。半年后随访,她说:"十年来每届夏天,怕热多汗,浑身不适,惟有今年夏天,虽然天气炎热,而身体健康为十年来所未有。"(《北京市中医月刊》)。

【资料摘录】

针刺治疗甲亢51例。

应用针刺对甲亢患者进行临床疗效观察,以测定血清总T_4、T_3含量为主要指标,同时观察基础代谢率,血浆环—磷酸腺苷含量,24小时尿17-羟类固醇排量及自主神经功能在针刺治疗前后的变化。结果看到,针刺不仅能降低患者基础代谢率,改善临床症状、体征,且对血清总T_4、T_3含量有明显降低作用,同时对患者血浆环—磷酸腺苷含量、尿17-羟类固醇排量及自主神经功能有异常者可予以纠正。观察结果提示了针刺疗法具有纠正甲状腺功能亢进的作用。

取穴:间使、神门、三阴交、太冲、太溪、复溜。

疗效:针刺治疗一个疗程(3个月)后,控制者(血清总T_4、T_3含量恢复正常,甲亢症状消失)22例;好转者(血清总T_4、T_3含量较治疗前降低,甲亢症状改善)17例;无效者12例。总有效率达76.5%(《上海市针灸经络研究所论文汇编》)。

4·6 湿疹

本病是一种常见的皮肤病。由于患病部位不同,而有种种名称,如发于面部的为"奶癣"

(婴儿湿疹),发于耳部的为"旋耳疮",发于阴囊部的为"肾囊风",发于四肢肘弯腘弯的为"四弯风"等。

【病因病机】

本病由于感受风热湿邪,皮肤经络受阻而成。急性以湿热为主。如久延失于治疗,血虚生风化燥,肌肤失却濡养而成慢性湿疹。

【辨证】

湿热证:本病初起时,在局部皮肤上焮红作痒,迅速即出现丘疹与小疱,搔破之后,变成糜烂,滋水淋漓。常伴有腹痛,便秘或腹泻,小溲短赤,身热头痛等,苔薄或黄腻,脉浮数或滑数。

血虚证:病情反复,病程较长,皮肤损害处颜色黯褐,粗糙肥厚,瘙痒,并有脱屑等,舌质淡,苔薄白,脉细弦。

【治疗】

(1) 湿热证

治法:清泄湿热。取督脉、手阳明、足太阴经穴为主。针用泻法。

处方:陶道　曲池　肺俞　神门　阴陵泉

方义:陶道疏表清热,配肺俞可疗皮肤之疮疡,因肺主皮毛之故。曲池泻阳明之火,神门宁神以止痒,阴陵泉健脾而化湿。

随证选穴:滋水多加水分;腹泻加足三里。

(2) 血虚证

治法:养血润燥。取足阳明、太阴经穴为主,针用补法。

处方:足三里　三阴交　大都　郄门

方义:湿疹缠绵日久,营血亏虚,不能濡润皮肤,故取足三里、三阴交建中养血。大都是足太阴的荥穴,能清热化湿。郄门是手厥阴的要穴,可清营止痒。

随证选穴:局部经常规消毒后,用三棱针在患处轻轻叩刺,使皮肤微红或出小血珠为度。阴囊湿疹禁用。

【其他疗法】

灸法　患处用艾卷熏灸至局部皮肤出现红晕为止。

耳针　取穴:肺、神门、肾上腺。刺法:中等刺激。留针1~2小时,病程长,兼有虚证表现者加用肝、皮质下。

【按语】

本病是过敏性炎症性的皮肤病,一般分为急性、亚急性和慢性三类。它具有多形损害、对称分布、自觉瘙痒、反复发作、易演变成慢性等特点。

本病忌食腥味及刺激性食物以减少复发机会。

【成方选辑】

皮肤中毒风:其候忽然遍身痛痒如虫啮,痒极搔之,皮便脱落,烂坏作疮。凡有此患,急灸两臂屈肘曲骨间(即曲池穴是也),各二十一炷(《备急灸法》)。

湿疹:大椎、曲池、三阴交(《针灸配穴》)。

【验案举例】

俞××,男,20岁。病人于胰岛素休克治疗至40次时自觉阴囊瘙痒,经检查发现局部潮红,有针头大小之水疱疹向外围蔓延,虽经局部清洁处理,延至第十天整个阴囊皮肤有较密集的红色斑疹,其抓破部分除有渗液分泌外,尚有出血现象。由于皮肤奇痒,以致影响睡眠,坐卧不安。

取穴:血海、足三里;配穴为犊鼻(不宜灸)、曲池、三阴交、"囊底"(禁针)。用毫针刺,泻法,留针5～10分钟,除犊鼻穴外,针后均加灸5～10分钟,"囊底"灸10分钟。每日1次。经第一次针灸治疗后,痛痒均见减轻。第二次治疗后,其痛痒症状完全消失,于6次痊愈(《中医杂志》)。

【资料摘录】

艾灸治疗湿疹16例。本组病例均为经过各种药物治疗无效而采用艾灸治疗者。

取穴:主穴为曲池、血海(均为双侧);配穴为肩髃、环跳、合谷(均双侧)、百会、大椎、奇痒处。每日施灸1～2次,或在痒处施灸。

疗效:16例中,除有2例各进行1次针刺外,其余均系单用灸法,同样迅速获得治愈。平均施灸时间为5天(《针灸临床经验辑要》)。

经络与皮肤电现象:

某些学者对部分原穴或十二经原穴在针刺时皮肤导电量的变化进行了研究。在针刺某经穴或原穴时,各经原穴及其他穴位的导电均大部分升高,尤其在捻针时升高更为明显。有的资料还指出,皮肤痒疹患者的肺经皮肤电测值有变化;患阴囊炎者肾经皮肤电失去平衡或偏高。进一步的实验证明,当病人(不仅皮肤病)接受药物、针灸及其他疗法,症状获得改善或消失的同时,原来有关经脉的皮肤电测值变化也逐渐恢复正常(《经络实质研究资料汇编》)。

4·7 乳癖

本病是妇女乳房部常见的慢性肿块,多见于中老年妇女。

乳腺小叶增生和慢性囊性增生可参考本节诊治。

【病因病机】

本病多由忧郁思虑,以致肝失条达,心脾郁结,气血失调,痰湿阻滞乳络而成。若久病或房劳不节,损及肝肾,阴虚血少,则经络失养而成痼疾。

【辨证】

乳癖初起时在乳房发生一个或数个大小不等的肿块,表面光滑,可以移动,一般不觉疼痛,少数病例亦有轻微胀痛的。肿块与皮肤不相粘连,皮色不变,亦不发热,不溃破,并有随喜怒波动而消长的现象。

肝郁气滞:兼见头晕胸闷,嗳噫不舒,少腹胀痛,行经不畅,苔薄,脉弦。

痰浊凝结:兼见眩晕,恶心,胸闷脘痞,食少便溏,咳吐痰涎,苔腻,脉滑。

肝肾阴虚:兼见午后潮热,面色晦暗,颧红,头晕耳鸣,腰背疫痛,疲倦,月经量少色淡,舌淡,脉细数。

【治疗】

(1) 肝郁气滞

治法:疏肝理气。取足厥阴、阳明经穴为主。针用泻法。

处方：屋翳　行间　内关　膻中

方义：行间是足厥阴的荥穴，泻之可疏肝解郁，兼清肝火。气会膻中配内关可宽中理气。足阳明经循行于乳房，取屋翳可解乳络之壅滞。

随证选穴：月经不畅加三阴交、关元。

(2) 痰浊凝结

治法：化痰通络。取足阳明、任脉经穴为主。针用泻法。

处方：膺窗　丰隆　膻中　脾俞　中脘

方义：足阳明经脉"从缺盆下乳内廉"，故本方取本经的络穴丰隆，配膻中、膺窗行气化痰，配脾俞、中脘健脾和中。脾健则痰浊可除，气行则血行，血行则络通，而凝结之肿块方可消散。

随证选穴：头晕加印堂、四神聪。

(3) 肝肾阴虚

治法：补益肝肾。取足厥阴、少阴经穴为主。针用补法。

处方：水泉　蠡沟　乳根　肾俞

方义：水泉是肾经之郄，蠡沟是肝经之络，取其补肝肾兼调摄冲任。乳根位近乳房，刺之可调和局部气血。配以疗虚劳羸弱之肾俞，故本方适用于乳癖的虚证。

随证选穴：潮热加百劳、膏肓。

【其他疗法】

耳针　取穴：内分泌、乳腺。刺法：中等刺激，留针15～30分钟。

【按语】

本病与内分泌紊乱，黄体素分泌减少，雌激素分泌相对增高有关。少数病例有恶变的可能，必要时应当及时进行手术治疗。

【成方选辑】

乳痈、乳疽、乳岩、乳气、乳毒、侵囊（近膻中者是）：肩髃、灵道（二七壮）、温溜（小人七壮，大人二七壮）、足三里、条口（乳痈）、下巨虚（各二七壮）（《类经图翼》）。

乳房纤维腺瘤：主穴为阿是穴（于瘤体上散刺3～5针）。配穴分二组，肩井、足三里为1组，膻中、三阴交为2组，两组轮换使用，每组用一个疗程（10天）（《针灸临证集验》）。

乳腺增生：胸组穴取屋翳、足三里、膻中；背组穴取天宗、肩井、肾俞。两组穴交替使用，每日1次，中等刺激。留针20～30分钟，留针期间运针2～3次。8次为1疗程，停针2～3天后，进行下一疗程。三个疗程结束后复查（《针灸临床经验辑要》）。

【验案举例】

牛××，女，37岁。1968年9月感到左乳疼痛，半年后加剧。来医院诊治时，取活体组织检查，诊断为慢性纤维性囊性乳腺病，经服抗癌片无效。1969年10月右乳也感到疼痛。1970年3月开始用针刺疗法。以乳根为主穴，以耳壳内分泌、乳腺为配穴。经治疗9次后，两侧乳腺内肿物均消失，乳痛显著减轻，针治13次后痊愈（《针灸临床经验辑要》）。

【资料摘录】

针刺能使乳腺增生的肿块缩小或消失，可能是清除了衰老和增生的细胞，同时限制了乳部细胞过度增生。实验研究显示，针刺能激活巨噬细胞，使之处于活跃状态而提高吞噬指数，也可说明这一点（《针灸临床经验辑要》）。

4·8 肠痈

肠痈以右少腹疼痛为主症。因本病有右腿不能伸直的体征,故又有缩脚肠痈之称。急慢性阑尾炎可参考本证治疗。

【病因病机】

本病多因恣食膏粱厚味,湿热蕴于肠间;或因饱食后剧烈运动,肠络受损;或因感受寒邪,郁而化热,均可导致肠腑气血壅滞,酿成肠痈。

【辨证】

肠痈初起,先觉绕脐作痛,继则疼痛转移至右下腹部,以手按之,其痛加剧,痛处固定不移,腹皮微急,右腿屈而难伸。伴有发热恶寒,恶心呕吐,便秘,溲赤,舌苔黄腻,脉象洪数。甚则腹痛剧烈拒按,腹皮拘急,壮热自汗,局部可触及肿块。

【治疗】

治法:清热导滞,活血散结。取足阳明、太阴经穴为主。针刺泻法。

处方:上巨虚　天枢　地机　阑尾

方义:天枢是大肠的募穴,上巨虚合于大肠,泻之可疏通大肠的气血,清热、导滞、散结。地机是足太阴之郄,主腹中痛。阑尾是治疗肠痈的经验穴。

随证选穴:发热加曲池、内庭;呕吐加内关、上脘;腹胀加气海;便秘加腹结、阳陵泉。

【其他疗法】

耳针　取穴:阑尾、交感、神门。刺法:捻转后留针20～30分钟,每日1～2次。

【按语】

针灸对单纯性的阑尾炎初起未化脓者疗效较好,若已成脓,伴有高热等重症,则宜采用综合疗法。

【成方选辑】

肠痈:屈两肘,灸肘尖锐骨各百壮(《千金方》)。

肠痈痛:太白、陷谷、大肠俞(《针灸大成》)。

肠痈:足三里、肓俞、府舍、内关、曲池、气海俞、大肠俞(《新针灸学》)。

【验案举例】

患者女性,22岁。主诉右下腹疼已有2天。发病时先有上腹部疼痛,约持续十余小时,随后转到右下腹部。

检查:腹平坦,柔软,无肌卫,无肿块触及,肝脾(一)麦氏点有明显深部触痛及反跳痛,Rovsing氏征(+),腰大肌及闭孔肌试验(+),肛门指检(+),体温36.8℃,白细胞计数8 200,中性粒细胞计数63%,大便(一)。脉细数,苔薄腻。诊断:阑尾炎。中医辨证:阳明湿浊凝滞,腑运壅塞,治以行气导滞宣通之法。

取穴:上巨虚、内庭(均双侧)。手法:提插重泻,感应电针2小时。起针后右下腹痛减,连续治疗3次后腹痛消失,上述试验均呈(一),再予三次治疗,半年后其母来院门诊治疗,称患者无复发(《上海中医学院科研论文汇编》)。

【资料摘录】

针刺治疗阑尾炎590例。其中急性单纯性者500例,伴有局限性腹膜炎者78例,阑尾包块12例。

取穴：足三里、上巨虚（或阑尾穴），均双侧。体温超过 38℃者加曲池，腹胀者加大肠俞、次髎。操作：用泻法，留针 1 小时。根据病情轻重，每日针治 1～3 次，直至压痛完全消失。

疗效：近期疗效：全组病例中治愈 356 例，占 60.3%；好转 162 例，占 27.5%；无效 72 例，占 12.2%。无 1 例死亡。有 18 例好转后行手术治疗。平均住院 6.3 天。随访观察：对治愈及好转之急性单纯型阑尾炎 391 例，作 1 年半的随访，复发率占 42.2%。在随访 4 年的 153 例中，复发率为 41.3%（《针灸临床经验辑要》）。

4·9 蛇丹

本病为在皮肤上出现簇集成群、累累如串珠的疱疹，疼痛剧烈的皮肤病。因为它每多缠腰而发，故又名缠腰火丹、带状疱疹。亦有发生于胸部及颜面部者。

【病因病机】

本病多因风火之邪客于少阳、厥阴经脉，郁于皮肤；或因感染湿毒，留滞手太阴、阳明经络，均可导致肌肤之营卫壅滞，发为疱疹。

【辨证】

蛇丹初起皮肤发热灼痛，继则出现密集成簇的绿豆至黄豆大小的丘状疱疹，迅速即变成小水疱，三五成群，集聚一处或数处，排列成带状，疱疹之间皮肤正常。严重时可出现出血点、血疱。患部有带索状刺痛。水疱常发生于身体之一侧，以腰肋部、胸部为多见，面部次之。发于面部者，疼痛更为剧烈。

若发于腰肋部，兼见口苦，头痛，眩晕，心烦易怒，或目赤面红，小溲短赤，苔黄或干腻，脉象弦数者，为风火郁于少阳、厥阴。若发于胸面部，兼见水疱溃破淋漓，疲乏无力，胃纳不佳，中脘痞闷，苔黄而腻，脉象濡数者，为湿毒蕴于太阴、阳明。

【治疗】

(1) 风火证

治法：清泄风火。取少阳、厥阴经穴为主。针用泻法。

处方：局部围针　期门　曲泉　足窍阴　中渚

方义：局部围针可调和患处的气血，消炎止痛。期门、曲泉清泄厥阴之郁火，窍阴、中渚疏散少阳之风邪。

随证选穴：心烦加郄门、神门；后遗疼痛加内关、阳辅；口苦加阳陵泉、支沟。

(2) 湿热证

治法：清热利湿。取足阳明、太阴、手少阳经穴。针用泻法。

处方：局部围针　内庭　外关　侠溪　公孙

方义：阳明与太阴为表里，内庭是足阳明的荥穴，公孙是足太阴的络穴，泻之以清利湿热，促进水疱吸收愈合。配以外关、侠溪疏利少阳经气，解在表之邪毒。

随证选穴：热盛加合谷、大椎。

【其他疗法】

耳针　取穴：肝区、神门。刺法：强刺激，捻转 5 分钟，留针 10～15 分钟，每天 1 次。

【按语】

局部围针：即在疱疹连结成块的周围，进行皮肤消毒后，用 1 寸长的毫针沿皮刺向成块疱疹的中心。针数的多少，随患处面积的大小而定，每针相距 1～2 寸为宜。留针 1～2 小时。轻证每日1次,重证每日2次。

针刺治疗蛇丹镇痛效果明显,并可缩短病程,痊愈后多无后遗疼痛。

【成方选辑】

带状疱疹:①肝俞、曲池。②大椎。③由疱疹前端迎头刺至椎旁(《针灸配穴》)。

【验案举例】

张××,男,31岁。右上腹部起两簇密集的丘疹,如小米大,沿神经排列成带状,有灼热刺痛感;局部皮肤异常敏感,着衣则痛剧。诊断为带状疱疹。主穴取阿是穴,局部常规消毒后,于损害部位的外周,用三棱针挑刺3~5针,破皮出血即可,然后用艾条灸15~30分钟。配穴取阳陵泉,用捻针手法,短促行针。1日治疗1次,3次症状即消失(《针灸临证集验》)。

【资料摘录】

针刺治疗带状疱疹25例。男23例,女2例。年龄以成年者居多。发病部位以胸背部为最多,均为单侧性。

取穴:远隔穴位取合谷、曲池、血海、三阴交;局部穴位取用分布于病灶皮肤的神经根及神经干附近的穴位。取穴多少,根据病变范围而定。操作:进针后,采用提插捻转法,当病人有明显的痠麻胀感觉时,留针20~30分钟。一般每日针治1次,7~12次为一疗程。

疗效:经用上法治疗后,25例中,痊愈者14例,基本痊愈者8例,进步者3例,全部有效。大部分病例针治次数为4~7次(《中医杂志》)。

4·10 丹毒

丹毒是一种急性接触性感染性皮肤病。发病后因其皮色如涂丹之状,故名丹毒。因其发病部位不同而有多种名称,如发于头面的称"抱头火丹",游走全身的称"赤游丹",生于腿部的称"流火"。

【病因病机】

本病多由火邪侵犯血分,热邪郁于肌肤而发。或因体表失于卫固,邪毒乘隙而入,以致经络阻滞,气血壅遏而成。

【辨证】

发病迅速,患处皮肤焮红灼热疼痛,按之更甚,边缘清楚而稍突起,很快向四周蔓延,中间由鲜红转为暗红,经数天后脱屑而愈。或发生水疱,破烂流水,疼痛作痒。

发于头面者,多偏于风热;发于下肢者,多偏于湿热。风热证见发热恶寒,头痛,骨节痠楚,胃纳不香,便秘溲赤,舌质红,苔薄白或薄黄,脉洪数。湿热证见发热,心烦,口渴,胸闷,关节肿痛,小便黄赤,苔黄腻,脉濡数。如见胸闷呕吐,壮热谵语,甚至痉厥神昏等,则为毒邪内攻。

【治疗】

(1) 风热证

治法:疏风散热解毒。取足太阳、手足阳明经穴为主。毫针泻法,三棱针点刺委中与阿是穴出血。

处方:曲池　解溪　委中　风门　阿是穴

方义:本方具有宣散风热、清泄血毒的作用。曲池、解溪清阳明热邪,调营和血;风门为督脉、足太阳之会,疏风解表;委中有"血郄"之称,与阿是穴散刺出血,清泻血分郁热,乃"宛陈则除之"之意。

随证选穴：热甚加陶道；心烦加内关。

（2）湿热证

治法：清热化湿。取手足阳明、足太阴经穴为主。毫针泻法，阿是穴用三棱针散刺放血。

处方：合谷　足三里　血海　阴陵泉　阿是穴

方义：合谷、足三里清阳明之热；阴陵泉、血海化太阴之湿；阿是穴散刺出血，旨在排出恶血，使热毒外泄。

随证选穴：壮热、痉厥加十宣出血；呕吐加内关、中脘。

【其他疗法】

耳针　取穴：神门、肾上腺、皮质下、枕。刺法：中强刺激，留针 30～60 分钟。

刺络拔罐　方法：在红肿部用三棱针散刺或用皮肤针叩刺，放出少量血液，针刺后加拔火罐。每日 1～2 次。

【按语】

丹毒发于面部或发于其他部位蔓延面积较大，出现高热神昏等毒邪内攻证候时，必须采取综合治疗。

【成方选辑】

用温水洗患处，三棱针刺毒上二三十针，或磁锋砭之亦妙（《疮疡全书》）。

浑身发红丹：百会、曲池、三里、委中（《针灸大成》）。

【验案举例】

王××，男，39 岁。3 天前自觉周身不适，时有战慄，恶心，烦躁不安，渐感右上肢内侧发热而痒，至夜红肿异常，查其脉数，苔黄，小溲短赤，体温 38.6 ℃，白细胞总数 17 000。右侧上肢内侧至肘上红肿面积为 21 cm×18 cm，境界明显，诊为上肢丹毒。遂用针沿病灶周围境界每隔 2 分点刺出血，再刺少商、合谷。次日再诊，红肿大减，热退身凉，连治四次而愈（《针挑疗法》）。

【资料摘录】

针刺治疗丹毒及类丹毒 5 例，淋巴管结炎 3 例。

治法：在病变四周取 4～8 穴，以细毫针向炎症中央斜刺，深达皮下或肌层。丹毒，在病变四周取穴；淋巴管结炎，沿病变走行方向相平行的部位取穴。得气后通脉冲电 30 分钟，每日 1～2 次。如有发热，则针刺合谷、曲池，用泻法，留针 20～30 分钟。

疗效：未用其他药物，丹毒电针 1 次即见疼痛、红肿减轻，3～5 次即获痊愈。淋巴结炎也在 5～7 天完全治愈（《针灸临床经验辑要》）。

4·11　扁平疣

疣为发生于皮肤浅表部的小赘生物。通常分为寻常疣、扁平疣、传染性软疣、掌跖疣和丝状疣等，病毒性感染是其发病的主要原因。本节仅叙述扁平疣。

【病因病机】

扁平疣多由风热之邪搏于肌肤，或因肝气郁结，气血凝滞，发于肌肤而成。

【辨证】

本病为表面光滑的扁平小疣，如米粒或黄豆大小，呈淡褐色或正常肤色，一般无痛痒。

【治疗】

治法：依扁平疣所发部位，按循经取穴同局部取穴相结合的原则，取阳经穴为主。毫针泻法，留针10～15分钟。

处方：中渚　丘墟　曲池　鱼际　阿是穴

方义：扁平疣好发的颜面、手背，为少阳、阳明经循行之分野，故取中渚、丘墟以疏少阳气机，散三焦之郁火；取曲池、鱼际以泄阳明之风热，调肌肤之气血。佐以局部取穴，通络散结，以期祛邪消疣。

随证选穴：风热加风池、商阳；郁火加行间、侠溪。

【其他疗法】

艾灸　用艾条于病变部位上熏灸15分钟左右，每日1次。10次为一疗程。

【按语】

本病患者多为青年，尤以青春期前后的少女为多。常可自行消退，但亦可复发。

【成方选辑】

赘疣诸痣灸奇穴，更灸紫白二癜风，手之左右中指节，屈节尖上宛宛中（《医宗金鉴》）。

疣目：着艾炷疣上灸之，三壮即除。支正治生疣目（《针灸资生经》）。

【验案举例】

赵××，女，19岁。右面颊生扁平疣1月余。查右颧髎附近有散在性扁平疣20余粒，小者如针尖，大者如绿豆，其色较正常皮肤略暗。无痛痒之苦。因有碍美观，求治之心颇切。

治疗：四白、和髎、下关、颊车（均右侧），针芒向病变部沿皮刺；中渚、合谷（均双侧），针用泻法。隔日1次，连针5次，疣渐消失。又针5次痊愈（江苏省中医院门诊病历）。

【资料摘录】

手太阳之别，名曰支正，上腕五寸，内注少阴；其别者，上走肘，络肩髃。实则节弛肘废，虚则生疣，小者如痂疥，取之所别也（《灵枢·经脉》）。

4·12　牛皮癣

本病因患处皮肤如牛领之皮，厚而且坚，故命名为牛皮癣。神经性皮炎可参考本节治疗。

【病因病机】

初起多由于风湿热三邪蕴阻肌肤经脉所致；日久由于营血不足，血虚生风化燥，皮肤经络失于濡养，以致患处皮肤粗糙脱落白屑。

【辨证】

本病好发于项部、肘弯、腘窝、上眼睑及大腿内侧等部，尤以项部为多。证见局部皮肤受损逐渐变厚，呈淡褐色或深褐色。自觉阵发奇痒，入夜更甚，郁闷烦躁时瘙痒更剧。因搔抓可在病变的周围出现抓痕和血痂。

风湿化热：病程较短，患部皮疹伴有潮红、糜烂、湿润和血痂，苔薄黄或黄腻，脉濡数。

血虚风燥：病程较长，局部干燥、肥厚、脱屑，状如牛领之皮，苔薄，脉细。

【治疗】

(1) 风湿化热

治法:疏风清热利湿。取手足太阴经穴为主,针用泻法。阿是穴的刺法:沿病灶四周向中心沿皮刺数针。

处方:阴陵泉 太白 太渊 风池 阿是穴

方义:肺主皮毛,故取太渊配风池散皮肤之风热;脾主肌肉,故取太白配阴陵泉化肌腠之湿邪。阿是穴疏通局部气血,止痒退癣。

随证选穴:按病变部位循经取穴,如项部加列缺、委中;肘弯加郄门、劳宫;腘窝加殷门、昆仑;大腿内侧加三阴交;上眼睑加头维、百会。

(2) 血虚风燥

治法:养血润燥。取足阳明、太阴经穴为主,针用补法。

处方:曲池 血海 三阴交 膈俞 阿是穴

方义:营出中焦,阳明虚则不能生化精血,太阴虚则营气输布乏力。曲池鼓舞阳明经气,配三阴交健运中焦,以资生血之源。佐以血海、膈俞补血活血。使气血充调,则风燥自去。

随证选穴:瘙痒难眠加照海、神门。

【其他疗法】

灸法 取穴:阿是穴。方法:用艾条熏灸,每次30分钟,每日1次。

刺络拔罐:用七星针在患处来回移动叩击后,再拔火罐。每日1次。本法适用于血虚风燥的牛皮癣。

耳针 取穴:肺、神门、肾上腺、肝、皮质下。刺法:中等刺激,留针1小时,每日1次。

【按语】

本病病程较长,容易反复发作。皮损区不宜搔抓和热水烫洗,并忌食发物和忌用刺激性药物外搽。

【成方选辑】

神经性皮炎:风池、大椎、曲池、合谷、足三里、血海、承扶、委中等,并局部用梅花针重刺激(《针灸学手册》)。

神经性皮炎:常用穴曲池、血海,备用穴合谷、三阴交、阿是穴。方法:中强刺激,每日1次。局部阿是穴沿病灶基底部皮下从四周向中心横刺数针(上海中医学院《针灸学》)。

【验案举例】

宋××,女,20岁。左肘窝及双侧腘窝皮肤增厚,剧痒。两年前起病,一年后加重,经多方面治疗无效。检查:双侧腘窝均有7 cm×8 cm之皮肤增厚,干燥破裂。左肘窝有2 cm×2 cm皮肤隆起融合丘疹。诊断为神经性皮炎。

治疗:用中药制成的灸卷在患处上熏灸,每日1次,每次30分钟。4次治疗后剧痒减轻。8次治疗后左肘部的增厚皮肤消失,瘙痒消失。22次治疗后双腘窝皮肤亦接近正常。共熏30次,剧痒完全消失,患处皮肤同健康皮肤无异,精神愉快出院(《中医杂志》)。

【资料摘录】

针灸治疗神经性皮炎68例。病程最短者为3周,最长者达30年。病损部位,以颈部为最多。本组病例在接受针灸治疗前,全部曾采用外用药物治疗无效。故本组病例均比较顽固。

治法:俱采用针刺与熏灸相配合的方法治疗。针刺法:周身性取穴、风池、天柱、风府、哑门、大椎、曲池、内关、合谷、委中、足三里、血海等，各穴轮流针治；局部性取穴，在皮损区周围沿皮下进针，须针至皮下有酸胀感。每周治疗1~3次，每次针1~3穴，到皮损治愈后，继续治疗1个月停诊。熏灸法：用纯艾绒制成粗艾卷(直径约3 cm)，在皮损区上熏灸。每次施灸时间，须视皮损的厚薄及范围大小而定，为20~60分钟。每日施灸1次，直至皮损痊愈后1个月。

疗效：经用上法治疗后，68例中，痊愈者有24例，显著进步者有21例，进步者有19例，无效者有4例，总有效率为94.21%(《针灸临床经验辑要》)。

4·13 脱骨疽

本病多发于四肢末端，尤其下肢较上肢更为多见。若溃烂不愈，久则趾(指)骨脱落，故名脱疽。

血栓闭塞性脉管炎等导致的脱疽，可参考本节治疗。

【病因病机】

本病主要由于情志内伤，肝肾不足，寒湿外受，以致经络凝滞，痹阻不通，气血运行障碍，寒湿郁久，转化为热；或因偏嗜烟酒膏粱厚味，蕴热壅滞经络，热盛肉腐而成坏疽。

【辨证】

气滞血瘀：疾病初、中期，症见患肢畏寒，麻木，刺痛，开始出现间歇性跛行，趺阳脉搏动无力。病期持久，则见局部皮肤发冷，持续疼痛，肌肉萎缩，行走困难，足背皮肤颜色变紫，汗毛脱落，趾甲变厚，趺阳脉消失或减弱，头晕，腰疼，苔白腻，脉沉细而迟。

气阴两伤：疾病后期，症见患肢皮肤暗红，肉枯筋萎，溃破腐烂，疼痛剧烈，彻夜不得安眠，趺阳脉消失。并有发热口干，纳呆，便秘，小溲黄赤。舌质红，脉细数，此为热甚伤阴。若腐肉死骨脱落，面色萎黄，形瘦神疲，舌质淡，苔薄白，脉缓，此为气阴两伤。

【治疗】

(1) 气滞血瘀

治法：活血通络。取背俞、任脉、足阳明、太阴经穴为主。针灸并用。

处方：膈俞　关元俞　气海　足三里　三阴交　商丘　丘墟　照海

方义：本方灸膈俞、关元俞、气海补气活血，温经散寒；针足三里、三阴交、商丘、丘墟、照海疏通壅滞，化湿消瘀。

随证选穴：疽生于手加八邪；疽生于足加八风。

(2) 气阴两伤

治法：益气养阴。取任脉、足少阴经穴为主。针用补法。

处方：关元　太溪　足三里　太渊　血海　少府

方义：气虚则滞，故取关元、足三里补益元气，太渊、血海活血通脉。阴虚生内热，故取太溪、少府滋阴养血，以降虚火。

随证选穴：便秘加照海、阳陵；发热加身柱；口干加廉泉。

【其他疗法】

耳针　取穴：交感、肾、肾上腺、肝、内分泌、枕、心、皮质下、肢体相应点。刺法：每次取2~3穴，强刺激，留针30分钟，每日1次。也可用0.5%普鲁卡因0.2 ml，封闭交感、肾上腺点。

水针 取穴:心俞、膈俞、阳陵泉、三阴交、悬钟等。方法:用0.5%当归注射液,每穴注入0.5ml,每日1次,每次选用2～3穴。

【按语】

针灸治脱疽,适用于患肢未溃烂者,如已发生溃烂,则必须配合外科处理。

【成方选辑】

脱疽:主穴血海、足三里、解溪。配穴申脉、照海、三阴交、昆仑、太溪。手法中等度刺激,留针15～20分钟(《中医外科学讲义》)。

【验案举例】

魏×,男,27岁。主诉:右足第3、5趾痛1个半月。晚上疼痛难忍,靠扶拐走路,间歇跛行,3～5趾呈黑色,已溃烂。有下水受寒,吸烟史。某院诊断为血栓闭塞性脉管炎,建议截肢。检查:舌质淡无苔,右手脉触不到。足部跗阳脉、太溪脉、太冲脉触不到,左手、足脉沉细。右足发凉,右足3～5趾色发紫而溃烂。双腿抬高下垂试验右足阳性。肢体血流图:左足血流量减低。

治疗:用骑竹马灸法,灸膈俞3壮,灸后10天化脓,35天灸疮愈合。隔蒜灸右太渊3壮,冲阳3壮,针上加灸足三里、三阴交、太溪各1壮。针秩边,用三棱针挑刺右关元俞、膀胱俞。

针灸2次疼痛减轻。针到3次足趾痛基本消失,右足小趾末端脱落溃烂愈合。针到10次3趾溃烂愈合。共针灸31次。另外用中药煎剂每日洗2次,隔日用玉红膏换药1次。趾痛消失,不扶拐走6里路也未痛,右足3～5趾溃烂愈合,右足色基本正常,右足跗阳脉、太冲脉、太溪脉均能触到。双腿抬高下垂试验右足阴性。5年后随访未复发,一直参加体力劳动(《北京医学》)。

【资料摘录】

灸法治疗血栓闭塞性脉管炎58例。全组病例均为男性住院病人。年龄在21～51岁。病程最短者为7天,最长者为5年(均从患部溃烂时算起)。全组病例均具有:①出现间歇性跛行;②肢端有慢性缺血体征,并有典型坏死、溃疡未愈合的第三期患者;③多并有迁延性静脉炎。全组病人均除外糖尿病、血管硬化、肢端动脉痉挛及其他血管栓塞性疾病。

治法 分艾灸组与中药辨证组,两组均以青中年患者为多,局部伤面处理完全相同。

艾灸组:在患肢踝关节周围取穴(如复溜、太溪、中封、商丘、昆仑、光明、丘墟、照海、申脉),以及血海、肾俞、委中、承筋等。每次灸至有舒适感为度。每日灸2～4次。

中药辨证组:①热毒蕴结型用四妙汤或知柏地黄丸化裁;②寒湿凝滞型用当归四逆汤化裁。

疗效 止痛效果:中药辨证组28例,优者15例,良者13例。艾灸组30例,优者24例,良者6例。伤口愈合效果:中药辨证组,优者11例,良者17例。艾灸组优者22例,良者8例(死骨脱落,伤面在3个月内愈合者为优,3个月以上愈合者为良)。疗程:中药辨证组28例中,不足6个月者21例;艾灸组30例中,不足6个月者25例。两组病例的病程、病情和疗程均较接近(《针灸临床经验辑要》)。

4·14 破伤风

本病先由跌仆、金刃及竹木等造成肢体破伤,然后风邪由创口侵入而发病。因其主症是角弓反张,筋肉拘急,故名破伤风。妇女产后风和小儿脐风也属本病范围。

【病因病机】

本病由于跌仆、金刃与竹木刺戳等创伤,风毒自创口袭于经络,循经窜扰,引动内风,以致筋脉拘急而成。如延误失治,则正气不支,邪毒内陷,变证丛生而成危候。

【辨证】

在体表创伤经过一段时间后,出现牙关紧闭,四肢抽搐,角弓反张,颈项强直,面现苦笑之状,脉沉数或弦数。如病延不解,正气大虚,邪毒内陷,则见神昏,呼吸急促,语声难出,多汗,脉沉弱等危象。

【治疗】

治法:解毒熄风。取督脉和手足太阳、阳明经穴为主。针用泻法。留针数小时,必要时可留针24～48小时。症状控制后,可用皮内针留置数小时或数天。

处方:百会　大椎　人中　委中　后溪　丰隆　三间

方义:本病之邪毒,多侵犯阳经,尤以督脉、太阳为最。故本方取大椎、百会、人中疏通督脉经气,主治脊强反折;后溪、委中调整太阳经气,解除项背强直。三间清热解痉,丰隆通络化痰,使阳明经气调和,则口噤、苦笑诸症可除。

随证选穴:牙关紧闭加下关、地仓、颊车、合谷、内庭;角弓反张加承山、阳陵、支沟、外关;正气虚弱加足三里、气海;抽搐加太冲、风市、曲池。

还可选用身柱、承浆、强间、大迎、筋缩、申脉、风池、前顶、后顶、至阳、内关、悬枢、脊中、肝俞、肺俞等穴。

【其他疗法】

耳针　取穴:皮质下、枕、心、脑点、神门。刺法:每次取2～3穴,中强刺激,留针30分钟,每日1～3次。

【按语】

针灸对本病有效,所使用的毫针较粗,留针时间宜长,一般为1～2小时,最长可达1～2天。但在留针期间要严防滞针、折针。督脉穴位因是直刺,不宜留针。其他部位的穴位,直刺行泻法后,改用斜刺留针。

正确处理伤口,及时施行彻底清创术,是预防破伤风的有效措施。并应做好预防破伤风的卫生宣传与接种工作。

【成方选辑】

破伤风:取后溪、大敦、合谷、行间、十宣、太阳紫脉(《针灸大全》)。

初生小儿,脐风撮口,灸然谷三壮,针入三分,不宜见血(《卫生宝鉴》)。

【验案举例】

张××,女,15岁。9天前觉下颌关节疲痛,张口困难,1周来有阵发性抽搐,兼以腰背疼痛强直,翻身不便,吞咽困难。左手食指曾被割伤。检查:苦笑面容,精神不安,角弓反张,牙关紧闭,颈项强直,苔白,舌尖发炎,瞳孔不对称。诊断为破伤风。先给予破伤风血清注射,并进行针刺治疗。先针风府、长强(强刺激,留针),后针百会、强间,配以下关、颊车、合谷、足三里等。针后牙关得松,张口较大。翌日加针身柱、承浆。俟后以长强穴为主,轮流配合其他穴位,共针5次获得痊愈(《江苏中医》)。

【资料摘录】

用针刺综合疗法治疗破伤风26例。年龄最小者7岁,最大者52岁。

治法:以针刺为主。轻型病例仅用针刺,较重者则以封闭、镇静剂、青霉素、补充液体和少量破伤风抗毒血清等综合治疗。

取穴:百会、大椎、身柱、至阳、筋缩、命门、腰阳关、委中、足三里、颊车、三阴交、合谷、内关为主穴;以后顶、风府、陶道、悬枢、脊中、肾俞、大肠俞、承山、昆仑、下关、环跳、阳陵泉、手三里为辅穴。操作:全组病例,一律采用重刺激留针手法,每次留针时间分别为48小时、24小时、12小时、1~2小时不等,留针时间最长者可达72小时以上。最初留针48小时是起决定性作用的。

疗效:26例中,痊愈者23例,死亡者3例,23例治愈病例的住院天数,平均为16.2天(《针灸临床经验辑要》)。

4·15 扭伤

扭伤是指四肢关节或躯体的软组织损伤,如肌肉、肌腱、韧带、血管等扭伤,而无骨折、脱臼、皮肉破损的证候。临床主要表现为受伤部肿胀疼痛,关节活动障碍等。

【病因病机】

多由剧烈运动或负重不当、跌仆、牵拉以及过度扭转等原因,引起筋脉及关节损伤,气血壅滞局部而成。

【辨证】

扭伤部因瘀阻而肿胀疼痛,伤处肌肤出现青紫。新伤局部有微肿,按压疼痛,表示伤势较轻;如红肿高大,关节屈伸不利,表示伤势较重。陈伤一般肿胀不明显,常因风寒湿邪侵袭而反复发作。扭伤部位常发生于颈、肩、肘、腕、腰、髀、膝、踝等处。

【治疗】

治法:以受伤局部取穴为主,毫针刺用泻法。陈伤留针加灸,或用温针。

处方:肩:肩髃　肩髎　肩贞
　　　肘:曲池　小海　天井
　　　腕:阳池　阳溪　阳谷
　　　腰:肾俞　腰阳关　委中
　　　髀:环跳　秩边　承扶
　　　膝:膝眼　梁丘　阳关
　　　踝:解溪　昆仑　丘墟
　　　颈:风池　天柱　大杼　后溪

方义:扭伤取穴,一般是根据损伤部近取法的原则,以达到行气血通经络的目的,使受伤组织功能恢复正常。伤势较重的,亦应采用循经近刺和远刺相结合的方法。

【其他疗法】

刺络拔罐　方法:皮肤针重叩压痛部至微出血,加拔火罐。适用于新伤局部血肿明显,陈伤瘀血久留,寒邪袭络等病症。

耳针　取穴:相应敏感点、皮质下、神门、肾上腺。刺法:中强刺激,留针10~30分钟,每天或隔天1次。适用于各部急性扭伤。

【按语】

针灸治疗急性扭伤,进针后频频捻转,教患者作肢体运动,对止痛和恢复正常体位有显著效果。慢性扭伤可参考痹证的治法。

【成方选辑】

闪着腰痛:气海(《医学纲目》)。

脊因闪挫腰难转,举动多艰行履颤……复溜一刺人忻羡(《天元太乙歌》)。

挫闪腰痛:尺泽、委中、人中、昆仑、束骨、支沟、阳陵泉(《针灸大成》)。

【验案举例】

陈××,男,25岁。因负重上坡,跌跤扭伤右腿2天,膝踝关节疼痛,不能行走,局部肿大,皮肤微现紫红。针刺梁丘、膝眼、阳陵泉、照海、解溪、申脉。留针20分钟。针后痛减,计针4次,痛止肿消,步履如常(江苏省中医院门诊病历)。

【资料摘录】

针刺治疗扭伤300例。扭伤部位包括颈、肩、肘、腰、膝、踝等处,其中以踝关节扭伤为最多,占33.7%。以扭伤后5天之内就诊者为最多,占38.7%。针刺以局部取穴为主,结合循经远部取穴。腰、肩扭伤配合拔火罐。

疗效:痊愈者243例,占81%;有效者40例,占13.3%;无效者17例,占5.7%。病程愈短,疗效愈好。痊愈243例中,经针治1~5次者有224例,占92.2%(《针灸临床经验辑要》)。

4·16 风疹

风疹,即荨麻疹,又有"瘾疹"、"风疹块"等名称,是一种常见的皮肤病。其特征是皮肤上出现鲜红色或苍白色的瘙痒性风团。急性者短期发作后多可痊愈,慢性者常反复发作,可历数月或经久难愈。

【病因病机】

本病多由腠理不固,为风邪侵袭,遏于肌肤而成;或因体质因素,不耐鱼虾荤腥等食物,或患肠道寄生虫病,导致胃肠积热,郁于肌表而发风疹。

【辨证】

皮肤突然出现疹块,此起彼伏,疏密不一。颜色或红或白,瘙痒异常。其发病颇为迅速,但消退亦快,也可一天发作数次。风疹发于咽喉部者,可引起呼吸困难,甚至造成窒息。

若病起急骤,身热,口渴,或兼咳嗽,肢体酸楚,苔薄白,脉濡数,系为风邪外袭;若发疹时伴有脘腹疼痛,神疲纳呆,大便秘结或泄泻,苔黄腻,脉滑数,证属肠胃积热。

【治疗】

(1) 外感风邪

治法:疏风和营。取督脉、手阳明经穴为主。针用泻法。也可用皮肤针叩刺。

处方:肩髃　阳溪　大椎　鱼际　三阴交

方义:"肩髃、阳溪,消瘾风之热极",配大椎以增强疏散风热的作用。又取鱼际清宣肺卫,三阴交调脾和营,使风热得解,营卫调和,则风疹可消。

随证选穴:咽痛加少商,用三棱针点刺放血。

(2) 胃肠积热

治法:清热和营。取阳明、太阴经穴。针用泻法。

处方:曲池 足三里 血海 列缺

方义:本证总属胃肠积热不得疏泄透达,怫郁于皮毛腠理之间所致。故取曲池、足三里清泄阳明积热,列缺宣肺透表,血海理血和营。

随证选穴:腹痛加建里;腹泻加天枢;喘息加尺泽、膻中。

【其他疗法】

耳针 取穴:神门、肺、枕、内分泌、肾上腺。刺法:中强刺激,留针20分钟,每天1次。

【按语】

部分患者在月经前几天出现风疹,并随着月经的干净而消失,但在下次月经来潮时又发作,可伴有痛经或月经不调。

【成方选辑】

风热瘾疹:曲池、曲泽、合谷、列缺、肺俞、鱼际、神门、内关(《针灸集成》)。

风疹:血海、三阴交、曲池、合谷(《中国针灸学概要》)。

风毒瘾疹:曲池、绝骨、委中出血(《玉龙经》)。

【验案举例】

黄××,男,25岁。患荨麻疹,发作时手足及胸部有大块风团,瘙痒剧烈。因不断反复发作,并发神经衰弱和失眠。虽经盐酸苯海拉明治疗,但不见效,遂改用针灸疗法。取穴以大椎、肩髃、曲池、三阴交为主穴;以手三里、阳辅、合谷、足三里、胃俞、丘墟、行间为配穴。每天针刺1次,每次施针时主穴是必须的,再配2~3穴轮流使用。要求有较强针感,留针15分钟。当针刺治疗到第四次时风疹就消失不发,至第八次时复有隐隐小点出现,继续用重刺激再针到第12次,则痊愈。经随访未发(《中医杂志》)。

【资料摘录】

针刺治疗荨麻疹140例。其中急性荨麻疹86例,慢性54例。全组病例中伴有消化道症状者有101例,占全组病例的72.14%。以上病人中,除少数投予振荡擦剂外,一律未给其他任何药物。

取穴:大肠俞。操作:急性者每日针治1次,慢性者隔日或隔2日针治1次。用平补平泻手法,每次留针20~30分钟。

疗效:急性荨麻疹有效率为96.51%,治愈率为95.34%。慢性荨麻疹有效率为75.92%,治愈率为51.85%。(治愈系指丘疹全部消退,瘙痒消失,且经观察2月未复发者)(《中华皮肤科杂志》)。

针灸治疗顽固性荨麻疹共44例。男27例,女17例。年龄最小者6岁,最大者52岁,其中21~40岁者有30例。病程最短者为2个月(2例),最长为17年(1例),其中1年以上者有18例。病例选择标准均为顽固型病例,病程不短于2个月,经常发作或每日发作,曾用目前西医疗法2种以上未显疗效,或用时能控制,或能改善,而停止治疗后即行复发者。

取穴:本组病例先后曾用过曲池、三阴交、血海、委中、尺泽、合谷、足三里、风市、风池、大椎等。其中以曲池、三阴交、血海为主穴;委中、尺泽为主要配穴。操作:采用轻刺激,留针时间一般为5分钟。全组病例除2例服少量中药外,其余均为单纯针刺。有效例平均针治次数为10.6次。

疗效:经用上法治疗后,44例中,12例治愈,7例显效,12例有效,有效率为70.5%。3

例寒冷型荨麻疹均无效(《中华皮肤科杂志》)。

4·17 斑秃

斑秃是指头皮部突然发生斑状脱发。本病又称"油风"。往往于精神过度紧张后发生。严重者头发全部脱落,甚至累及眉毛、胡须、腋毛、阴毛等。

【病因病机】

由于肝肾不足,营血不能荣养皮肤,以致毛孔开张,风邪乘虚袭入,风胜血燥;或因肝气郁结,气机不畅,以致气滞血瘀,发失所养而成。

【辨证】

患部头发迅速地成片脱落,呈圆形或不规则形,小如指甲,大如钱币,一至数个不等,皮肤平滑而有光泽。

血虚证:伴有头晕,失眠,舌淡红,苔薄,脉细弱。

血瘀证:病程较长,面色晦黯,舌边有紫色瘀点,脉涩。

【治疗】

治法:养血祛风,活血化瘀。取督脉、足太阳经穴为主。针刺补泻兼施。局部可用梅花针叩刺。

处方:阿是穴　百会　风池　膈俞　足三里　三阴交

方义:本方以梅花针叩刺阿是穴,以希疏导局部气血,促进头发新生。百会、风池、膈俞疏风养血,足三里、三阴交益气活血。

随证选穴:头晕加上星;失眠加内关、神门。

【其他疗法】

艾灸　方法:用艾条在患部上熏灸,至皮肤呈微红时为止。

【按语】

用梅花针叩刺须分轻重,患处皮肤光滑,宜叩略出血珠;如见稀疏嫩发,则宜轻叩。

【成方选辑】

斑秃:取新设、大椎、肺俞、膏肓、肾俞、大肠俞、极泉、少海、曲池、合谷、足三里、悬钟、阴陵泉、三阴交等穴(《新针灸学》)。

【验案举例】

朱××,女,14岁。患斑秃近1月,用药粉及生姜涂擦未效,改用针灸治疗。查左侧五处、上星一带,及右侧通天、络却一带各脱发一片,如铜元大,边缘整齐,皮肤光滑。自述由学习功课精神紧张所致。用皮肤叩刺15次,头发渐生而愈(江苏省中医院门诊病历)。

【资料摘录】

针刺治疗斑秃130例。病程多在1~3年。

取穴:第1组内关、安眠$_2$;第2组风池、三阴交。配穴百会、四神聪、上星、头维。操作:两组穴位交替使用,并配合局部点刺。每周治疗2次。

疗效:近期痊愈者63例,好转者59例,无效者8例(《针灸临床经验辑要》)。

针刺治疗斑秃395例。男352例,女43例。

治法:全身性取穴:①外关、天井、天髎;②肺俞、魄户、膏肓;③中府、列缺。局部取穴:选用秃发区周围约 2 cm 处进行针刺。

疗程:每日或隔日针治 1 次,14～21 次为一疗程,一般治疗 2～3 个疗程。在一般情况下,从治疗开始 8～9 个月后生长新发。

疗效:效果优良者 351 例,良好者 23 例,尚佳者 14 例,无效者 7 例(《针灸临床经验辑要》)。

5 五官科病证

5·1 目赤肿痛

目赤肿痛,为多种眼疾患中的一个急性症状,俗称"红眼"或"火眼"。根据其临床症状,有"风热眼"、"天行赤眼"等名称。

【病因病机】

本症多因外感风热之邪,致经气阻滞,火郁不宣;或因肝胆火盛,循经上扰,以致经脉闭阻,血壅气滞而成。

【辨证】

目睛红赤、畏光、流泪、目涩难开。初起时仅一目,渐及两侧,如兼头痛、发热、恶风、脉浮数等为外感风热;如兼有口苦、烦热、舌边尖红、脉弦数等症,为肝胆火盛。

【治疗】

治法:清泄风热,消肿定痛。取手阳明、足太阳、少阳经穴为主。针用泻法。

处方:合谷　太冲　睛明　太阳

　　　外感风热配少商、上星;

　　　肝胆火盛配行间、侠溪。

方义:目为肝窍,阳明、太阳、少阳的经脉均循行于目部,故取手阳明经合谷以调阳明经气,疏泄风热;太冲以导厥阴经气而降肝火;睛明为足太阳、阳明之交会穴,能宣泄患部之郁热,有通络明目作用;太阳为经外奇穴,点刺出血以泄热消肿定痛。外感风热配手太阳井穴少商、督脉上星,以疏风清热;肝胆火盛配足厥阴荥穴行间、足少阳荥穴侠溪,以泻肝胆之火。

随证选穴:头痛加印堂;烦热加关冲。

【其他疗法】

耳针　取穴:眼、目$_1$、目$_2$、肝。刺法:强刺激。留针30分钟。或耳尖、耳背小静脉放血。

针挑　可在肩胛间按找敏感点挑治,或在大椎穴及其旁开0.5寸处,以及在太阳、印堂、上眼睑等处选点挑治。

【按语】

本病为眼科常见的急性传染病,常可引起流行,好发于春秋季节。患本病后,应注意眼的卫生,睡眠要足,减少视力活动,戒怒戒房劳,勿食辛辣之物。针刺治疗目赤肿痛取眼眶内穴位时,进出针须缓慢,轻捻转不宜提插,以防出血。

【成方选辑】

眼赤肿疼痛:阳谷(一分,泻之,灸)、至阴(《医学纲目》)。

大小骨空,治眼烂能止冷泪;左右太阳,医目疼善除血翳(《玉龙赋》)。

暴赤肿痛眼:宜先刺合谷、三里、太阳、睛明。不效,后再刺攒竹、太阳、丝竹空(《审视瑶函》)。

【验案举例】

刘××,男性,38岁。昨日起眼部烧灼痒痛,夜不成寐,今晨头痛、眼痛发胀、流泪、畏光。检查:眼睑水肿,结膜充血,兼有少许脓性分泌物。诊断为急性结膜炎。取穴:太阳、睛明、合谷,重刺激,留针半小时。起针后,其痛几乎完全消失。次日结膜充血与眼睑浮肿明显减退,复针睛明、合谷,留针半小时,第三日痊愈(《针灸学简编》)。

刘××,男,25岁。两眼红肿疼痛、畏光、流泪、分泌物增多2天,诊断为急性结膜炎。给在两耳耳垂上找痛点针刺,留针20分钟,起针后患者自诉疼痛消失,畏光亦减轻。除加用3‰硼酸水冲洗外未用其他药物。耳针2次(每天1次)而愈(《耳针研究》)。

【资料摘录】

针刺治疗急性卡他性结膜炎66例。

取穴:睛明、鱼腰、承泣、攒竹、丝竹空、瞳子髎。操作:用轻刺手法,至眼眶周围有酸重感时,留针2分钟。每日1次,每次取2~3穴,只针不灸。如收效不显,可加针双侧合谷穴,用中等强度手法。

疗效:经用上法治疗后,有效率达99%(《针灸临床经验辑要》)。

5·2 针眼

针眼俗称"偷针"。本病主要症状在于眼睑发生硬结,形如麦粒,痒痛并作,又称"麦粒肿"。

【病因病机】

本病有因外感风热客于眼睑者;有因过食辛辣炙煿等物,以致脾胃湿热上攻于目者。二者均使营卫失调,气血凝滞,热毒壅阻于眼睑皮肤经络之间,发为本病。

【辨证】

初起眼睑痒痛并作,患部睫毛毛囊根部皮肤红肿、硬结,形如麦粒,推之不移。继则红肿热痛加剧,甚则拒按,垂头时疼痛加剧。轻者数日内可未成脓肿而自行消散。较重者要经3~4天后,于睫毛根部附近或相应的睑结膜上出现黄色脓点,不久可自行溃破,排出脓液而愈。本症有惯发性,多生于一目,但也有两目同时而发,或一目肿后,他目又起。因脾胃湿热者,兼有口臭、心烦、口渴、苔黄腻、脉濡数等症。因外感风热者,则有恶寒、发热、头痛、咳嗽、苔薄、脉浮数等表证。

【治疗】

治法:疏风清热利湿。取手足阳明、足太阳经穴为主。针用泻法。

处方:脾胃湿热:合谷　承泣　四白　阴陵泉

外感风热:睛明　攒竹　行间　太阳

方义:本方取手阳明经原穴合谷、足阳明经承泣、四白、足太阴经阴陵泉以清脾胃湿热;取足太阳经睛明、攒竹、肝经荥穴行间、经外奇穴太阳以疏风解热。诸穴共奏疏风清热、利湿解毒之功。

随证选穴:恶寒发热加外关;头痛加风池。

【其他疗法】

耳针　取穴:眼、肝、脾、耳尖。刺法:强刺激。每天1次,耳尖及耳壳后小静脉放血。

拔罐　取大椎,用三棱针刺出血后拔罐。

针挑　在肩胛区,找到粟粒大淡红色皮疹,皮肤常规消毒后,挑破皮疹,挑断皮下组织纤维,患左(眼)挑右(肩),患右挑左。

【按语】

针眼之惯发者,常由气血虚弱,易感风毒所致;亦有余邪未清,热毒蕴伏而再生者。故在肿核消退后,仍应结合全身具体情况进行对证治疗,以免复发。患处切忌挤压,以免炎症扩散而引起眼睑蜂窝织炎,甚至海绵窦栓塞及败血症等。

【成方选辑】

偷针眼:视其背上有细红点如疮,以针刺破即瘥,实解太阳之郁热也(《针灸聚英》)。

麦粒肿:取健侧天井,患侧合谷(《针灸研究进展》)。

麦粒肿:取患侧太阳穴,用泻法,出针后挤出血少许(《针灸研究进展》)。

【验案举例】

余××,女,28岁。左眼下睑异物感1天,查见左眼下眼缘有一火柴头大之红肿结节,伴触痛,无分泌物。既往每隔数月睑缘上即出现同样的红肿结节,诊为麦粒肿。经耳针治疗(取眼、肝、脾穴)一次后结节消散,每天1次,连针3次。后随访,22个月未再发麦粒肿(《耳针研究》)。

【资料摘录】

针刺治疗麦粒肿7例。

取穴:在耳廓背面,相当于耳轮、耳垂和耳根的正中处,共针四处,每针距离约为2分,其针刺的位置呈"∴"形。操作:采用卧位或坐位,针刺得气后行泻法,留针30分钟。每日针治一次,一般针刺健侧。若上下眼睑均有肿胀,或症状较重者,则针刺两侧。必要时加刺合谷穴。

疗效:除1例针后显著好转并用了其他疗法外,其余6例均经2~3次治疗后,症状完全消失(《针灸临床经验辑要》)。

针挑治疗麦粒肿42例。

取穴:在患眼对侧背部肩胛骨内缘,或7~12胸椎两旁找到暗红色或红色壳粒大的出血点3~5个,有时也可在同侧找到,此即为治疗的针挑点。操作:皮肤常规消毒后,用三棱针速刺,出针后用手指从针刺部位将出血点处的血液挤出,用消毒干棉球拭净后再挤,直至无血或少血时为止。

疗效:痊愈34例,促成早日化脓者5例,无效者3例。随访10例中,有2例复发,但较前为轻(《针灸临床经验辑要》)。

5·3 眼睑下垂

本病又称"上胞下垂"、"睑废"、"雕目",以上眼睑下垂,遮挡瞳孔,影响视物为特征。发病有先天、后天、单侧、双侧之分。

【病因病机】

由于先天禀赋不足,肾气虚弱,以致眼睑松弛。有因风邪外袭,筋脉失和,或因脾虚气弱,肌肉弛纵所致。外伤损及筋脉亦可引起本病。

【辨证】

本病常见上眼睑下垂,遮掩瞳孔,眼肌无力睁开,双侧下垂者影响瞻视,重者眼球转动不灵,视一为二等。如兼有精神疲乏,食欲不振,眩晕,面色少华,眼睑麻木不仁,脉虚无力者,为脾虚气弱。如突然发病,多属风邪客于眼睑,可兼有其他肌肉麻痹症状。

【治疗】

治法:益气疏风。取手足阳明、足太阴、少阳经穴为主。实证用泻法,虚证用补法。

处方:风邪伤络:攒竹　丝竹空　阳白　风池　合谷

中气不足:攒竹　丝竹空　阳白　足三里　三阴交

方义:本方取眼周的攒竹、丝竹空、阳白等穴以调和局部气血。配足少阳经风池、手阳明经合谷以通经活络、疏风解表;配足阳明经足三里、足太阴经三阴交以健脾胃、补气血。

随证选穴:眩晕加气海、百会。

【其他疗法】

梅花针　沿患侧头部足太阳经、足少阳经路线,及眼部眼轮匝肌,自上而下、自内向外叩刺。

【按语】

由动眼神经麻痹、重症肌无力、外伤、沙眼等引起的上睑下垂均可参考本节治疗。先天性上睑下垂可用手术矫正。

【成方选辑】

上眼睑下垂:①攒竹、鱼腰、丝竹空。②阳辅、申脉、绝骨。③陷谷(灸)(《针灸配穴》)。

【验案举例】

王××,女,37岁。自诉:3个月前,因和别人吵架,啼哭时间较多,而后发现眼睑下垂,目不能睁,只好把眼撑开,用胶布固定,服药治疗无效。舌质红,苔白,脉弦数。诊断为眼睑下垂。治则:祛风活络。治疗:取攒竹、丝竹空、阳白、鱼腰、合谷。攒竹、丝竹空、合谷用泻法,阳白透鱼腰,每日针1次,连针30次病告痊愈(《针灸治验》)。

【资料摘录】

针刺治疗上眼睑下垂60例。

取穴:阳白透鱼腰,配风池、翳明、外关、养老、合谷等穴。每次用3~4穴,留针20~30分钟,10次为一疗程。也可用电针,也可配相应耳穴,也可在耳穴相应部位注射维生素B_1及B_{12}。

疗效:治愈30例,显效9例,进步20例,无效4例(《针灸研究进展》)。

5·4　迎风流泪

迎风流泪证,可分冷泪、热泪两种。冷泪一般冬季较重,年远日久,则不分冬夏。热泪大多数为外障眼病兼有的症状。若因情志刺激而流泪者,不属病态。

【病因病机】

冷泪多为肝肾之气不足,精血亏耗,泪窍狭窄,风邪外引,泪液外溢所致。悲泣过频者,每易患之。热泪多为内因肝火炽盛,外因风邪侵袭所致。每与外障眼疾并见。

【辨证】

冷泪证:眼睛不红不痛,泪下无时,迎风更甚,泪水清稀,流泪时无热感。如久流失治,令目昏暗。

热泪证:眼睛红肿、焮痛,羞明,泪下粘浊,迎风加剧,泪流时有热感。

【治疗】

（1）冷泪证

治法：补益肝肾。取足太阳经穴为主。针用补法。

处方：睛明　攒竹　风池　肝俞　肾俞

方义：取足太阳经之睛明、攒竹能调局部气血以通泪窍。风池为手少阳、足少阳与阳维之会，为祛风之要穴，兼有调和气血作用。肝俞、肾俞壮肾水、养肝木，灸之有补益精血亏损之功。

随证选穴：目视不明加养老、承泣。

（2）热泪证

治法：散风清热，疏肝明目。取足太阳、厥阴经穴为主。针用泻法。

处方：睛明　攒竹　合谷　阳白　太冲

方义：取足太阳经之睛明、攒竹，配手阳明经原穴合谷，能散风清热。足少阳经阳白配足厥阴经原穴太冲，能清泄肝胆之火，有消肿止痛之功。

随证选穴：头痛泪多加神庭、头临泣。

【其他疗法】

耳针　取穴：眼、肝、目$_1$、目$_2$。刺法：强刺激。留针30分钟。

【按语】

如患者泪道阻塞，则泪液满眶，用手挤压泪囊区，无分泌物溢出，可做泪道冲洗，以判断阻塞之部位。

【成方选辑】

迎风有泪：头维、睛明、临泣、风池（《针灸大成》）。

目泪出：临泣、百会、液门、后溪、前谷、肝俞（《针灸大成》）。

迎风冷泪：宜刺攒竹、合谷、大骨空、小骨空（《审视瑶函》）。

迎风冷泪：睛明、腕骨、风池、头维、上星、迎香（《针灸集成》）。

【验案举例】

王××，女，52岁。左眼迎风流泪已数年，经眼科检查、泪管畅通。舌质红苔薄白，脉弦细。是为风邪伤络，肝木失调，目为肝窍，故泪自出。治当疏风理络，养目和肝。

处方：睛明（左）、承泣（左）、瞳子髎（左）、合谷（双），用泻法。

二诊，迎风流泪有所好转。三诊，左眼泪溢已止，虽风吹亦不流泪，续予巩固。半年后患者因患他疾来门诊，询之谓左眼迎风流泪从未再发，虽冬季寒风吹袭亦不为患（《针灸治验录》）。

【资料摘录】

针刺治疗溢泪证118例。

取穴：睛明、迎香。操作：速进针，轻捻转，不留针。针睛明穴手法宜轻，否则可引起皮下、结膜出血。

疗效：痊愈者75例，占63.6％；好转者31例，占26.3％；无效者12例，占10.1％。认为本法较已往单纯用泪点冲洗或扩张方法为满意。针刺睛明、迎香治疗本病，具有平肝、补肾、清热、祛风、疏通经络、流通气血的作用（《针灸临床经验辑要》）。

5·5 目翳

本病属黑睛疾患,多由肝风邪热所致,每易出现星点翳膜、黄液凝脂等证。如垂帘障、花翳白陷、凝脂翳、黄液上冲、混睛障、冰瑕翳等。若失治误治则遗留灰白或瓷白色的瘢痕,妨碍视力。

【病因病机】

本病多由毒邪外侵,肝胆火炽,风热壅盛,蒸灼肝胆之络,上攻于黑睛所致。或平素过食辛辣炙煿,热积脾胃,以致三焦之火上燔,毒邪交攻,黄仁被灼,脓液内聚而为病。亦有因外伤直接穿破黑睛而发生本证。

【辨证】

眼睛红肿,头痛,眉棱骨痛,畏光羞明,流泪多眵,鼻塞流涕,翳障点状或散或聚,苔薄黄,脉浮数者,属风热目翳。若眼睛微红,眼睑无力,常欲垂闭,不敢久视,星翳灰白或散或聚,苔红脉细,病程进展缓慢者,属肝肾阴虚。若因风轮星点翳障未能彻底根治或因翳障病势较剧,患者多自觉视物昏蒙,翳痕始终不能完全消退,因而遗留不同程度的视力损害。

【治疗】

治法:疏风清热,滋阴明目。取背俞、足太阳、少阳经穴为主。实证用泻法,虚证用补法。

处方:攒竹　睛明　瞳子髎

　　　风热目翳配风池、足临泣;

　　　肝肾阴虚配肝俞、肾俞、大小骨空。

方义:攒竹、睛明、瞳子髎为眼病的近部取穴,清热明目。风池为手足少阳与阳维之会穴,配足临泣疏风消肿。经外奇穴大小骨空配肝俞以养血,配肾俞以滋阴。诸穴共奏明目退翳之效。

随证选穴:头痛加太阳;视物昏花加养老。

【其他疗法】

耳针　取穴:耳尖。刺法:点刺放血。每天1次。连针3~5天。

【按语】

治疗本症应掌握时机,对近期斑翳应及时治疗,可减少瘢痕形成,提高视力。

【成方选辑】

赤翳:攒竹、后溪、液门。目翳膜:合谷、临泣、角孙、液门、后溪、中渚、睛明。白翳:临泣、肝俞。目生翳:肝俞、命门、瞳子髎、合谷、商阳(《针灸大成》)。

眼生翳膜:此症受病既深,未可一时便能针愈。先刺睛明、合谷。不效,须是三次针之方可。如发,再刺太阳、光明(《审视瑶函》)。

目昏生翳:角孙、足三里(《神灸经纶》)。

【验案举例】

李××,女,38岁。右眼红肿、畏光羞明已月余,伴有头痛、眵泪、眉棱骨痛。右眼有点状星翳,经眼科诊断为角膜云翳。舌质红,苔薄白,脉浮数。治当清热明目,退翳生新。处方:睛明(右)、风池(双)、大小骨空(双),共针刺10次,右眼星翳及其他症状均消失(《针灸治验》)。

【资料摘录】

针刺治疗角膜炎 38 眼。

本组病例中,包括疱疹性角膜炎、树枝状角膜炎、盘状角膜炎、浅层角膜炎、深层角膜炎、点状浅层角膜炎、硬化性角膜炎、卡他性角膜溃疡。发病日数在 1~50 天不等,多数为 3~5 天。

治法:全部病例均为针刺综合治疗,即局部滴用抗生素及热敷等,再加针刺治疗。取穴:每次取 2 个眼区附近穴位,如攒竹、丝竹空、阳白、睛明、瞳子髎、四白等,另取配穴合谷或足三里。操作:每日针治 1 次,每次留针 30 分钟。10 次为一疗程,对治疗不满 10 次痊愈者,即停止针刺。

疗效:针刺有显著镇痛作用。针刺前病人眼痛剧烈,多数在针治 1~3 次后即感轻快,甚至完全消失。以疼痛减轻统计,效果显著者有 34 眼,占 89.47%;有效者 3 眼,占 7.89%;总有效 37 眼,占 97.36%。以疼痛消失统计,效果显著者有 20 眼,占 52.36%;有效者 9 眼,占 23.68%;总有效 29 眼,占 76.31%。针刺不但镇痛作用迅速,而且镇痛时间较为持久(4~5 小时)。本组病例虽同时采用抗生素,但根据临床观察,单用抗生素及热敷,不能如此迅速地解除眼痛及眼睑痉挛,尤其对疱疹性、树枝状及盘状角膜炎(系过敏或滤过性病毒所致)等,抗生素则更无显著作用。加用针刺后,即可迅速出现镇痛及解痉作用(《针灸临床经验辑要》)。

5·6 近视

近视是一种屈光不正的眼病。外观眼部一般无明显异常,只是病人对远距离的物体,辨认发生困难。即近看清楚,远视模糊。古称"能近怯远"症。发病年龄常见于青少年。

【病因病机】

形成近视的原因很多,以阅读、书写、近距离工作时的照明不足,姿势不正,持续时间过久为主要因素。肝藏血,开窍于目,目得血而能视,若久视伤血,目失所养,发为本病。此外,禀赋不足也是本病的原因之一。

【辨证】

近视的主要症状是视物模糊,视力减退。近视在进展期主要表现为双眼球痛,看书视物模糊不清,不能远距离看视。近视较重者视力在 0.1~0.3,轻度近视者视力一般在 0.5~0.7。目为司视之窍,五脏六腑之精气皆上注于目而能视,若肝肾阴虚则视物昏花,失眠,健忘,腰痠,舌红脉细。

【治疗】

治法:滋补肝肾,益气明目。取背俞和近部穴位为主。平补平泻。

处方:睛明　攒竹　承泣　光明　风池　肝俞　肾俞

方义:睛明、攒竹、承泣为治眼疾之常用穴,有清肝明目的作用。风池为手足少阳与阳维之会穴,有通经活络、养血明目之功。肝俞、肾俞配光明有调补肝肾,益气明目的作用。

随证选穴:如脾胃虚弱者加四白、三阴交、足三里。

【其他疗法】

耳针　取穴:眼、肝、肾。刺法:中等刺激。留针 30 分钟,隔日 1 次,10 次为一疗程。

梅花针　点刺眼周穴位及风池穴,每日 1 次,10 次为一疗程。或用电梅花针治疗。

【按语】

预防近视的重点是做好中小学青少年的视力保护工作。当前推广的眼保健操是根据中医推拿及经络穴位的治疗经验结合医疗体育而创造的一种按摩法,对保护眼部健康和预防近视有一定的作用。

【成方选辑】

远视䀮䀮,目窗主之(《甲乙经》)。

上星:治头风目眩,睛痛不能远视。脑户:治目睛痛,不能远视。目窗:治目䀮䀮,远视不明。天府:治目眩,远视䀮䀮(《秘传眼科龙木论》)。

近视眼:臂臑、光明、足三里、鬓角透太阳(《针灸研究进展》)。

【验案举例】

刘××,男,25岁。因经常躺下看书,渐致视力减退,右眼0.5,左眼0.4,平时自觉头晕、气短,腰疫无力,畏寒肢冷,食欲不好,舌质淡,苔薄白,脉沉细。诊断:近视。治则:养肝明目。治疗:取合谷、三阴交、睛明、球后。针法:合谷、三阴交,刺法宜补;球后穴,推开眼球,针向球后刺入1寸半,不捻针,不提插,留针40分钟至1小时。睛明和球后穴交替使用,隔日1次。共针2个月,视力恢复:右眼1.0,左眼0.9(《针灸治验》)。

【资料摘录】

针刺治疗近视眼250例。

取穴:以四肢末梢穴位为主,有时配合局部穴。下肢部穴位,取大都、太白、公孙;上肢部穴位,取三间、合谷;头部穴位,取风池、攒竹、太阳、丝竹空等。每次治疗选3个主穴,必要时加配穴。手法用平补平泻法,留针30分钟。间日针治1次,10次为一疗程。

疗效:显效者42眼,占16.8%;中度有效者105眼,占42%;轻度有效者64眼,占25.6%;总有效数为211眼,有效率为84.4%(《针灸临床经验辑要》)。

梅花针治疗青少年近视眼821例。

取穴:后颈部和眼区穴位、风池、大椎、内关。操作:一般每次叩打20～30下,用中等强度,隔日1次,15次为一疗程。

疗效:近期治愈93只眼,显效352只眼,进步304只眼,无效72只眼,近期有效率91.3%(《针灸研究进展》)。

5·7 色盲

色盲是指视物时辨色能力的缺陷,患者一般自己也不知道,只是在偶然的场合或体检时才发现。古称本病为"视物易色"症或"视赤如白"症。辨色能力缺如者为色盲,辨色能力减低者称色弱。

【病因病机】

主要是由于肝肾亏虚,目络气血不和,影响元府功能,以致五色不能辨别。

【辨证】

色盲可分三种:丧失红色辨色力,为红色盲;丧失绿色辨色力,为绿色盲;如红绿均不能辨认者,为全色盲。

【治疗】

治法：补养肝肾，调和元府。取足太阳、少阳、厥阴经穴为主。针用补法。

处方：睛明　攒竹　瞳子髎　风池　四白　光明　行间

方义：睛明、攒竹、瞳子髎、四白、风池是治眼病之常用穴，疏通络脉，调和元府，以治其标。光明为明目之效穴，配太冲、太溪滋补肝肾，濡养目窍以治其本。

随证选穴：臂臑、合谷、足三里、肝俞、脾俞、肾俞、目窗也可轮流取用。

【其他疗法】

耳针　取穴：目$_1$、目$_2$、眼、肝。刺法：轻刺激，间歇捻转，留针15～20分钟，隔日1次。

【按语】

现代医学认为色盲是一种先天性、遗传性疾病，是由色觉障碍所致。到目前为止还没有找到有效的治疗方法。针刺治疗色盲，近年来文献报道不少，较有疗效。对色弱患者，疗效较好。

【成方选辑】

色盲：瞳子髎、睛明、丝竹空、攒竹、目窗、四白、光明、临泣、合谷、足三里等穴加减，针刺用泻法。如有肝肾阴亏见症的，可酌加太溪、复溜、肝俞等穴并施用补法（《针灸学讲义》）。

【验案举例】

李××，男，19岁。于1978年报名参军体检时发现色盲，后又到某眼科医院检查，诊断为红绿色盲，要求针灸治疗。选穴：睛明、攒竹、风池、光明、足临泣。电针用疏波，频率30～40次/分，每次20分钟，隔天针1次，每次选针4～6穴。电针后用梅花针轻叩双眼眶及颈背部，并重叩肝俞、肾俞。治疗三个月后，经眼科复查，色盲检查图已能辨认大半，后再坚持治疗一个半月，检查图已能全部辨认。1980年再度报名参军，体检合格而批准入伍。两年后随访，仍在部队服役（广州中医学院附属医院门诊病历）。

患者男性，12岁。用石原氏表检查，12张表中只能说对4张，诊断色弱。乃在耳穴目$_1$、目$_2$、眼、肝区找良导点针刺，隔日1次。第一次针后能说对5张表。第二次同上取穴，通电10分钟后能说对7张表。第四、五次均用电耳针治疗，疗效波动在说对6～7张表之间。第六次改用皮内针后能说对8张表。经20次治疗，能说准12张表（《耳针研究》）。

【资料摘录】

针刺治疗色盲21例。本组病例中，以红色色盲为最多占14例，绿色盲占3例，红绿色盲占4例。

取穴：主穴为瞳子髎、上关、天牖；配穴为听宫、睛明、丝竹空、四白、巨髎、头维、攒竹、风池、阳白、目窗、臂臑、足临泣、足三里、光明。操作：头部穴位均用轻刺激手法，留针10～30分钟；手足穴位用重刺激手法，留针20～30分钟。隔日针治1次，10次为一疗程。

疗效：痊愈者8例，显著进步者7例，进步不显著者6例。有的患者经过5次针治后，即有效果。在痊愈的8例中，有6例均为报考大学发现有色盲症未能报名，经针刺治疗后，检查证明色盲症已痊愈，现已入学，经1年随访未见复发（《针灸临床经验辑要》）。

5·8　斜视

斜视是指两眼不能同时正视前方而言。又称"风牵偏视"或"双目通睛"。

【病因病机】

本证多因脾胃之气不足，络脉空虚，风邪乘虚侵袭，目系拘急而成；或因肝肾素亏，精血不足,目系失养,目珠维系失调,遂致斜视。

【辨证】

一眼或双眼黑睛偏向内眦或外眦,转动受限,视一为二。若起病突然,发热,头痛,恶心,呕吐,苔白脉浮者,为外感风邪;若起病缓慢,头晕目眩,视物昏矇,耳鸣,舌淡脉沉细者,为肝肾亏损。

【治疗】

治法:祛风通络,补益肝肾。取背俞、手足阳明经穴为主。酌情补泻。

处方:四白　合谷　风池　足三里　肝俞　肾俞

方义:四白、合谷、风池祛风通络,肝俞、肾俞配足三里益气养血,调补肝肾。

随证选穴:内斜视加太阳、瞳子髎;外斜视加睛明、攒竹。

【其他疗法】

电针　取穴:参考体针,以眼区穴位为主。方法:进针后通电10～20分钟,电流强度以病人能耐受为度。隔日1次。

【按语】

先天性或外伤性斜视可参照本节论治。

【成方选辑】

睊目,水沟主之(《甲乙经》)。

眼㖞通睛:针客主人(一名上关),入一分,久留之,得气即泻。亦宜灸,日三七壮至二百壮,炷如竹筯大(《千金翼方》)。

【验案举例】

金××,女,13岁。代诉:半年前,因小孩们互相嬉戏,从梯子上跌下来,摔伤头部,而后住院治疗,好转出院,发现左侧眼球斜向鼻侧,到处治疗无效。检查:发育营养良好,左侧眼球内斜,舌质红苔薄白,脉弦。诊断:内斜视。辨证:患外伤,脉络损伤,眼球外展肌麻痹,故形成斜视。治则:通络活血。治疗:取太阳(左)、合谷(左)、丝竹空(左),快速进针捻针,不留针,每日一次。连续针刺30次,患者斜视基本得到纠正(《针灸治验》)。

刘××,男,8岁。代诉:3岁时患高热抽风,角弓反张,眼球外斜,经住院治疗热退抽搐停止,但遗留下来眼球斜向颞侧。舌质红,苔薄白,脉弦。诊断:外斜视。辨证:患儿年小虚弱,外感时邪,内伤饮食,邪郁酿痰,生热化风,风痰阻络,经络不通,形成眼外肌麻痹,而呈现斜视。治则:祛风化痰,通络。治疗:取丰隆(右)、睛明(右)、合谷(右),每日针1次,快速点刺不留针。共针30余次,斜视得到纠正(《针灸治验》)。

【资料摘录】

双目睛通,亦曰睊目,此证谓幼时所患目珠偏斜,视亦不正,至长不能愈者。患非一端,有因脆嫩之时,目病风热,攻损脑筋急缩者,有因惊风天吊带转筋络,失于散治风热,遂致凝滞经络而定者,有因小儿眠之牖下亮处,侧视久之,遂致筋脉滞定而偏者。凡有此病,急宜乘病嫩血气未定治之。若至长,经络血气已定,不复愈矣。此专言幼患至长不可医者,非神珠将反急病之比(《证治准绳》)。

5·9　青盲

本病外眼端好,一如常人,仅自觉视力缓慢下降,而至不辨人物,不分明暗,是为青盲。

凡原发性视神经萎缩和视神经乳头炎症、视网膜动脉栓塞、视网膜色素变性、青光眼等眼底病的后期所继发的视神经萎缩,均可参照本节论治。

【病因病机】

本病多因肝肾阴亏,精血耗损,精气不能上荣,目失涵养;或心营亏损,神气虚耗,以致神光耗散,视力缓降。

【辨证】

眼外观如常,无翳障气色,唯患者自觉视力逐渐减退。初期自觉视物昏渺,蒙昧不清,或眼前阴影一片,呈现青绿蓝碧或赤黄之色。日久失治,而至不辨人物、不分明暗者,即为青盲。如属肝肾阴亏者,多见眼中干涩,头晕,耳鸣,遗精,腰疫,舌质红,脉细;如为心营亏损者,多见眩晕,心烦,怔忡,健忘,梦扰难寐,舌质红,脉虚弱。

【治疗】

治法:补益气血,通络明目。取背俞和眼部穴位为主。针用补法,背俞穴可加灸。

处方:承泣 睛明 球后

　　　肝肾阴亏配肝俞、肾俞、光明;

　　　心营亏损配心俞、风池、翳明、臂臑。

方义:承泣为足阳明、阳跷与任脉之会穴;睛明为手足太阳、足阳明、阴跷和阳跷之会穴,球后为经外奇穴,均有疏风、通络、明目的作用。肝俞、肾俞滋养肝肾,配足少阳经络穴光明,有调肝明目之功。风池为手足少阳与阳维之会穴,配心俞、翳明、臂臑,有调和气血、通络明目的作用。

随证选穴:眩晕加太冲;失眠加神门。

【其他疗法】

耳针　取穴:目$_1$、目$_2$、肝、肾、皮质下、枕区。刺法:埋揿针,每天按压2～3次,每次5分钟,一周更换一次。

【按语】

青盲相当于现代医学的视神经萎缩,亦有因外伤、颅内炎症、温热病引起者。

【成方选辑】

青盲无所见:肝俞、商阳(左取右,右取左)(《针灸大成》)。

青盲无所见:商阳、巨髎、上关、瞳子髎、络却、承光(《针灸资生经》)。

青盲眼:肝俞、胆俞、肾俞、养老(七壮)、商阳(五壮)、光明(《类经图翼》)。

【验案举例】

陈××,女,3岁。于患结核性脑膜炎后四个月发现双目失明,经眼科会诊,确诊为球后视神经炎。耳针治疗时已失明2个月。耳针取两侧眼、皮质下、额区,针刺一次后出现迟钝的对光反射,针第二次后可见手动,5次后视力基本恢复,连针3周后未见异常而停止治疗(《耳针研究》)。

【资料摘录】

针刺治疗视神经萎缩40例。

主穴:风池(烧山火手法)、内睛明(压针缓进法)、瞳子髎、攒竹(平补平泻)。辅穴:丝竹空、鱼腰、肝俞、大椎、合谷、光明(平补平泻)、肾俞(烧山火手法)。每周针治3次,12次为一疗程。

疗效:有62.5%的病人之视力有程度不等的恢复(《针灸临床经验辑要》)。

5·10 暴盲

平素眼无他病,一眼或两眼骤然失明,故称暴盲。

【病因病机】

本病多因暴怒,肝阳上亢,精明失用;或气滞血瘀,气血不能运精于目而致。

【辨证】

本病发病急骤,病人视力突然丧失。若因肝阳上亢所致者,多见头目眩晕,腰膝酸软,失眠盗汗,颜赤舌绛,脉弦。若因气滞血瘀所致者,多见头痛目胀,烦躁口渴,舌现紫斑,脉涩。

【治疗】

治法:活血、清肝、明目。取眼部穴位为主。针用泻法。

处方:睛明　瞳子髎

　　　　肝阳上亢配太冲、光明;

　　　　气滞血瘀配内关、膈俞。

方义:睛明、瞳子髎为治眼病之要穴,有清肝明目的作用。太冲为足厥阴经原穴,光明为足少阳经络穴,合用有平肝明目的作用。内关理气活血,配血会膈俞有活血散瘀之功。

随证选穴:目胀加关冲放血;盗汗加心俞、肾俞。

【其他疗法】

穴位注射疗法　取穴:①球后、合谷;②睛明、外关;③光明、风池。方法:用维生素B_1或B_{12}加少许0.5%盐酸普鲁卡因作穴位注射,每日1组,每穴0.5 ml,交替使用,10天为一疗程。

【按语】

由脑炎、副鼻窦炎、各种中毒及其他传染病,维生素B_1缺乏等原因引起的暴盲,可参照本节治疗。

【成方选辑】

暴盲不见物,针攒竹及顶前五穴(注:神庭、上星、囟会、前顶、百会),又刺鼻中大出血,立明(《儒门事亲》)。

暴盲不见物:攒竹、太阳、前顶、上星、内迎香,俱针出血(《针灸集成》)。

球后视神经炎:球后、睛明、风池、肝俞、肾俞。暴怒伤肝者加太冲、光明。惊恐气乱者加神门内关。胃热上逆者加内庭、足三里(《实用针灸学》)。

【验案举例】

戚××,女,10岁。患者1个月前,因受风后两眼发痛,视物不清,逐渐不能看路。饮食、二便正常,惟头痛不适。检查:外眼无异常所见。视力:右眼0.05,左眼二尺指数。眼底:视乳头明显充血,边缘模糊,乳头及周围视网膜轻度水肿。舌淡红少苔,脉弦数。诊断:视神经乳头炎。治则:清泄肝胆,散风明目。处方:风池、睛明、瞳子髎、合谷、光明。施捻转之泻法,每日针1次。每次针治后,患者自觉头清目明,视力也渐恢复,第五次治疗后自觉症状全部消失,右眼视力恢复正常为1.0。眼底检查:乳头充血及水肿消失,境界清楚。又治疗12次,双眼视力及眼底检查均已正常。继续又针3次,双眼视力为1.5。以后每月追访无变化,1年后视力及眼底均正常(《实用针灸学》)。

【资料摘录】

针刺治疗视神经炎 16 例。

取穴：球后、睛明、承泣，配足三里、光明、风池、肝俞、胆俞。眼区穴用中等刺激，其他穴可用强刺激。急性者留针 5～10 分钟；慢性者留针 1～2 小时，隔 5 分钟行针 1 次。

疗效：治愈 9 例，显效 3 例，有效 3 例，无效 1 例(《针灸研究进展》)。

5·11 耳鸣、耳聋

耳鸣、耳聋，都是听觉异常的症状。耳鸣是指自觉耳内鸣响，耳聋是指听力减退或听觉丧失，耳鸣常常是耳聋的先兆。两者在病因及治疗方面大致相同，故合并论述。

【病因病机】

本证可分虚实两类。如因暴怒惊恐，肝胆火旺，以致少阳经气闭阻；或痰热郁结，壅遏清窍者属实证。如因肾精亏耗，精气不能上达于耳者属虚证。

【辨证】

实证：暴病耳聋，或耳中闷胀，鸣声不断，声响如蝉鸣或海潮声，按之不减。肝胆火旺者，多见面赤，口干，烦躁善怒，脉弦。痰热郁结者，多见胸闷痰多，脉滑数等症。

虚证：久病耳聋，或耳鸣时作时止，声细调低，操劳则加剧；按之鸣声减弱。多兼有头晕，腰疫，遗精，带下，脉虚细等症。

【治疗】

(1) 实证

治法：清肝泻火，豁痰通窍。取手足少阳、足阳明经穴为主。针用泻法。

处方：翳风　听会　中渚　侠溪

　　　肝胆火旺配太冲、丘墟；

　　　痰热郁结配丰隆、劳宫。

方义：手足少阳经脉均绕行于耳之前后，因此取手少阳之中渚、翳风，足少阳之听会、侠溪，疏导少阳经气。本方由近部与远部取穴组合而成，通上达下。肝胆火盛，配肝经原穴太冲、胆经原穴丘墟，清泄肝胆之火，乃取"病在上，取之下"和"盛则泻之"之意。痰热郁结，取丰隆、劳宫，以泄热豁痰而通清窍。

随证选穴：热病耳聋加偏历。

(2) 虚证

治法：补益肾精。取手足少阳、足少阴经穴为主。针用补法，并可用小艾炷灸患部腧穴。

处方：翳风　听会　肾俞　关元　太溪

方义：肾开窍于耳，虚证其治在肾，肾虚则精气不能上注于耳，故取肾俞、关元、太溪以培肾固本，调补肾气，配手少阳之翳风、足少阳之听会，以疏导少阳经气，使精气上输耳窍，共奏止鸣复聪之效。

随证选穴：肾虚耳鸣加足三里、地五会。

【其他疗法】

耳针　取穴：皮质下、内分泌、肝、肾，取同侧或双侧穴位。刺法：用强刺激，或用电针，留针半小时到 1 小时，每天 1 次或隔天 1 次，15～20 次为一疗程。

水针　选取听宫、翳风、完骨、肾俞等穴,采用654-2注射液,每次两侧各选一穴,每穴注射5 mg;或用维生素B_{12}注射液,每穴0.2~0.5 ml。进针0.5~1寸。也可用普鲁卡因作穴位封闭。

【按语】

治疗本症还可结合自我按摩疗法。患者以两手掌心紧按外耳道口,同时以四指反复敲击枕部或乳突部,继而手掌起伏,使外耳道口有规律地开合。坚持每天早晚各做数分钟。另外,日常生活中还应做到适劳逸,慎喜怒,避房劳,注意摄生调养。

【成方选辑】

暴聋气蒙,耳目不明,取天牖(《灵枢·寒热病》)。

耳鸣:补客主人、手大指爪甲上与肉交者(《灵枢·口问》)。

耳鸣:百会及颔厌、颅息、天窗、大陵、偏历、前谷、后溪皆主之(《甲乙经》)。

耳鸣:百会、听宫、听会、耳门、络却、阳溪、阳谷、后溪、腕骨、中渚(《神应经》)。

耳聋:上星(治风聋,二七壮)、翳风(耳痛而聋,灸七壮)、听宫、肾俞、外关、偏历、合谷(《类经图翼》)。

【验案举例】

王××,男,40岁。左耳聋12年余,右耳聋6年。先后用中西药及体针(右听宫、耳门)等治疗无效。双耳听不见表声,对面说话听不清,双耳鸣。双侧鼓膜内陷。诊断为双侧神经性耳聋及耳鸣。头针选区:双侧晕听区。每天1次。疗效:针5次后可听到表声,打电话时双耳已能听清。针9次后看电视时坐在3米远可听见,对面谈话能听清(《头针》)。

【资料摘录】

针刺治疗耳聋100例。

取穴:翳风、听宫、耳门、听会、瘈脉、百会。操作:除百会穴外,各穴针刺深度为3.0~3.9 cm,用直入直出的"输刺"手法,不加捻转,每次留针30分钟,每周针治3次。

疗效:用电测听器测验听力。气导或骨导听力有2个频率以上平均提高在20 db以上者占16%;骨导或气导有2个以上频率平均提高在10~20 db者占33%;气导或骨导提高或不足以上标准者占26%;无效者占23%;退步者占2%。传导性耳聋的针治疗效较差,因中耳炎引起的耳聋患者经针刺后有65~82%听力没有明显改变。针刺治疗对于因听神经炎引起的暴聋患者有较显著的疗效。针刺对内耳眩晕症可以提高部分听力(《针灸临床经验辑要》)。

5·12　聋哑

聋和哑是两个不同的症状。凡因聋而致哑者,称为聋哑。

【病因病机】

本病多由先天禀赋不足,或因后天感受温邪热毒,误治失治,邪毒壅滞络脉,闭阻清窍,以致幼小两耳失聪,不能学习语言,遂成聋哑。也有因跌仆损伤、巨响震荡而致聋哑者。

【辨证】

本病以听力丧失、不会说话为主症。先天性聋哑病因未明,后天性聋哑,多有病史可询。

【治疗】

治法:通络开窍。取手足少阳经穴为主。针用泻法。一般原则为先治聋,后治哑,聋哑兼治。

处方：聋：耳门　听宫　听会　翳风　中渚　外关
　　　哑：哑门　廉泉　通里

方义：手足少阳经脉绕行于耳部，取手少阳的翳风、耳门、中渚、外关，足少阳经的听会，可疏导少阳经气，配听宫通络开窍。哑门为督脉与阳维之会，有通窍清神之功，善治舌强不语；廉泉为任脉与阴维之会，可利舌本，治瘖哑；通里为手少阴之络，心开窍于舌，心的脉络系于舌本，有调心气、宁神志、利舌本的作用，故用诸穴以治哑。

随证选穴：智力低下加心俞、百会；脾虚气弱加足三里、气海。

【其他疗法】

穴位注射疗法　取穴：参考体针，分组轮流选用。方法：用维生素 B_1 或当归注射液，每穴注入 0.5～1 ml，隔日 1 次。

【按语】

聋哑证的根本问题是聋。治疗时当先治聋，当听力有所恢复时再治哑，聋哑兼治，并须与语言训练相结合。

哑门穴的深处为延脑，进针时要特别慎重，以防意外。

【成方选辑】

瘖不能言，合谷、涌泉、阳交主之（《甲乙经》）。

瘖不能言，期门主之（《甲乙经》）。

舌缓，瘖不能言，刺哑门（《甲乙经》）。

瘖不能言，刺脑户（《甲乙经》）。

小儿五六岁不语者，心气不足，舌本无力，发转难，心俞三壮，或足两踝各三壮（《针灸资生经》）。

【验案举例】

曲××，男，16 岁。代诉：患者从幼小时患热病，治愈后，发现耳聋不会说话，到处求治不效。诊断：完全性聋哑。治疗：取耳门、听会、听宫、翳风、中渚、哑门穴，每日针刺 1 次，10 次为一疗程，休息 5 天，连续针 3 个月。针第一个月后，听力有所恢复，3 个月后，能说简单词句（《针灸治验》）。

【资料摘录】

针刺治疗聋哑 301 例。

发病年龄在 5 岁以下者占 88.7%。发病原因：先天性和原因不明者占 20.3%，起于高热惊厥者占 42.9%，脑膜炎 21.7%，麻疹 12.9%。此外，尚有起因于伤寒、中耳炎、外伤和链霉素、奎宁中毒者。

取穴：常用穴取翳风、听宫、耳门、听会、瘖脉、百会，配穴取合谷、中渚，备用穴取哑门、廉泉。常用穴每次必用，配穴轮番使用，备用穴视情况酌加。隔日针治 1 次，30 次为一疗程。疗程结束后如有见效，可间歇半月至 1 月，再继续第二个疗程；如无进步，可考虑停止治疗。

疗效：显效者有 92 例，占 30.6%；进步者有 163 例，占 54.1%，有效率为 84.7%。301 例中，有 38 例做了电听力测验，但电测听所显示的疗效，不若患者感受声响那样显著，此点尚待进一步研究。电测听力的效果，显效者有 6 例，占 15.8%；进步者有 12 例，占 31.6%；无效者有 20 例，占 52.6%。从治疗中可以看出，一般年龄小的、病程短的，疗效较高。开始见效的治疗次数,最少者为2次,最多者为30次,平均为3.4次(《针灸临床经验辑要》)。

5·13 聤耳

聤耳泛指耳窍化脓性疾病。以脓色黄者为聤耳,脓带青色者名囊耳,脓出白色者称缠耳,脓水秽臭者谓之耳疳。

【病因病机】

本证有虚实之分。实证由于胆火上炎,火毒侵耳,或外感风邪,热毒内盛,灼伤肌膜,化腐生脓。虚证多因脾虚失健,湿浊不化,停聚耳窍所致。

【辨证】

实证:耳底痛,流黄色粘脓,听力减退,发热头痛,脘闷便秘,舌质红,苔黄,脉弦数。

虚证:耳中流脓,终年不愈,脓水清稀不断或如粘丝状,眩晕,四肢倦怠,食少,面色萎黄,大便溏,舌质淡,苔白,脉濡弱。

【治疗】

(1) 实证

治法:疏风清热,解毒开窍。取手足少阳经穴为主。针用泻法。

处方:风池　翳风　听宫　合谷　外关　足临泣

方义:泻肝胆火取足少阳经风池、足临泣,清热解毒取合谷、外关,近部配翳风、听宫,共奏疏风开窍之功。

随证选穴:热甚者加大椎、关冲;头痛加太阳、上星。

(2) 虚证

治法:健脾化湿。取手少阳、足太阴、阳明经穴为主。针用补法,并灸。

处方:翳风　足三里　阴陵泉

方义:取手少阳经翳风以通络开窍;足三里、阴陵泉以健脾化湿。

随证选穴:眩晕加脾俞、太白。

【其他疗法】

耳针　取穴:肾、内耳、内分泌、枕、外耳。刺法:中等刺激。每日针刺1次,留针20～30分钟,耳背小静脉可用于放血。

【按语】

聤耳包括急、慢性化脓性中耳炎。应积极治疗急、慢性上呼吸道疾病,维持咽鼓管正常的通气和排痰功能。有鼓膜穿孔的病人,不宜游泳或入水前做好防护工作。部分病人与食物有一定关系,如有些人吃鱼、虾、蛋类后耳部流脓增多。遇此情况要适当注意。

【成方选辑】

聤耳脓出:上关,日三壮至二百壮(《千金翼方》)。

聤耳生疮,出脓水:翳风、合谷、耳门。复刺后穴:听会、三里(《针灸大成》)。

聤耳:听宫、颊车、合谷(《类经图翼》)。

【验案举例】

朱××,男,12岁,学生。在感冒或游泳后反复发作左耳流脓,伴听力障碍已6年。曾用抗生素液滴耳或注射,效果时好时差。1976年7月游泳后左耳流脓1周,用耳针取内耳、肾、枕、外耳、内分泌等穴,未用其他药物治疗。3次后左耳流脓明显减少,且逐渐转为粘液,继续治疗7次后,左耳无液体流出已干燥。为巩固疗效再继续针治4次。1年后随访,未见复发(《耳针研究》)。

【资料摘录】

灸法治疗中耳炎402例。

本组病例为急性及慢性化脓性中耳炎,其中2例为合并有乳突胆脂瘤的慢性化脓性中耳炎及2例合并有慢性乳突炎的慢性化脓性中耳炎。

取穴:翳风。操作:以艾卷之燃烧端距离穴位皮肤约1寸的高度进行熏灸,一般以灸至局部皮肤红润、有烙热感即止。在施灸前应先用消毒棉签拭清外耳道脓液,滴入双氧水洗濯之,再以消毒棉签将外耳道拭净,然后艾灸,灸毕放以引流条,以利排脓。灸治次数,最少者为1次,最多者为5次,平均治愈次数为3.15次。每次施灸时间,一般为1分钟左右。

疗效:本组病例除2例合并乳突胆脂瘤者及2例合并慢性乳突炎者无效外,其余398例均获痊愈,治愈率为99%。至报告时为止,除4例因眼泪流入耳内又发急性化脓性中耳炎外,未见有复发者(《针灸临床经验辑要》)。

5·14 鼻渊

鼻渊以鼻流腥臭脓涕、鼻塞、嗅觉减退为主症,又名"脑渗"、"脑漏"。急慢性鼻窦炎可参照本节诊治。

【病因病机】

肺开窍于鼻,鼻渊的发生,与肺经受邪有关。有因风寒袭肺,蕴而化热,肺气失宣,而致鼻塞。风邪解后,郁热未清,酿为浊液,壅于鼻窍,则发为鼻渊。亦有因肝胆火盛,上犯清窍引起鼻渊者。

【辨证】

风寒化热证:恶寒发热,头痛鼻塞,多涕色黄,咳嗽痰多,舌质红,苔薄白,脉浮数。

肝胆火旺证:鼻塞流涕,涕多黄稠,腥臭难闻;头痛目眩,口苦咽干,舌质红,苔黄,脉弦数。

【治疗】

(1) 风寒化热证

治法:祛风散热,宣肺开窍。取手太阴、阳明经穴为主。针用泻法。

处方:列缺 合谷 迎香 印堂

方义:本方取手太阴络穴列缺,手阳明原穴合谷,属远部表里配穴法。迎香挟于鼻旁,印堂位于鼻根,远近相配,可收疏风清热、宣肺开窍之功。

随证选穴:眉棱痛加攒竹。

(2) 肝胆火盛证

治法:清肝热,泻胆火,通鼻窍。取手阳明、足厥阴、少阳经穴为主。针用泻法。

处方:太冲 风池 印堂 上星 迎香

方义:太冲是肝经的原穴,风池为胆经与阳维之会,二穴有疏风解热、清泄肝胆的作用。更取督脉的上星、阳明的迎香,活血通络而利鼻窍。

随证选穴:头痛加百会。

【其他疗法】

耳针 取穴：内鼻、肾上腺、肺、额。过敏者加平喘、内分泌。刺法：重刺激。捻转留针20～30分钟，或埋揿针5～7天。

【按语】

针刺治疗急、慢性鼻窦炎有一定疗效。久病不愈可酌情用小艾炷灸印堂、百会、上星、迎香等穴。

【成方选辑】

水沟、天牖主鼻不收涕，不知香臭（《针灸资生经》）。

鼻渊、鼻痔：上星、风府。问曰：针此穴未效，复刺何穴？答曰：更刺后穴：禾髎、风池、人中、百会、百劳、风门（《针灸大成》）。

久病流涕不禁：百会（灸）（《针灸大成》）。

鼻渊：上星、曲差、印堂、风门、合谷（《类经图翼》）。

【验案举例】

董××，女，29岁。患者头痛3年余。鼻流清涕，鼻孔发痒，嗅觉减退，乃至逐渐消失，重则鼻肿，打喷嚏，每当着凉后症状尤重，前额部疼痛，呈持续性钝痛，曾在某医院五官科治疗1年多不愈。诊断：鼻鼽（过敏性鼻炎）。治则：清肺热，通鼻窍。处方：风池、上星、迎香、列缺、合谷。操作：施捻转之平补平泻法，留针15分钟。针刺3次后，头痛减轻，鼻涕减少。隔日针1次，共针22次，诸症消失。治愈后随访7个月未复发（《实用针灸学》）。

【资料摘录】

针刺治疗过敏性鼻炎11例。其中病程1～6个月者3例，7～12个月者7例，1年以上者1例。

取穴：分为3组。①迎香、禾髎、上星、风府、前谷。②禾髎、百会、合谷、天柱。③迎香、命门、足三里、风池、大椎。以上各穴可轮流重复使用。操作：将针刺入一定深度后，找到痠胀麻针感（无针感者效力差），再继续捻转1～2分钟，使患者觉得舒适。留针时间一般为20～30分钟。隔日治疗1次，7次为一疗程。停针1周，再开始第二个疗程。大部分患者经1～2疗程可获治愈。

疗效：经用上法治疗后，11例中，治愈者5例，近愈者2例，进步者3例，无效者1例。平均治疗次数为4.6次。治疗过程中，未配合药物治疗。迎香、禾髎作用较大，可作治疗本病的主穴（《针灸临床经验辑要》）。

5·15 鼻衄

鼻衄，即鼻出血，是多种疾病的常见症状。血液不循常道，上溢鼻窍，渗于血络外，谓之鼻衄。一般以小量出血称"鼻衄"，严重出血不止称"鼻洪"。

【病因病机】

肺气通于鼻，足阳明之脉起于鼻之交频中，如风热袭肺，或嗜食肥甘以致胃火炽盛，均能导致血热妄行而为鼻衄。或因肝肾阴虚，虚火上炎，血随火升，从清窍溢出。亦有因外伤而致者。

【辨证】

肺经蕴热：鼻衄而伴有发热，咳嗽痰少，口干，舌质红，脉数。

胃火炽盛：鼻衄而兼口渴引饮，烦躁，口臭，大便燥结，舌质红，苔黄，脉数或脉洪。

阴虚火盛：鼻衄时作时止，口干少津，潮热盗汗，头晕，目眩，耳鸣，舌质红，少苔，脉细数。

【治疗】

(1) 肺经蕴热

治法：疏风清热止血。取手太阴、阳明经穴为主。针用泻法。

处方：风池　迎香　合谷　少商

方义：少商点刺出血，可清泄肺热，手太阴与手阳明相表里，故取合谷、迎香清泄阳明，配风池以疏风，使风热得解，鼻衄可止。

随证选穴：热重加外关、商阳。

(2) 胃火炽盛

治法：清胃泄热止血。取足阳明、督脉经穴为主。针用泻法。

处方：内庭　上星

方义：取足阳明经的荥穴内庭以清泄胃火；督脉为阳脉之海，阳热亢盛则迫血妄行，故取督脉的上星以解上亢之热而止衄。

随证选穴：衄血不止加二间。

(3) 阴虚火旺

治法：滋阴降火止血。取足少阴、厥阴经穴为主。平补平泻。

处方：太溪　太冲　通天

方义：取足少阴经原穴太溪、足厥阴经原穴太冲以滋肾阴、降肝火，配通天主治鼻衄。

随证选穴：还可用小艾炷灸隐白、涌泉等穴。

【其他疗法】

耳针　取穴：内鼻、肺、肾上腺、额。刺法：中等刺激。捻转1～2分钟，留针20～30分钟。每天1次。

【按语】

本病治疗时可结合冷湿敷和鼻腔填塞法。

【成方选辑】

衄而不止衃，血流，取足太阳；衃血，取手太阳；不已，刺腕骨下，不已，刺腘中出血（《灵枢·杂病》）。

鼻鼽衄，上星主之。先取譩譆，后取天牖、风池（《甲乙经》）。

鼻衄不止，灸涌泉二穴百壮（《千金翼方》）。

鼽衄：风府、二间、迎香（《针灸大成》）。

【验案举例】

执中母氏忽患鼻衄，急取药服，凡平昔与人服有效者皆不效。因阅《集效方》，云口鼻出血不止，名脑衄，灸上星五十壮。尚疑头上不宜多灸，止灸七壮而止。次日复作，再灸十四壮而愈。有人鼻常出脓血，予教灸囟会亦愈。则知囟会、上星皆治鼻衄云（《针灸资生经》）。

【资料摘录】

耳针治疗鼻出血23例。

取穴：内鼻、肺、额、肾上腺穴。操作：毫针刺法，每天1次，10次为一疗程。

疗效：治愈16例，显效4例，有效2例，无效1例（《耳针研究》）。

5·16 牙痛

牙痛为口腔疾患中常见的症状。遇冷、热、酸、甜等刺激时加剧。本症有虚实之分,实痛多因胃火、风火引起,虚痛多由肾阴不足所致。

【病因病机】

手足阳明脉分别入上下齿,大肠、胃腑有热,或风邪外袭经络,郁于阳明而化火,火郁循经上炎而引起牙痛。肾主骨、齿为骨之余,肾阴不足,虚火上炎亦可引起牙痛。亦有多食甘酸、口腔不洁、垢秽蚀齿而作痛的。

【辨证】

风火牙痛:牙痛甚而龈肿,兼形寒身热,舌苔薄白,脉浮数。

实火牙痛:牙痛甚剧,兼有口臭、口渴、便秘、舌苔黄,脉弦。

虚火牙痛:牙痛隐隐,时作时止,牙齿浮动,口不臭,舌尖红,脉细。

【治疗】

治法:清热止痛。取手足阳明经穴为主。酌情补泻。

处方:合谷　下关　颊车

风火牙痛配外关、风池;

实火牙痛配内庭、劳宫;

虚火牙痛配太溪、行间。

方义:手阳明之脉入下齿中,足阳明之脉入上齿中,故本方取合谷、下关、颊车等阳明经穴为主。风池、外关疏风解表;内庭泻胃火,劳宫清心火;太溪滋肾阴,行间降肝火。

随证选穴:龋齿痛加二间、阳谷;龈肿加角孙、小海;头痛加太阳。

【其他疗法】

耳针　取穴:上颌、下颌、屏尖、神门。刺法:强刺激,捻转留针 20～30 分钟,或埋揿针 2～3 天。

【按语】

凡急性牙髓炎、冠周炎、牙周炎、急性根尖周围炎、牙本质过敏等引起的牙痛,均可参照本节诊治。

【成方选辑】

臂阳明有入頄遍齿者,名曰大迎,下齿龋取之……足太阳有入頄遍齿者,名曰角孙,上齿龋取之(《灵枢·寒热病》)。

上牙疼:人中、太渊、吕细、灸臂上起肉中,五壮。下牙疼:龙玄(在侧腕交叉脉)、承浆、合谷、腕上五寸,两筋中间,灸五壮(《针灸大成》)。

肾虚牙痛出血不止:颊车、合谷、足三里、太溪(《类经图翼》)。

【验案举例】

张××,女,42 岁。自诉:上牙痛已 3 天,痛剧难忍,以拳击头,哭泣不安,不能进食,服止痛片及清胃火之中药均无效。齿龈红肿,口苦口臭,舌质红苔黄腻而燥,脉洪大。诊断:胃火牙痛。治疗:取患侧太阳穴,针透向下关,留针 1 小时,中间行针 1 次,用泻法,痛止起针。针后痛感大减,针 2 次牙痛痊愈(《针灸治验》)。

【资料摘录】

针刺治疗牙痛 97 例。本组病例均为急性及亚急性牙髓炎、根尖周炎及冠周炎所致之牙痛。

取穴:每次均取合谷,上牙痛加下关,上前牙痛再加四白或颧髎、人中等;下牙痛加下关、颊车,有时再加承浆或颊髎(注:即"夹承浆");急性冠周炎加下关、颊车,有时再加天容;头痛加太阳,有时再加头维。

疗效:针刺当时止痛效果:急性牙髓炎所致之牙痛 28 例中,于针刺当时完全止痛者 16 例,占 57%;基本止痛者 11 例,占 39%,疼痛减轻者 1 例。急性根尖周炎所致之牙痛 55 例中,于针刺完全止痛者有 19 例,占 35%;基本止痛者 21 例,占 38%;疼痛减轻者 11 例,占 20%;无效者 4 例。急性冠周炎所致之牙痛 14 例中,于针刺当时完全止痛者 2 例,占 14%;基本止痛者 8 例,占 57%;疼痛减轻者 4 例,占 29%。从临床体会中认为针治牙痛,以合谷、下关效果最好,太阳穴对牙痛引起之头痛,几乎针到痛止(《针灸临床经验辑要》)。

5·17 咽喉肿痛

咽喉肿痛属于"喉痹"、"乳蛾"范畴,是咽喉疾患中常见的病症之一。

【病因病机】

咽喉为肺胃所属,咽接食管而通于胃,喉连气管而通于肺。如因风热犯肺,热邪熏灼肺系,或因过食辛辣煎炒,引动胃火上蒸,津液受灼,煎炼成痰,痰火蕴结,皆可导致咽喉肿痛。肾阴亏耗,阴液不能上润咽喉,虚火上炎,灼于咽喉,亦可引起本症。

【辨证】

风热证:咽喉红肿疼痛,恶寒发热,咳嗽声嘶,痰多稠粘,喉间如有物梗阻,吞咽不利,苔薄,脉浮数。

实热证:咽喉肿痛,高热,口渴引饮,头痛,口臭,痰稠黄,大便结,小便黄,苔黄厚,脉洪数。

虚热证:咽喉稍见红肿,疼痛较轻,口干舌燥,颊赤唇红,手足心热,舌质红,脉细数。

【治疗】

(1) 风热证

治法:疏风清肺利咽。取手太阴、阳明经穴为主。针用泻法。

处方:少商　尺泽　合谷　曲池

方义:少商系手太阴经的井穴,点刺出血,可清泄肺热,为治喉证的主穴。配手太阴经合穴尺泽,取实则泻其子之意。取手阳明经原穴合谷、合穴曲池,有疏风解表、清咽喉的功能。

随证选穴:声音嘶哑加列缺、扶突。

(2) 实热证

治法:清胃热,利咽喉。取手足阳明经穴为主。针用泻法。

处方:商阳　内庭　天突　丰隆

方义:取手阳明经井穴商阳点刺出血,配足阳明经荥穴内庭,可清泄阳明之郁热。天突系阴维、任脉之交会穴,可清利咽喉。丰隆为足阳明经的络穴,有清热、涤痰、利窍之功。

随证选穴:便秘加上巨虚。

(3) 虚热证

治法:滋阴降火。取手太阴、足少阴经穴为主。平补平泻。

处方:太溪 照海 鱼际

方义:太溪是足少阴经原穴,照海通于阴蹻,二穴能滋阴降火,导虚火下行,为治虚热咽痛的效穴。鱼际为手太阴经荥穴,可清肺热、利咽喉。

随证选穴:咽干加廉泉;手足心热加少府。

【其他疗法】

耳针 取穴:咽喉、扁桃体、轮$_{1\sim6}$。刺法:中强刺激。捻转2～3分钟,留针1小时,每天1次。

【按语】

急、慢性咽喉炎和急、慢性扁桃体炎均可参照本节治疗。

【成方选辑】

喉痹:完骨及天容、气舍、天鼎、尺泽、合谷、商阳、阳溪、中渚、前谷、商丘、然谷、阳交悉主之(《甲乙经》)。

喉痹咽如梗,三间主之(《甲乙经》)。

涌泉、然谷主喉痹哽咽寒热(《千金要方》)。

咽喉肿痛,闭塞,水粒不下:合谷、少商,兼以三棱针刺手大指背头节上甲根下,排刺三针(《针灸大成》)。

单蛾:少商、合谷、廉泉(《针灸大成》)。

咽喉肿痛:阳溪、少海、液门(《神灸经纶》)。

【验案举例】

刘××,女,40岁。自诉:原患化脓性扁桃体炎5年余,每遇感冒即发病,经抗炎治疗也可痊愈,但以后反复发作,甚为痛苦。咽部充血红肿,扁桃体肿大,表面覆盖脓点,颌下淋巴结肿大,舌质红苔黄燥,脉浮数。诊断:急性扁桃体炎(喉蛾)。治疗:取少商,三棱针放血,然后针刺尺泽、合谷。每日针1次,4次咽痛消失,发热停止,诸症痊愈。随访2年,再未复发(《针灸治验》)。

【资料摘录】

针刺治疗急性扁桃体炎50例。

取穴:合谷、少商、耳轮三穴(注:上穴在耳轮沟与耳屏的水平处,中穴在上穴与下穴之间的耳轮沟处,下穴在耳垂前面的正中)。操作:右侧扁桃体炎取右侧穴位,左侧扁桃体炎取左侧穴位,双侧发炎者取双侧穴位。少商点刺出血。耳轮三穴,针刺深度以不穿透为原则。

疗效:治愈者42例,占84%,进步者8例,占16%。其中32例1次治愈(《针灸临床经验辑要》)。

6 急救

6·1 高热

一般以体温超过39℃的称之为高热。高热是临床上的一个常见症状,在许多疾病中都可看到。引起高热的原因也很多,这里主要是指感受外邪所引起的高热。

【病因病机】

引起高热的原因常见有外感风热,风热从口鼻或皮毛侵袭人体。肺失清肃,卫失宣散,则可见发热恶寒等症;或温邪在表不解,内入气分,或内陷营血,亦可引起高热;或外感暑热,内犯心包,可见壮热神昏;或外受疫毒郁于肌肤,内陷脏腑,也可引起壮热之症。

【辨证】

风热犯肺:发热咳嗽,微恶风寒,汗出头痛,咽喉肿痛,口干而渴,或吐黄色粘痰,舌苔薄黄,脉浮数。

温邪内陷:温邪内陷有邪入气分或邪入营血之分。

邪在气分者症见高热,不恶寒反恶热,面目红赤,口渴饮冷,咳嗽胸痛,或大便秘结,腹部胀痛拒按,舌苔黄燥,脉洪数。

邪在营血者症见高热夜甚,烦躁不安,甚至神昏谵语,口燥而不甚渴,或斑疹隐隐,或见衄血、吐血、便血,舌红绛而干,脉细数。

暑热蒙心:症见壮热,心烦不安,口渴引饮,口唇干燥,肌肤灼热,时有谵语,甚则神昏痉厥,舌红绛而干,脉洪数。

疫毒熏蒸:症见壮热,头面红肿热痛,咽喉肿痛,烦躁不安,或见丹痧密布肌肤,咽喉腐烂作痛,舌红苔黄,脉数。

【治疗】

(1) 风热犯肺

治法:宣散风热,清肃肺气。取手太阴、阳明经穴为主。针刺泻法。

处方:大椎　曲池　合谷　鱼际　外关

方义:大椎为督脉经穴,又是诸阳之会,故可散阳邪以解热;大肠与肺互为表里,针刺合谷能清肺退热;鱼际为肺经荥穴,用以泻肺热利咽喉;外关为手少阳之络,通于阳维,可疏散在表之邪以解热。诸穴合用,可收解表清肺退热之功。

随证选穴:咽喉肿痛加少商,用三棱针点刺出血;咳嗽加列缺。

(2) 温邪内陷

1) 气分证

治法:清热祛邪。取督脉和手足阳明经穴为主。针刺泻法。

处方:大椎　曲池　商阳　内庭　关冲

方义:取诸阳之会大椎,手阳明经之合穴曲池,祛邪清热;合手阳明经井穴商阳,足阳明荥穴内庭,以泄经腑之热;关冲为三焦经井穴,三焦主气,刺之可清泄气分之热。

随证选穴:高热不解加十宣;咳嗽胸痛加中府、尺泽、少商;口渴饮引加尺泽,三棱针点刺出血;便秘、腹痛加合谷、天枢、上巨虚。

2) 血分证

治法:清泄营血。取手少阴、厥阴经穴为主。针刺泻法。

处方:曲泽 中冲 少冲 委中 曲池

方义:心主血,邪入血分,故治以手少阴、厥阴经穴为主。曲泽为手厥阴经的合穴,委中为足太阳经之合,取浮络刺血,可清泄血分之热;中冲为心包经井穴,少冲为心经井穴,刺之出血,可泄心火、清心热;曲池为手阳明经合穴,阳明多气多血,病在气分者,可调气以退热,病在血分者,可清血以退热。诸穴相合可达清泄营血以退热的目的。

随证选穴:神昏谵语加十宣、人中;斑疹加血海。

(3) 暑热蒙心

治法:清泄暑热,开窍启闭。取督脉、手厥阴经穴为主。针刺泻法。

处方:大椎 曲池 曲泽 十二井穴

方义:大椎、曲池可清泄暑热;曲泽为手厥阴之合穴,刺浮络出血,可清血热、开心窍;十二井穴通于三阴三阳,具有调节阴阳、清热启闭的作用。

随证选穴:神志昏迷加人中、百会;口渴引饮加金津、玉液。

(4) 疫毒熏蒸

治法:清热解毒。取阳明经穴为主。针刺泻法。

处方:曲池 合谷 外关 委中 陷谷

方义:曲池、合谷、陷谷同属阳明,有疏解肌肤热邪的作用;外关属三焦经,又是阳维脉的交会穴,可宣达三焦气机,有疏风散热、清热消肿的作用;委中为血郄,有清血热的作用。

随证选穴:咽喉肿痛加天容、少商;烦躁不安加曲泽;丹痧加曲泽、委中、血海。

【其他疗法】

耳针 取穴:神门、肾上腺、耳尖。刺法:强刺激。留针 15～30 分钟。

刮痧 用光滑平整的汤匙蘸食油或清水,刮背脊两侧、颈部、胸部肋间、肩肘、肘窝及腘窝等处,刮至皮肤出现紫红色为度。

【按语】

针灸对高热有一定疗效,但一定要查明原因,针对病原采用相应的措施。对于退热不显著者,应结合其他方法。

【成方选辑】

热病而汗且出,及脉顺可汗者,取之鱼际、太渊、大都、太白,泻之则热去,补之则汗出。汗出太甚,取内踝上横脉以止之(《灵枢·热病》)。

热病汗不出,天柱及风池、商阳、关冲、腋门主之(《甲乙经》)。

大热:曲池、三里、复溜(《针灸大成》)。

身热如火汗不出:命门、中脘、胆俞、孔最(三壮)、肺俞、太溪、合谷、支沟(《针灸集成》)。

【验案举例】

杜××,男,26 岁。发热 1 天,头痛,骨节痠痛,恶寒无汗,呕逆欲吐,鼻塞,咽痛。检查:心肺(一),体温 39 ℃,扁桃体红肿,苔黄,质红,脉浮数。治法:针大椎、风池、太阳、曲池、天容。除大椎短促行针不留针外,余穴均留针 1 小时,每 15 分钟捻针 1 次。留针至 1 小时,头痛消失,已不恶寒,体温降至 37.8 ℃。次日复诊:除咽喉微痛外,别无明显自觉症状,体温 36.8 ℃;又针天容、合谷,留针 1 小时,手法同上,诸症消失(《针灸临证集验》)。

【资料摘录】

针刺治疗流行性感冒发热 188 例,均具有高热(39 ℃以上)。

治法:早期患者(具有高热症状),取大椎穴,用透天凉手法,捻转时腰部或尾部产生凉意,每例只针 1 次,捻针 5～10 分钟。

疗效:当针刺大椎出现腰骶部凉感后,患者即述热感消失(此时体温并未下降),其他症状也相继消失。体温一般于针后 1 小时开始下降,6～15 小时内降至正常。全部患者均于 6～20 小时后恢复健康(《针灸临床经验辑要》)。

流行性脑脊髓膜炎发热高热昏迷期,一般针少商、中冲、少冲,刺出血,再取百会、风府、大椎、曲池。这些穴位有清热、醒脑、镇静的作用。行强刺激手法(《针灸研究进展》)。

6·2 厥证

厥证,是以突然昏倒,不省人事,四肢厥冷为主症的一种病症。一般昏厥时间较短,醒后无后遗症,但也有一厥不复而导致死亡者。

现代医学上所说的休克、虚脱、昏厥、暑厥、低血糖昏迷以及癔病性昏迷等,均可参照本节辨证治疗。

【病因病机】

厥证主要是由于阴阳失调,气机逆乱所引起。

气厥:恼怒惊骇,以致气机逆乱,壅阻清窍,而致昏仆;或由于元气素弱,偶因过劳,或遇悲恐,气虚下陷,清阳不升,突然昏厥。

血厥:肝阳素旺,复加暴怒,气血并走于上,闭阻清窍,突然昏倒;或因失血过多,气随血脱,亦能发生晕厥。

寒厥:元阳亏损,不能温行经络,寒邪直中于里,发为寒厥。

热厥:邪热过盛,阳郁于里不能外达,发为热厥。

痰厥:素体肥胖,嗜食肥甘,运化失常,聚湿生痰,又逢恼怒气逆,痰随气升,上蒙清窍,突然昏倒而厥。

【辨证】

气厥:有虚实之分。患者素体健壮,偶因恼怒,突然昏倒,口噤握拳,呼吸急粗,四肢厥冷,舌苔薄白,脉沉弦者,为实证;素体虚弱,疲劳惊恐,而致眩晕昏仆,面色苍白,呼吸微弱,汗出肢冷,舌质淡,脉象沉微者,为虚证。

血厥:有虚实之分。病起暴怒之后,突然昏仆,不省人事,牙关紧闭,面赤唇紫,舌红,脉沉弦者,为实证;病起失血过多,突然昏厥,面色苍白,口唇无华,四肢震颤,目陷口张,自汗肤冷,呼吸微弱,舌质淡,脉细数无力者,为虚证。

寒厥:面青身冷,蜷躯而卧,口不干不渴,下利清谷,四肢厥逆,意识蒙眬,苔薄白,脉沉细。

热厥:初病身热头痛,胸腹灼热,渴欲饮水,便秘尿赤,烦躁不安,继则神志昏愦,手足厥冷,脉沉伏,按之数。

痰厥：突然昏厥，喉中痰鸣，或呕吐涎沫，呼吸气粗，舌苔白腻，脉象沉滑。

【治疗】

(1) 实证

治法：苏厥开窍以救其急。取督脉、厥阴经穴为主。针刺泻法。

处方：水沟　内关

　　　气厥配太冲；

　　　血厥配行间、涌泉；

　　　热厥配十二井穴；

　　　痰厥配巨阙、丰隆。

方义：水沟为督脉经穴，督脉入络于脑，又总督诸阳，故针刺水沟既有醒脑开窍之功，又有泻热启闭之效；内关为心包经络穴，可醒神宁心，二穴相配有苏厥开窍的作用。

气厥配太冲疏肝理气，调整气机；血厥配行间以降肝火，配涌泉导血下行；痰厥配巨阙、丰隆开窍豁痰；热厥配十二井穴，调节阴阳，泄热启闭。

随证选穴：牙关紧急加颊车、合谷；抽搐加合谷、侠溪；喉中痰鸣加天突；身热加大椎、曲池。

(2) 虚证

治法：回阳救逆。取任督经穴为主。针灸并用或单用灸法。

处方：百会　气海

　　　气厥配足三里；

　　　寒厥配神阙；

　　　血厥配关元。

方义：百会为督脉经穴，气海为任脉经穴，督脉总督一身之阳，任脉总任一身之阴，故二穴相配有调节阴阳的作用；又百会能醒神升阳，气海能回阳固脱，二穴相配可达回阳救逆的目的。

气厥配足三里益气升阳；寒厥灸神阙温阳散寒；血厥配关元益阴固脱。

随证选穴：下利清谷加天枢；多汗加复溜。

【其他疗法】

耳针　取穴：心、皮质下、神门、脑点、交感。刺法：每次取 2～3 穴，留针 30 分钟，实证用强刺激，虚证用轻刺激，每 5 分钟捻转 1 次。

【按语】

厥证是临床常见的危急重症，多为疾病发展到严重阶段的一种表现，在急救的同时必须注意原发病的诊治。

【成方选辑】

尸厥，死不知人，脉动如故，隐白及大敦主之(《甲乙经》)。

恍惚尸厥，头痛，中极及仆参主之(《甲乙经》)。

气厥、尸厥：灸中脘五百壮(《扁鹊心书》)。

尸厥：列缺、中冲、金门、大都、内庭、厉兑、隐白、大敦(《针灸大成》)。

厥逆：人中(灸七壮，或针入至齿妙)、膻中(二十一壮)、百会(暴厥逆冷)、气海(《类经图翼》)。

尸厥,谓急死人也。人中针,合谷、太冲皆灸,下三里、绝骨、神阙百壮。若脉微似绝,灸间使,针复溜,久留神效(《针灸集成》)。

【验案举例】

张××,男,38岁。因在烈日下劳累过度而突然昏倒,面色苍白,口唇青紫,手足厥冷。检查:血压70/40毫米汞柱,脉细微。诊断为休克。针人中、内关。人中用提插捻转手法,内关用捻转手法,持续行针约15分钟,血压升至100/65毫米汞柱,手足转温,神志清醒(《针灸临证集验》)。

【资料摘录】

针刺治疗休克160例。

其中感染中毒性休克130例,出血性休克7例,过敏性休克2例,药物中毒性休克8例,慢性衰竭所致的休克6例,原因不明者4例。除针对休克病因及一般抗休克治疗外,均采用针刺升压,升压无效时,则改用升压药物。

取穴:主穴素髎、内关;配穴少冲、少泽、中冲、涌泉、耳针升压点及呼吸点。操作:一般先采用主穴,如半小时无效或1小时内收缩压未到80毫米汞柱,则另加1～2个配穴。手法用中强刺激,留针,持续或间断捻转。收缩压稳定在80毫米汞柱以上连续3小时时出针。

疗效:160例中,显效者122例,占76.3%;好转者18例,占11.2%;无效者20例,占12.5%;总有效率87.5%(《针灸临床经验辑要》)。

针刺治疗各种感染所致的中毒性休克50例。

取穴:主穴涌泉、足三里;备穴取耳穴皮质下、肾上腺、内分泌。操作:开始用强刺激,血压上升后逐渐延长捻针的间隔时间,血压稳定数小时后起针。

疗效:在50例中,经用上法治疗(其中41例单用针灸治疗),有效者48例。另2例因严重败血症及心脏病死亡(《针灸临床经验辑要》)。

6·3 痉证

痉证,是以项背强急,口噤,四肢抽搐,角弓反张为主症的一种病证,又称"痓"。

流行性脑脊髓膜炎、流行性乙型脑炎、继发于各种传染病的脑膜炎以及各种原因引起的高热惊厥等,均可参考本节辨证施治。

【病因病机】

痉证发病的主要病理在于津血虚少,筋脉失养。或由于高热消烁津液,肝木失于濡养,肝风内动;或邪热内传营血,热动肝风,引起本证。

【辨证】

高热伤阴:高热不解,口噤龂齿,项背强直,甚至角弓反张,手足挛急,口渴引饮,舌苔黄,脉弦数。

热入营血:壮热神昏,头晕胀痛,口噤,抽搐,角弓反张,或心烦躁扰,舌红绛,苔黄燥,脉弦数。

【治疗】

(1) 高热伤阴

治法:泄热救阴,平肝熄风。取督脉、足厥阴经穴为主。针刺泻法。

处方：百会　风府　大椎　曲池　涌泉　太冲　十二井穴

方义：痉证属风象，故取百会、风府、太冲平肝熄风；热极生风，故取大椎、曲池、十二井穴以泄热；津液被烁，故取涌泉以滋阴。诸穴相配可达熄风泄热救阴之目的。

随证选穴：口噤不开加颊车、支沟；上肢拘挛加大陵、合谷；下肢拘挛加阳陵泉、承山。

(2) 热入营血

治法：清泄营血，熄风止痉。取手足厥阴经穴为主。针刺泻法。

处方：曲泽　劳宫　委中　行间　十宣穴

方义：曲泽为心包经合穴，委中为血之郄穴，取其浮络刺血，以泄血分之热；劳宫为心包经荥穴，行间为肝经荥穴，二穴相配清心泻肝；十宣穴为经外奇穴，刺其出血，可以泄热。诸穴相合，可达泄热止痉的目的。

随证选穴：热盛加大椎；神昏加人中。

【其他疗法】

耳针　取穴：肝、皮质下、神门、脑干。刺法：针刺泻法，留针30～60分钟。

【按语】

痉证病情危急，应抓紧施治。痉止之后，要针对病因进行治疗。

【成方选辑】

风痉身反折，先取足太阳及腘中及血络出血；中有寒，取三里（《灵枢·热病》）。

痉，取囟会、百会，及天柱、鬲俞、上关、光明主之（《甲乙经》）。

痉，身反折，口噤，喉痹不能言，三里主之（《甲乙经》）。

被伤风，牙关紧急，项背强直：灸元关穴百壮（《扁鹊心书》）。

脊反折：哑门、风府（《针灸大成》）。

角弓反张：天突（先针）、膻中、太冲、肝俞、委中、昆仑、大椎、百会（《针灸集成》）。

【验案举例】

张××，男，8岁。早饭后，患儿突然出现神昏谵妄，颈项强直，角弓反张，咬牙，抽搐等症。检查：胸背有瘀点，口唇青紫，舌绛，脉弦细，体温40℃，布氏征阳性。治法：先点刺印堂、委中、尺泽、十二井、十趾端出血；后针人中、百会、大椎、内关、后溪、涌泉。持续行针约1小时，神志好转，又行针1小时后，诸症好转，体温39.1℃，患儿入睡。次日神志转清，强直、抽搐等症消失体温37.5℃，又针大椎、曲池、合谷、内关一次，病愈（《针灸临证集验》）。

【资料摘录】

病例：45例，全部为中毒性痢疾，均兼有抽风。

取穴：合谷、内关、涌泉、下巨虚、百会、印堂、人中、素髎。刺法：针刺后捻转2～3分钟，留针20～25分钟。一般于针后2～5分钟抽风停止，针2～3次后不再抽风。但遇一例顽固抽风的患儿（住院较晚），经上述穴位针治数次无效，最后加刺风府，抽风立止，未再复发。

疗效：针刺对降热、止痉等方面有显著效果。45例中仅1例死亡，其余均获治愈（《针灸临床经验辑要》）。

6·4　脱证

脱证，是以亡阴亡阳为特征的病症，有暴脱、虚脱之分。临床上因中风、大汗、剧泻、大失血等导致阴阳离决者，称为暴脱；若久病元气虚弱，精气逐渐消亡所引起者，则称虚脱。

凡心力衰竭、周围循环衰竭等,可参照本节辨证治疗。

【病因病机】

脱证的病因病机主要是在高热大汗,剧烈吐泻,失血过多的情况下,阴液或阳气迅速亡失所引起。汗为阴液,血亦属阴,大汗、大出血,则阴随血汗而消亡。由于阴阳互根,阴竭则阳亡,精乃气血所化,血脱则精亡,阳亡则阴无以化而告竭,所以亡阴与亡阳,互为因果,难以截然分开,只是先后主次不同而已。

【辨证】

亡阴证:汗出粘而热,兼见肌肤热,手足温,口渴喜冷饮,甚则昏迷,脉细数,按之无力。

亡阳证:大汗淋漓,汗清稀而凉,兼见肌肤凉,手足冷,口不渴,喜热饮,踡卧神疲,甚则昏不知人,脉微欲绝。

【治疗】

治法:回阳固脱,调节阴阳。取任脉、督脉经穴为主。针刺补法,并灸。

处方:水沟　素髎　神阙　关元　涌泉　足三里

方义:本方配穴的主要作用是回阳固脱,调节阴阳。任脉维系一身之阴,督脉总统一身之阳,取二经穴为主调节阴阳以防离决。水沟、素髎有醒脑和振奋阳气的作用;神阙、关元,重灸有回阳固脱的作用,二穴又系于元气,阴中有阳,故用于本证最为适宜;涌泉为肾经井穴,可引上越之浮阳下归其宅;取足三里以益气助阳,固表止汗。

随证选穴:亡阴加太溪;亡阳加气海;心阳不振加内关。

【其他疗法】

耳针　取穴:肾上腺、心、皮质下、枕。刺法:轻刺激。间歇运针,留针1~2小时。

【按语】

虚脱是一种危重病症,应及时抢救,针灸对本病有一定效果,但必须针对虚脱原因进行治疗,必要时配合其他方法。

【成方选辑】

久冷伤惫脏腑,泄利不止,中风不省人事等疾,宜灸神阙(《针灸资生经》)。

尸厥卒倒气脱:百会、人中、合谷、间使、气海、关元(《类经图翼》)。

【验案举例】

患者翁××,女,28岁。因子宫破裂急诊入院。在醚麻下施行子宫次全切除术,腹腔内出血1 500 ml。于手术将终时,病情突变,呈潮式呼吸,全身发绀,四肢冰冷,脉细如丝,血压不能测得。即施行人工呼吸,加速输液,连续用急救药,并无好转。半小时后瞳孔散大,口吐泡沫,心跳缓慢无力。于是针灸百会、内关。不久颜面口唇转红,脉搏逐渐加强,瞳孔收缩,呼吸深长,呈叹息声。3小时后脱险(《针灸临床经验辑要》)。

【资料摘录】

针灸治疗虚脱61例。

取穴:人中、百会,还可适当地配合大椎、少商、中冲、神门、中脘、神阙、关元、涌泉等穴。方法:毫针强刺激,不留针,或药卷悬灸2~5分钟。对脑贫血虚脱、外伤性休克、腹痛休克等只灸不针。对中暑虚脱只针不灸。对妊娠虚脱、产后虚脱,或针或灸,酌情应用。

疗效:通过上法治疗,有效率达99%(《哈尔滨中医》)。

6·5 出血

凡血液不循常道,上溢于口鼻诸窍,下出于二阴,或渗于肌肉皮肤,统称"出血"。

【病因病机】

血与气相互依赖,循环运行于脉中,周流不息,濡润全身,和调于五脏,洒陈于六腑。如果阴阳偏盛,气血失调,阳盛则热,迫血妄行,或气虚不能摄血,均可损伤脉络,血液外溢导致出血症。

出血症的范围相当广泛,本节概分咳血、衄血、吐血、便血、尿血等。

【辨证】

咳血:咳血是肺络受伤所引起的病证。症见咳嗽,痰中带血,或大口咯血,血色鲜红或紫黯,或胸胁掣痛、烦躁易怒,小便短赤,口苦,脉象弦数者,为肝火犯肺;咳嗽少痰,痰中带血,血色鲜红,潮热盗汗,口干咽燥,颧部红艳,形体消瘦,舌红苔少,脉细数者,为阴虚火旺。

鼻衄:兼见鼻燥咽干,或身热咳嗽,舌红脉数者为肺热;兼见血色鲜红,口渴引饮,胸闷烦躁,口臭便秘,舌红苔黄,脉数有力者,为胃热;兼见头痛眩晕,目赤,口苦,烦躁易怒,舌红苔黄,脉弦数者,为肝火。

吐血:其血出自胃腑,从口而出。若血随呕吐而出者,称作呕血。吐血鲜红或紫黯,夹有食物残渣,脘腹胀痛,口臭,便秘或大便色黑,舌质红苔黄腻,脉滑数者,为胃中积热。吐血鲜红或紫黯,口苦胁痛,烦躁易怒,舌质红绛,脉弦数者,为肝火犯胃;吐血较多,血色紫黯,兼见面色㿠白,气怯神疲,饮食减少,舌淡苔白,脉沉细者,为脾气虚弱。

便血:凡血从大便而下,或在大便前后下血,或单纯下血者,统称为便血。先便后血,血色黯黑,腹痛隐隐,面色不华,神倦懒言,饮食减少,舌淡脉弱者,为脾气虚弱;先血后便,血色鲜红,肛门灼痛,舌苔黄腻,脉数者,为大肠湿热。

尿血:是指小便中混有血液或夹杂血块而言。本证与血淋相似,其区别点为:茎中无明显疼痛者,为尿血;小便时涩痛难忍者,为血淋。尿血,小便短赤,头晕耳鸣,潮热盗汗,腰腿痠软,舌红苔少,脉细数者,为阴虚火旺;尿血鲜红,小便热赤,心烦口渴,口舌生疮,舌尖红,脉数者,为心火亢盛。

【治疗】

(1) 咳血

1) 肝火犯肺

治法:泄肝清肺,和络止血。取厥阴、手太阴经穴为主。针刺泻法。

处方:肺俞　鱼际　劳宫　行间

方义:肺俞与鱼际相配,可泻肺热以止血;行间可泻肝火降逆气,使血有所藏;劳宫可清血热以止血妄行。四穴相合,可达泄肝清肺和络止血的目的。

2) 阴虚火旺

治法:益阴养肺,清热止血。取手太阴、足少阴经穴为主。针刺补泻兼施。

处方:尺泽　鱼际　孔最　百劳　然谷

方义:补尺泽泻鱼际,益肺阴清肺热以止血;肺经郄穴孔最和经外奇穴百劳可益肺止血;然谷为肾经荥穴,可益阴清热。

(2) 鼻衄

1）肺热

治法：清泄肺热，凉血止血。取督脉、手太阴经穴为主。针刺泻法。

处方：神庭　天府　合谷　风府

方义：神庭、风府为督脉经穴，有泄热止衄的功能；天府为肺经穴，合谷为大肠经穴，二经相为表里，大肠经又上达于鼻，故二穴相配可达泄热止血之目的。

2）胃热

治法：清泄胃热，泻火止血。取督脉、手足阳明经穴为主。针刺泻法。

处方：上星　二间　中脘　厉兑　隐白

方义：上星属督脉经穴，有清热止衄的功能；二间为阳明经荥穴，其经上达于鼻，有清阳明、止衄血的作用；中脘、厉兑和隐白清泻胃火，导热下行。

3）肝火

治法：清泄肝热，泻火止血。取督脉、足厥阴、少阴经穴为主。针刺泻法。

处方：兑端　谙谙　曲泉　委中　行间　涌泉

方义：兑端属督脉经穴临近鼻部，可泄热止衄；曲泉、行间均属肝经，可益肝阴、泻肝火；委中为血之郄穴，可泄血热以止血；谙谙有止衄的作用，涌泉可导热下行。

(3) 吐血

1）胃中积热

治法：清泄胃热，降逆止血。取任脉、足阳明经穴为主。针刺泻法。

处方：上脘　郄门　内庭

方义：上脘为任脉经穴，位于胃之上口，可降逆止血；郄门为心包经郄穴，有止血的功能；合胃经荥穴内庭，清泄胃热，降逆止血。

2）肝火犯胃

治法：清肝和胃，泻火止血。取足阳明、厥阴经穴为主。针刺泻法。

处方：不容　劳宫　梁丘　太冲　地五会

方义：不容与梁丘二穴相配，有和胃止血的作用；劳宫为心包经荥穴，可清血热以止血；太冲、地五会有清肝泻火、降逆止血的功效。

3）脾胃虚弱

治法：益气摄血。取足太阴、阳明经穴为主。针灸并用。

处方：中脘　脾俞　足三里　隐白

方义：方中用中脘、脾俞、足三里补益中气以摄血；隐白是足太阴的井穴，用小艾炷灸之，有健脾统血之功。

(4) 便血

1）脾气虚弱

治法：健脾统血。取足太阴、阳明、任脉经穴为主。针刺补法，并灸。

处方：关元　足三里　太白　会阳

方义：关元益气摄血；足三里、太白健脾统血；会阳临近肛门，善治便血，是局部取穴法。

2）大肠湿热

治法：清热利湿，和营止血。取督脉、足太阳经穴为主。针刺泻法。

处方：长强　次髎　上巨虚　承山

方义:长强为督脉经穴,善治肠风下血;次髎有清利下焦湿热的作用;承山属膀胱经,其经别别入肛中,是治疗肛门疾患的要穴;上巨虚为大肠下合穴,泻之可清泻大肠湿热。

(5) 尿血

1) 阴虚火旺

治法:养阴清热,降火止血。取任脉、足厥阴、少阴经穴。针宜补泻兼施。

处方:关元　阴谷　太溪　大敦

方义:关元是任脉和足三阴经的交会穴,有补阴清热的作用;阴谷、太溪益阴泻火;更助以大敦调肝藏血。诸穴相配可达养阴清热,泻火止血的功效。

2) 心火亢盛

治法:清营血,泻心火。取任脉、手厥阴、足少阴经穴。针刺泻法。

处方:关元　劳宫　然谷

方义:关元为小肠募穴,泻之,可清小肠腑热;劳宫为心包经荥穴,有泻心火、清血热的作用;然谷为肾经荥穴,有益阴清热的作用。

【其他疗法】

耳针　取穴:针对出血的脏腑、五官,取相应的部位,加肾上腺、皮质下等穴。刺法:每次取 2~3 穴,留针 10~20 分钟,每日 1 次。

【按语】

针灸对出血症有一定作用,如出血严重者应及时查明原因,采用其他方法综合治疗。

【成方选辑】

呕血,大陵及郄门主之(《甲乙经》)。

凡唾血,泻鱼际,补尺泽(《甲乙经》)。

衄血不止,承浆及委中主之(《甲乙经》)。

胸堂、脾俞、手心主、间使、胃管、天枢、肝俞、鱼际、劳宫、肩俞、太溪主唾血、吐血(《千金要方》)。

吐血等症:膻中、中脘、气海、三里、乳根、支沟(《针灸大成》)。

便血:承山、复溜、太冲、太白(《针灸大成》)。

尿血:膈俞、脾俞、三焦俞、肾俞、列缺、章门、大敦(《类经图翼》)。

【验案举例】

朱××,男,52 岁。主诉肛门出血,约 1 月余。大便脱肛,出血呈喷射状,大便不秘结,肛门不痛。便后压迫肛门,可以还纳。体检:精神不振,贫血,无痔疾。治疗经过:曾用维生素 C、K 及仙鹤草素等止血药物,均未收效。后灸命门 7 壮,脱肛情况有所改变,但大便时仍然出血如注,因此,除灸命门外,加灸百会 7 壮,四次而愈,迄未再发(《针灸临床经验辑要》)。

【资料摘录】

针刺治疗肺结核咯血 17 例。

取穴:采用双侧尺泽穴者 8 例,一侧者 5 例,一侧尺泽穴配巨骨穴者 4 例。操作:先针尺泽,然后针刺巨骨,找到感觉后,留针 30~40 分钟即可起针。

疗效:针治后有 16 例获得显著效果,1 例效果不满意(1 个月复发)(《针灸临床经验辑要》)。

6·6 剧痛证

剧痛证，是指人体不同部位出现的剧烈疼痛。

本证可出现于许多疾病的变化过程中，人体的各个部位和脏器也都可以发生剧痛。这里仅就发生于内脏的剧痛作概括介绍。

心绞痛、胆绞痛、急性胃炎、急性胰腺炎、急性阑尾炎、急性肠梗阻、急性腹膜炎、溃疡病急性穿孔、泌尿系结石等所引起的剧痛，可参照本节辨证治疗。

【病因病机】

引起本证的原因主要由于感受寒邪，客于经脉，内传脏腑，气血凝滞，不通则痛；或由于忧思悲怒，气机不畅，气滞则血瘀，阻于经脉发为疼痛；或由于结石等原因，引起剧痛。

【辨证】

心剧痛：心痛彻背，背痛彻心，或胸部刺痛，固定不移，胸闷气短，心悸自汗。重则喘息不能平卧，面色苍白，四肢厥冷，舌质紫暗，脉沉细。

胆剧痛：胁肋部（右上腹部）剧痛，阵发性加剧或痛无休止，局部拒按，常伴有恶心呕吐，食欲减退；或寒热往来，口苦咽干，目黄身黄，舌苔薄白或黄腻，脉弦细或弦数。

胃剧痛：胃脘疼痛暴作，畏寒喜暖，或胃脘胀痛，嗳腐吞酸，或胃脘胀满作痛，痛连两胁，或胃脘疼痛，痛有定处，状如针刺刀割，苔白脉弦。

腹剧痛：腹部骤然剧痛，痛如刀割，或剧痛阵作，腹部膨胀，拒按，或并见汗出肢冷，面色苍白；或腹部持续性疼痛，拒按，兼见发热，恶心呕吐，大便秘结，小便黄，脉沉弦。

肾剧痛：腰痛剧作，痛连少腹，或小便突然中断，疼痛剧烈，上连腰腹，常伴有尿血，或小便浑赤，溺时涩痛，淋沥不畅，苔薄白或黄腻，脉弦紧或弦数。

【治疗】

（1）心剧痛

治法：行气通阳，活血止痛。取任脉、手厥阴经穴为主。针刺泻法。

处方：膻中　内关　心俞　足三里

方义：本证主要是由于气滞血瘀或胸阳痹阻所引起。方用气会膻中调气行瘀；合手厥阴与阴维脉的交会穴内关理气活血；合心俞宁心安神；合足三里调气通阳。四穴相合可达通络止痛的作用。

随证选穴：胸部刺痛加膈俞、厥阴俞；面色苍白，四肢厥冷加灸关元、气海。

【其他疗法】

耳针　取穴：心、内分泌、交感、神门、肾、皮质下、小肠。刺法：每次选3～4穴，针刺泻法，留针1小时，每10分钟捻转1次。

（2）胆剧痛

治法：疏肝利胆，行气止痛。取足少阳、厥阴经穴为主，辅以阳明。针刺泻法。

处方：日月　中脘　阳陵泉　足三里　太冲

方义：本证主要是由于肝郁气滞，湿热蕴结所致，方用日月、阳陵泉、太冲疏肝利胆；用中脘、足三里清利湿热，通导腑气。

随证选穴：恶心呕吐加内关；寒热往来加支沟、外关；上腹部阵发性疼痛加中脘、梁门。

【其他疗法】

耳针　取穴:交感、神门、肝、胆。刺法:强刺激,留针30分钟。
电针　取穴:日月、期门、阳陵泉。刺法:通电30分钟(连续波)。

(3) 胃剧痛

治法:和胃降逆,理气止痛。取足阳明经穴为主。针刺泻法,酌用灸法。

处方:中脘　足三里

方义:中脘为胃之募穴,正当胃部,足三里为足阳明胃经合穴,二穴相配可达和胃降逆、理气止痛的功效。

随证选穴:嗳腐吞酸加下脘、建里、里内庭;痛连两胁加阳陵泉;痛如针刺加膈俞;呕吐加内关、曲泽、委中。

【其他疗法】

耳针　取穴:胃、神门、交感。刺法:强刺激,留针30分钟。

(4) 腹剧痛

治法:通腑导滞,行气止痛。取任脉、手足阳明经穴。针刺泻法。

处方:中脘　天枢　气海　合谷　足三里

方义:本证主要由于邪滞胃肠,或阳明热盛所引起。方用中脘、足三里和胃降逆,配合谷祛邪导滞,天枢通调胃肠,气海理气止痛。

随证选穴:发热加曲池、大椎;恶心呕吐加内关;汗出肢冷、面色苍白灸神阙、气海。

【其他疗法】

耳针　取穴:神门、交感、胃、肠。刺法:强刺激,留针60分钟。

(5) 肾剧痛

治法:益肾祛邪,调气止痛。取任脉、足少阴、太阳经穴。针刺泻法,酌情施灸。

处方:肾俞　照海　中极　委阳　三阴交

方义:本证主要由邪气阻肾,气机不利,或湿热蕴结下焦所致。方用肾俞、照海益肾祛邪;委阳疏理三焦气机;中极调理膀胱气化,清利下焦湿热。

随证选穴:尿血加血海;尿中结石加然谷。

【其他疗法】

耳针　取穴:神门、肾、输尿管、压痛点。刺法:强刺激,留针30~60分钟。

电针　取穴:肾俞或膀胱俞(阴极),关元或水道(阳极)。方法:取病侧上下两个穴位,进针得气后用可调波,强度由弱转强至患者能忍受为度,持续20~30分钟。

【按语】

针灸对剧痛证效果较好,但在治疗中应查明原因,结合病因治疗才能提高疗效,并随时注意病情变化,以便及时地采用相应措施。

【成方选辑】

厥心痛,与背相控,善瘛,如从后触其心,伛偻者,肾心痛也,先取京骨、昆仑,发针不已,取然谷。厥心痛,腹胀胸满,心尤痛甚,胃心痛也,取之大都、太白。厥心痛,痛如以锥针刺其心,心痛甚者,脾心痛也,取之然谷、太溪。厥心痛,色苍苍如死状,终日不得太息,肝心痛也,取之行间、太冲。厥心痛,卧若徒居心痛间,动作痛益甚,色不变,肺心痛也,取之鱼际、太渊(《灵枢·厥病》)。

胁肋疼痛:支沟、章门、外关。复刺后穴:行间、中封、期门、阳陵泉(《针灸大成》)。

胃脘痛：太渊、鱼际、三里、两乳下（各一寸，各三十壮）、膈俞、胃俞、肾俞（随年壮）（《针灸大成》）。

肠痈痛：太白、陷谷、大肠俞（《针灸大成》）。

绕脐痛，大肠病也。水分、天枢、阴交、足三里（《类经图翼》）。

胸痛如刺，手卒青：间使、内关、下三里、支沟、太溪、少冲、膈俞（七壮）（《针灸集成》）。

淋痛：列缺、中封、膈俞、肝俞、脾俞、肾俞、气海、石门、间使、三阴交、复溜、涌泉（《神灸经纶》）。

【验案举例】

患者，男性，46岁。主诉为上腹疼痛，恶心、呕吐10余小时。于今晨起床后，感到上腹疼痛，尤以进食后疼痛增剧难忍，呈持续性，拒按并有呕吐，但大小便正常。体温36.9℃，白细胞计数17,000，中性97%，淋巴3%，血清淀粉酶128单位，尿淀粉酶2 048单位。诊断为急性胰腺炎。治疗：入院后即针灸治疗。取穴：府舍、章门、期门、中脘、足三里。针灸1次后腹痛大为减轻，针灸5次后，腹痛消失，化验检查均正常。于住院第5日痊愈（《针灸临床经验辑要》）。

【资料摘录】

电针加服硫酸镁治疗胆管结石522例。

取穴：右侧期门、日月为主穴。疼痛剧烈、胆囊胀大者，加右胆俞及巨阙与右腹哀连线之间的中点（此处用6寸毫针向胆囊胀大中心斜刺至腹外斜肌下）。操作：进针后接G 6805治疗仪于期门、日月两穴，用疏密波，电流量以病人最大耐受量为度，通电60分钟，起针后服50%硫酸镁40毫升，每日1次，10次为一疗程。

疗效：电针组522例，分稳定型、急性发作型和休克型三类。排石率：稳定型35%，急性发作型89.7%，休克型50%，总排石率为78.4%（《全国针灸针麻学术讨论会论文摘要》）。

针刺治疗溃疡病急性穿孔（急性期）41例。

治疗方法：以针刺为主，辅以有效的胃肠减压、半坐位和常规输液。针刺穴位：足三里或其附近的压痛点（双）、中脘、梁门（双）、天枢（双），恶心呕吐症状重者配内关。进针得气后，用强手法运针，继而电针1小时。两次针刺间隔4小时。

针刺疗效：经1~2次针刺治疗后，腹痛明显缓解，压痛局限，腹壁松软，板状腹解除，肠鸣恢复或有排气、排便，穿孔已经闭合，可安全服用中药者，为疗效佳；症状未见明显缓解，或出现反复，需行手术治疗者，为疗效差。在本组41例患者中，疗效佳者共26例，占63.4%；疗效差者15例，占36.6%（《全国针灸针麻学术讨论会论文摘要》）。

下篇 专论

1 子午流注针法

概说

子午流注针法，是以十二经脉肘膝以下的六十六个经穴为基础，根据出井、流荥、注输、行经、入合的气血流注、盛衰开阖的道理，配合阴阳、五行、天干、地支等逐日按时开穴的一种针刺取穴法。

子午流注针法作为"因时制宜"的治则，注重和强调"择时"与"选穴"两个方面。人在自然环境中，外界的温热寒凉与朝夕光热的强弱对人体的气血流注有着不同的影响，而人体对其影响则相应地产生了"节奏反应"的生理现象，"择时"就是依据气血流注的盛衰时间为主体，"选穴"则优选十二经疗效最佳的五输穴，二者结合，就是子午流注针法的中心内容。对此应作进一步的深入研究和整理提高，使它更好地指导临床实践。

1·1 子午流注的意义

子午是指时间而言，它是地支中的第一数和第七数。子为夜半，午为日中，是阴阳对立的两个名词，是古代人仍用来记述年、月、日、时的符号。子为阳之始，午为阴之始。如以一年为例，子是十一月，午为五月，冬至在十一月，夏至在五月（农历）；以气候言之，子时寒，午时热；再以一天言之，子为夜半的23～1点，午为日中的11～13点，可见子午含有阳极生阴，阴极生阳的意义，说明了子午是阴阳转化的起点与界线。

流注二字，流指水流，注指注输，在这里是将人体的气血循环比做水流，以井、荥、输（原）、经、合来作比喻，指出水之发出为井，渐成细流为荥，所注为输，所行为经，然后汇合入于泽海，用来表示脉气的流注过程。

"子午流注"是将机体的气血循行，周流出入，比拟水流，或从子到午，或从午到子，随着时间先后的不同，阴阳各经气血的盛衰，也有固定的时间，气血迎时而至为盛，气血过时而去为衰，泻则乘其盛，补则随其去，逢时为开，过时为阖，定时开穴，以调和阴阳，纠正机体的偏盛偏衰来治疗疾病。可见子午流注是在"人与自然"的理论指导下，逐渐演变所创立起来的具有独特意义的一种针刺取穴法。

1·2 子午流注的起源与发展

子午流注，历史悠久，源远流长，其理论体系溯源于《内经》。如《素问·六微旨大论》载有"天气始于甲、地气始于子,子甲相合,命曰岁立,谨候其时,气可与期"。《素问·六节脏象论》中说"天以六六为节,地以九九制会,天有十日,日六竟而周甲,甲六复而终岁,三百六十五日法也"。《灵枢·卫气行》中载有"岁有十二月,日有十二辰,子午为经,卯酉为纬。"《灵枢·经别》中说"人之合于天道也,内有五脏,以应……五时……"《素问·宝命全形论》也说"人以天地之气生,四时之法成"。这是古代人们仰观天象、俯窥地理所体验出来的,用子午十二地支来代表,划分一年四季寒暑和一天昼夜的不同,从而认识到人体五脏与自然相适应,这就为子午流注按时分配脏腑的规律提供了基础。由于宇宙、环境有规律的变化,而人体气血流注也有一定的规律性,所谓"各有其时,更始更终,无有休止",因而《素问·八正神明论》中指出"凡刺之法,必候日月星辰,四时八正之气,气定乃刺之","先知日之寒温,月之虚盛,以候气之浮沉而调之于身",说明按时针灸是从日、月运行节律与人体气血运行盛衰来立说的,由此可见昔时在治疗时,重视日时寒暖和脉气盛衰,这就为子午流注针法提供了理论基础。

继《内经》之后,又有《难经》、《针灸甲乙经》、《子午流注针经》诸书,均对井、荥、输(原)、经、合流注有所论述。特别是《难经》的《六十四难》、《六十五难》明确指出五输分属五行,对其意义等都做了分析说明,并对十天干的运用做了概括性的阐述。晋·皇甫士安在他撰著的《针灸甲乙经》中又将心经五俞穴补上,始成 66 个五俞穴,这为子午流注针法的临床应用,提供了依据。

宋金时代,由于干支学说盛行,对医学有着一定的影响,因而研究子午流注的医家,更是盛极一时,著述颇多。如南唐·何若愚运用子午流注针法,按时开穴,以补生数泻成数的河图、生成数、以及"五门十变"之说为基石,撰写了《子午流注针经》三卷;窦汉卿提倡八法流注,按时治疗,著有《标幽赋》、《通玄指要赋》,对气血流注,时穴开阖的重要性也都做了扼要的叙述。如他指出"一日取六十六穴之法,方见幽微;一时取一十二经之原,始知要妙……推于十干十变,知孔穴之开阖;论其五行五脏,察日时之旺衰",足可证明他重视日时了,也为子午流注纳干法开穴奠定了基础。

明代针灸著述更多,诸家对流注针法的研究亦为重视。其中李梴、徐凤、杨继洲、高武等人,都对子午流注针法的运用和机理做了发挥性的阐述。如高武所论"十二经病井荥输经合补虚泻实"法,又为子午流注纳支法的取穴开创先例。特别是徐凤著《针灸大全》记载了子午流注逐日按时定穴歌十首,这给运用子午流注针法的开穴提供了一个简明的方法,后世应用流注针法均以此为依据。

由于子午流注针法的取穴,较难于一般取穴法,加之后人缺乏研究,更兼"针刺,艾灸,究非奉君之所宜",因而从清代以后,针灸每况日下,几乎无人应用流注针法,致使古法失传。

解放后,在党中央的正确领导下,在党的中医政策感召下,老一辈的中医发奋图强,曾有四川吴棹仙、江苏承淡安等先后发表著述,力推古法,从而丰富了针灸医学的内容,为人民保健事业做出了贡献。

1·3 子午流注针法的组成

子午流注针法,是由天干、地支、阴阳、五行、脏腑、经络以及肘膝以下的五输穴联合组成的一种逐日按时开穴针法,所以要运用它,就必须掌握这些内容,这是推算本法的必要条件,现分述如下。

(1) 干支配合六十环周的计算法　干指天干,支指地支,它是古代用来记述年、月、日、时的符号,所以它等于12345678910个数。如《素问·六微旨大论》指出:"天气始于甲,地气始于子,子甲相合,命曰岁立,谨候其时,气可与期。"这是运用干支来计算年、月、日、时,以便了解六气的变化。

天干是甲、乙、丙、丁、戊、己、庚、辛、壬、癸;地支是子、丑、寅、卯、辰、巳、午、未、申、酉、戌、亥。天干起于甲,地支起于子,二者配合起来就成了甲子、乙丑、丙寅、丁卯……如下表:

干支配合六十环周表

1甲子	2乙丑	3丙寅	4丁卯	5戊辰	6己巳	7庚午	8辛未	9壬申	10癸酉
11甲戌	12乙亥	13丙子	14丁丑	15戊寅	16己卯	17庚辰	18辛巳	19壬午	20癸未
21甲申	22乙酉	23丙戌	24丁亥	25戊子	26己丑	27庚寅	28辛卯	29壬辰	30癸巳
31甲午	32乙未	33丙申	34丁酉	35戊戌	36己亥	37庚子	38辛丑	39壬寅	40癸卯
41甲辰	42乙巳	43丙午	44丁未	45戊申	46己酉	47庚戌	48辛亥	49壬子	50癸丑
51甲寅	52乙卯	53丙辰	54丁巳	55戊午	56己未	57庚申	58辛酉	59壬戌	60癸亥

由于天干起于甲而终于癸,计有十数;地支起于子而终于亥,计有十二数,到轮回第一个干支——"甲子",需要天干轮六次,地支轮五次,即天干10×6=60,地支12×5=60,这就是六十环周法。它是计算年、月、日、时干支的基础。

(2) 干支分配阴阳法　天干、地支原系代表年、月、日、时的符号,日时有单双,干支亦分阴阳;它的分法是根据自然次序之数来决定的,也就是数的1、3、5、7、9、11奇数为阳,2、4、6、8、10、12偶数为阴,同时在配合上又是阴与阴相配,阳和阳相合。如下表:

干支阴阳区别表

代数	1	2	3	4	5	6	7	8	9	10	11	12
天干	甲	乙	丙	丁	戊	己	庚	辛	壬	癸	甲	乙
地支	子	丑	寅	卯	辰	巳	午	未	申	酉	戌	亥

阳　　　阴

从上表可以看出,干、支的1、3、5、7、9、11奇数,代表着甲、丙、戊、庚、壬五阳干,子、寅、辰、午、申、戌六阳支;2、4、6、8、10、12偶数,代表着乙、丁、己、辛、癸五阴干,丑、卯、巳、未、酉、亥六阴支。运用子午流注针法,就是在阳日阳时开阳经之穴,阴日阴时开阴经之穴,所以要牢记天干、地支的阴阳干支,以利推算。

(3) 干支分配五行法　了解干支分配阴阳之后,又应了解干支配属五行、四季,五行是指金、木、水、火、土,四季是指春、夏(长夏)、秋、冬。它们的分配,是甲、乙、寅、卯为木属春;丙、丁、巳、午属火为夏;戊、己、辰、戌、丑、未属土为长夏;庚、辛、申、酉属金为秋;壬、癸、子、亥属水为冬。一般宜牢记"东方甲乙寅卯木,南方丙丁巳午火,西方庚

辛申酉金,北方壬癸亥子水,辰戌丑未旺四季,戊己中央皆属土"。为便于参考,列表如下:

干支配合四季五行表

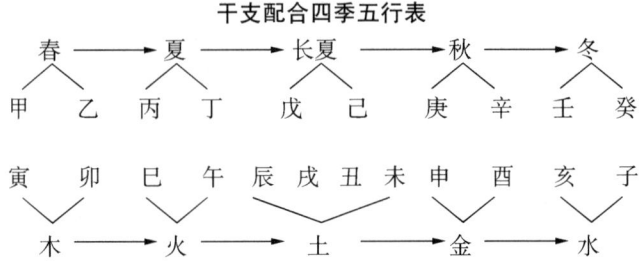

（4）时间与时辰的分配　一天有二十四小时,古人用十二个地支时辰来代表。24:12,得出一个地支时辰代表两个小时,它的分配是:夜间占四个时辰计八小时,黎明占两个时辰计四小时,白昼占五个时辰计十小时,黄昏占一个时辰计二小时,一般宜牢记子为夜半的23～1点,午为日中的11～13点,日出卯时为5～7点,日落酉时为17～19点,即可迅速推出。现附表如下:

时辰与时间关系表

时间	昼　夜											
	夜		黎　明		白　　昼					黄昏	夜	
时间	子	丑	寅	卯	辰	巳	午	未	申	酉	戌	亥
时辰	23～1	1～3	3～5	5～7	7～9	9～11	11～13	13～15	15～17	17～19	19～21	21～23

（5）年月日时干支的计算法　子午流注针法的开穴,在于"择时",因此首先要将患者来诊的年、月、日、时的干支找出,然后在逐日按时开穴,这就需要掌握年干支、月干支、日干支、时干支,特别是日、时干支更为重要。

1）年干支的计算法:推算年干支,只要掌握六十环周法,按其次序顺推即得。如1983年为"癸亥"年,"癸亥"下一个干支是"甲子",则知1984年为"甲子"年,余皆类推。

如果不知道当年的年干支,也不知道过去任何一年的干支,可采用:

当年年数减三,再从余数中除去干支60周转数,所得之数,就是所求的年干支的代数。

如求1984(年)－3＝1981,以1981÷60(干支周转数)＝33,余1,按六十环周顺推,一就是"甲子",可见1984年为"甲子"年,这个计算法适用于公元4年以后的任何一年。

2）月干支的计算法:推算一年中的每月月干支,以农历计算,每年的十一月都是"子月",五月都是"午月",而一月都是"寅月",这是永远不变的,至于把天干加上,使它成为"干支",则应从寅月开始,一般宜牢记下歌,即可迅速的推出,歌诀是:甲己之年丙作首,乙庚

年、月干支表解

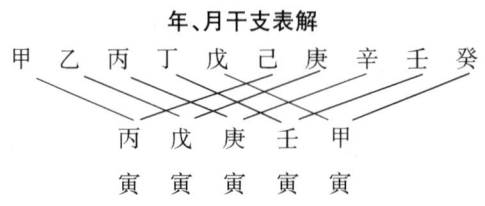

之岁戊为头,丙辛之岁庚寅上,丁壬壬寅顺行流,若言戊癸何方起,甲寅之上去寻求。按:歌诀的第一句是说,逢甲年、己年,它的一月月干支都起于丙寅,丁卯即为二月的月干支,余皆类推。附表如上。

3) 日干支的计算法:推算出年、月干支之后,就要推算出日干支,推算日干支是比较繁琐的。因农历的大小月和闰月不固定,所以,在月上起日就不容易了。而阳历则不同。它除了每四年有一次闰二月外,每年的大小月都是固定不变的,所以利用阳历计算农历日干支,就方便得多。

此法是利用元旦干支的代数,用它作为基础,加上所求的日数,然后再按各月或加或减,再除去干支的周转数,所余之数即为所求之日干支代数,这是平年日干支的计算法。

逢闰年,因二月多一天,所以在用上法计算时,从三月份起,应在所求出的代数上再加一,即为闰年所求日干支的代数,至于各月或加或减,宜牢记这样一首歌,并附表解。

  一五双减一,二六加零六,三减二加十,四减一加五,
  七零九加二,八加一七走,十上加二八,冬三腊三九,
  闰从三月起,余数均加一。

各月干支加减表解

月数	干支加减	年别		月数	干支加减	年别	
		平年	闰年			平年	闰年
一月	干支	减一 减一	余数加一	七月	干支	加零 加零	余数加一
二月	干支	加零 加六		八月	干支	加一 加七	
三月	干支	减二 加十		九月	干支	加二 加二	
四月	干支	减一 加五		十月	干支	加二 加八	
五月	干支	减一 减一		十一月	干支	加三 加三	
六月	干支	加零 加六		十二月	干支	加三 加九	

例如,1983 年元旦是己丑,己的代数为六,丑的代数为二,欲求 1983 年各月一日的日干支,即可按上述方法计算,所得之结果如下表:

按:表中第一格之月日,乃指所求之月日,计算公式中的第一数为该年元旦干支的代数,第二数为所求之日数,第三数为逐月加减数,第四数为所求之日干支的代数。

这是平年日干支的计算法,不论求哪月哪日,只要按上法计算,都可以迅速求出所需的日干支。

至于闰年的计算法,因二月为二十九天,故从三月份起,在应用上法时,在所求出的干支代数上再加一,即为所求日干支的代数。如 1984 年为闰年,它的元旦干支为"甲午"日,甲的

一九八三年各月一日干支计算法表

月　日	计　算　公　式	所求之日干支	月　日	计　算　公　式	所求之日干支
二月一日	干 6+1+0=7 支 2+1+6=9	庚申	八月一日	干 6+1+1=8 支 2+1+7=10	辛酉
三月一日	干 6+1-2=5 支 2+1+10=13	戊子	九月一日	干 6+1+2=9 支 2+1+2=5	壬辰
四月一日	干 6+1-1=6 支 2+1+5=8	己未	十月一日	干 6+1+2=9 支 2+1+8=11	壬戌
五月一日	干 6+1-1=6 支 2+1-1=2	己丑	十一月一日	干 6+1+3=10 支 2+1+3=6	癸巳
六月一日	干 6+1+0=7 支 2+1+6=9	庚申	十二月一日	干 6+1+3=10 支 2+1+9=12	癸亥
七月一日	干 6+1+0=7 支 2+1+0=3	庚寅			

代数为1,午的代数为7,欲求该年各月一日的干支,按上法计算,所得之结果,如下表:

月　日	计　算　公　式	所求之日干支	月　日	计　算　公　式	所求之日干支
二月一日	干 1+1+0=2 支 7+1+6=14	乙丑	八月一日	干 1+1+1=3+1=4 支 7+1+7=15+1=16	丁卯
三月一日	干 1+1-2=0+1=1 支 7+1+10=18+1=19	甲午	九月一日	干 1+1+2=4+1=5 支 7+1+2=10+1=11	戊戌
四月一日	干 1+1-1=1+1=2 支 7+1+5=13+1=14	乙丑	十月一日	干 1+1+2=4+1=5 支 7+1+8=16+1=17	戊辰
五月一日	干 1+1-1=1+1=2 支 7+1-1=7+1=8	乙未	十一月一日	干 1+1+3=5+1=6 支 7+1+3=11+1=12	己亥
六月一日	干 1+1+0=2+1=3 支 7+1+6=14+1=15	丙寅	十二月一日	干 1+1+3=5+1=6 支 7+1+9=17+1=18	己巳
七月一日	干 1+1+0=2+1=3 支 7+1+0=8+1=9	丙申			

按:表中第一格中的日月,乃指所求之日月,计算公式中的第一数为该年元旦干支的代数,第二数为所求之日数,第三数为逐月加减数,从三月份起第五数为闰年加一数,第六数为所求日干支代数。

上述计算日干支法,只要掌握该年的基数(即元旦干支的代数),和逐月干支加减的口诀,就可以求出所需的日干支。这就需要首先掌握元旦干支,欲求以后各年的元旦干支,只要掌握平年元旦到下一年的元旦,干支数只差五天,而闰年则差六天,就是从上年元旦下一个干支顺数五个干支,即为平年下年元旦的干支,顺数六个干支,即为闰年下年元旦的干支。

例如：1983年元旦干支是己丑，因系平年，应加五个干支，即为"甲午"，则知1984年元旦干支为"甲午"日，又如1984年元旦干支是"甲午"，因系闰年，应加六个干支，即为"庚子"，则知1985年元旦干支为"庚子"日，余皆类推。

这是因为阳历是以地球绕太阳运动作为根据的历法。地球绕太阳公转一周，需时三百六十五天五小时四十八分四十六秒，所以每年元旦到次年元旦，相差仅有五天，余下五小时四十八分四十六秒，积四年成一天，所以闰年二月份多一天，故闰年元旦到次年元旦，干支相差六天，这就是平年差5天，闰年差6天的缘故。

至于求何年为闰年，最简单的方法，是用四去除公元数，凡除尽者为闰年，除不尽者为平年，即可掌握何年为闰年。但需注意，每百年停闰，每四百年又不停闰。如公元2100、2200、2300等年度停闰，计算时应注意，以免错误。一般宜牢记：

四除年数尽为闰，除不尽者不闰年，百年整数停一闰，

四百除尽仍为闰，若逢年支申子辰，便是闰年二(月)多一。

为便于参考，现将今后六十年的元旦干支，列表如下：

闰　年		平　年					
年份	元旦干支	年份	元旦干支	年份	元旦干支	年份	元旦干支
1984	甲午	1985	庚子	1986	乙巳	1987	庚戌
1988	乙卯	1989	辛酉	1990	丙寅	1991	辛未
1992	丙子	1993	壬午	1994	丁亥	1995	壬辰
1996	丁酉	1997	癸卯	1998	戊申	1999	癸丑
2000	戊午	2001	甲子	2002	己巳	2003	甲巳
2004	己卯	2005	乙酉	2006	庚寅	2007	乙未
2008	庚子	2009	丙午	2010	辛亥	2011	丙辰
2012	辛酉	2013	丁卯	2014	壬申	2015	丁丑
2016	壬午	2017	戊子	2018	癸巳	2019	戊戌
2020	癸卯	2021	乙酉	2022	甲寅	2023	己未
2024	乙丑	2025	庚午	2026	乙亥	2027	庚辰
2028	乙酉	2029	辛卯	2030	丙申	2031	辛丑
2032	丙午	2033	壬子	2034	丁巳	2035	壬戌
2036	丁卯	2037	癸酉	2038	戊寅	2039	癸未
2040	戊子	2041	甲午	2042	己亥	2043	甲辰

4) 时干支的计算法：计算出什么年、月、日干支之后，就要计算出什么时干支，才能完全掌握年、月、日、时的干支，同时子午流注、灵龟八法都从日干支、时干支上开穴，因此这些计算法，必须熟记，才能运用自如。

至于日上起时，因一天起于夜半的子时，故计算时，亦从子时起，然后顺排下去即知一天的时辰干支。它的计算，首先要牢记这样一首歌：

甲己还生甲，乙庚丙作初，丙辛生戊子，

丁壬庚子头，戊癸起壬子，周而复始求。

所谓"甲己还生甲",是指甲、己二日,一天夜半的子时都起于"甲子",以下就是乙丑、丙寅、丁卯……因为由甲到戊是五天,整六十个时辰,恰为一周,戊的下边就己,也就是再周的开始,所以仍是"甲子",余皆类推,附表如下:

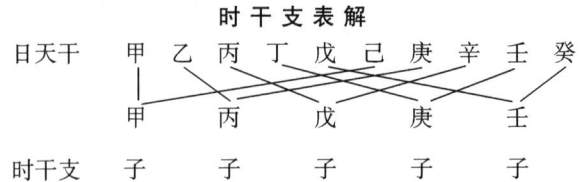

时 干 支 表 解

(6) 天干与经络脏腑的配合 子午流注针法,在逐日按时,循经取穴的应用方面,主要以干支来作为经穴和日时的代名词,所以要掌握天干与脏腑、经络的配合,这就是昔称的"十二经纳天干法",至于它们的配属,可牢记这样一首歌,为便于参考,并附表如下:

　　甲胆乙肝丙小肠,丁心戊胃己脾乡,庚属大肠辛属肺,
　　壬属膀胱癸肾脏,三焦阳腑须归丙,包络从阴丁火旁,
　　阳干宜纳阳之腑,脏配阴干理自当。

十二经纳天干表

十干	甲	乙	丙	丁	戊	己	庚	辛	壬	癸
十二经	胆	肝	小肠 三焦	心 心包	胃	脾	大肠	肺	膀胱	肾

(7) 地支与脏腑经络的配合 子午流注针法的开穴,分有纳干法,纳支法两种。纳支法又称为广义的流注法,它专以一天中的十二地支时辰为主,不问哪天何干,亦不问哪一个时辰是属于何干,而以十二时辰配十二经来取穴,所以《针灸大成·手足阴阳流注论》中引岐伯曰:"经脉者,行血气,通阴阳,以荣于身者也。其始从中焦,注手太阴、阳明……其气常以平旦为纪"。这说明十二经的气血,从中焦开始,上注于肺经,经过大肠……终于肝经,再返回肺经,周而复始的自然通行着。这个流行顺序以一天来说,是从寅时起,经过卯、辰、巳、午……止于丑时,再周而复始。

气血按十二经的循行是永远不变的,而一天地支的循行也是固定的。由于肺朝百脉,为十二经通行的起点,地支的寅也是一天的开始,因此《针灸大成》载有这样一首歌,为便于参考,并附表如下:

　　肺寅大卯胃辰宫,脾巳心午小未中。
　　申膀酉肾心包戌,亥焦子胆丑肝通。

十二经分配地支表

十二支	子	丑	寅	卯	辰	巳	午	未	申	酉	戌	亥
十二经	胆	肝	肺	大肠	胃	脾	心	小肠	膀胱	肾	心包	三焦

(8) 子午流注针法所用之经穴——五输穴 五输穴,是指十二经分布在肘膝以下的井、荥、输(原)、经、合穴而言,这些腧穴,出自《灵枢》中《九针十二原》、《本输》、《根结》各篇。它是昔贤在临床实践中,发现这些腧穴不但是经气出入、气血周流、阴阳交会之处,也是治疗内

外各种疾病的有效针灸部位,所以历代医家都特别重视,例如唐·孙思邈提出的《千金要穴》有八个是五输穴,《胜玉歌》载有六十六个腧穴,其中有二十三个是五输穴,《玉龙歌》载一百二十个腧穴,五输穴占四十八个。廖润鸿认为:"周身三百六十穴,统于六十六穴。"由此可见,五输穴早为历代医家所重视。子午流注针法开穴,就是运用五输穴,配合天干、地支,根据气血流注的盛衰来按时开穴治疗。现将十二经的五输穴与五行关系等列表如下,以供参考。

五输穴与脏腑、阴阳、五行的分配

经别\穴名	阳经六输						经别\穴名	阴经五输				
	井(金)	荥(水)	输(木)	原	经(火)	合(土)		井(木)	荥(火)	输(土)	经(金)	合(水)
胆(木)	窍阴	侠溪	临泣	丘墟	阳辅	阳陵泉	肝(木)	大敦	行间	太冲	中封	曲泉
小肠(火)	少泽	前谷	后溪	腕骨	阳谷	小海	心(火)	少冲	少府	神门	灵道	少海
胃(土)	厉兑	内庭	陷谷	冲阳	解溪	三里	脾(土)	隐白	大都	太白	商丘	阴陵泉
大肠(金)	商阳	二间	三间	合谷	阳溪	曲池	肺(金)	少商	鱼际	太渊	经渠	尺泽
膀胱(水)	至阴	通谷	束骨	京骨	昆仑	委中	肾(水)	涌泉	然谷	太溪	复溜	阴谷
三焦(相火)	关冲	液门	中渚	阳池	支沟	天井	心包(君火)	中冲	劳宫	大陵	间使	曲泽

1·4 子午流注针法的临床运用

"子午流注针法"的运用,可分为二种,一为按天干开穴,一为按地支开穴,前者称为纳干法,后者称为纳支法,兹将两种方法的运用,分述如下:

(1) 纳支法的运用 纳支法是一种广义的取穴法,它比纳干法推算简易。此法是以一天的十二时辰为主,不论每一个时辰配合什么天干,也不论时辰所属的阴阳,而仅按着一天中的时辰顺序,去配合十二经的气血流注,用井荥输经合的五行关系,通过补母泻子的方法达到治疗的目的,它的具体运用,可分如下两种:

1) 补母泻子取穴:它是根据脏腑配合时辰,结合各经症状的虚实,通过十二经的井荥输经合的五行关系,按着"虚则补其母,实则泻其子"的原则,来取穴治疗的。

如以肺经为例,肺实,症见咳嗽、胸痛、肺胀喘满、脉来洪大者,即可在寅时取肺经合穴尺泽泻之,这是因为气血寅时注入肺经,此时肺气方盛,肺属金,金能生水,本经合穴尺泽属水,为本经子穴,所以当肺实在寅时泻其合水穴尺泽,此属迎而夺之,实则泻其子的法则,其他各经实证,皆依此类推。

若属肺虚之疾,症见咳嗽气喘、惧寒怕冷、面色苍白、气弱脉微者,按补母泻子法治疗,即可在卯时,开取肺经的输土穴太渊补之。因气血卯时始流过肺经,此时肺气方衰,肺属金,土能生金,本经输穴太渊属土,为本经的母穴,所以当肺虚在卯时补其输土穴太渊,此属随而济之,虚补其母的法则。其他各经虚证,皆依此类推。

若遇补泻时间已过,或不虚不实的症状,亦可取开与本经同一性质的经穴——本穴、原穴。如肺经疾患,可取经渠;大肠经疾患,可取合谷;胃经疾患,可取足三里等等,为便于参考,附表如下:

补母泻子取穴法表

经别	五行	流注时间	症候举例	补法 母穴	补法 时间	泻法 子穴	泻法 时间	补泻时辰已过 本穴	补泻时辰已过 原穴
肺	辛金	寅	咳喘、心烦、胸满	太渊	卯	尺泽	寅	经渠	太渊
大肠	庚金	卯	齿痛、咽喉及面口鼻疾	曲池	辰	二间	卯	商阳	合谷
胃	戊土	辰	腹胀、烦满、脚气	解溪	巳	厉兑	辰	三里	冲阳
脾	己土	巳	舌本强、腹胀满、体重、黄疸	大都	午	商丘	巳	太白	太白
心	丁火	午	咽干、舌痛、掌热	少冲	未	神门	午	少府	神门
小肠	丙火	未	项强、颔肿、肩痛	后溪	申	小海	未	阳谷	腕骨
膀胱	壬水	申	头项、腰、背、腘、腨痛、癫疾	至阴	酉	束骨	申	通谷	京骨
肾	癸水	酉	心悸、腰痛、少气	复溜	戌	涌泉	酉	阴谷	太溪
包络	君火	戌	痉挛、心烦、胁痛、妄笑	中冲	亥	大陵	戌	劳宫	大陵
三焦	相火	亥	耳聋、目痛、喉闭、癃闭	中渚	子	天井	亥	支沟	阳池
胆	甲木	子	头痛、胁痛、疟疾	侠溪	丑	阳辅	子	临泣	丘墟
肝	乙木	丑	胁痛、疝气、呕逆	曲泉	寅	行间	丑	大敦	太冲

2) 按时循经取穴：它是以一天分为十二时辰，一个时辰分配一经，即寅属肺，卯属大肠，辰属胃，巳属脾，午属心……当某经发生疾患，即于某时采用某经的经穴治疗。如肺经有病则在寅时取肺经的经穴治疗，胃经有病则在辰时取胃经的经穴治疗，余皆类推。

（2）纳干法的运用　此法为临床常用的一种子午流注开穴法，运用此法，首先要将患者来诊的年、月、日、时干支推算出来（可按上述方法推算之），然后结合人体十二经脉的流行和井荥输（原）经合的五行相生规律而顺次开穴。也就是说，此法是按时开穴，时上有穴，穴上有时，所以《医学入门》指出："按日起时，循经寻穴，时上有穴，穴上有时。"至于该法的具体运用，必须掌握以下几点规律：

1) 按时开穴：按时开穴，主要是根据年、月、日、时的干支顺次取穴，它的规律是阳日阳时开阳经之穴，阴日阴时开阴经之穴，是本着阳进阴退的规律，不断地推演循环的，这是开取井穴的方法，如下表：

子午流注按时开"井穴"表

日干	甲	乙	丙	丁	戊	己	庚	辛	壬	癸
时辰	甲→戌	乙→酉	丙→申	丁→未	戊→午	己→巳	庚→辰	辛→卯	壬→寅	癸→亥
经脉 井穴	胆 窍阴	肝 大敦	小肠 少泽	心 少冲	胃 厉兑	脾 隐白	大肠 商阳	肺 少商	膀胱 至阴	肾 涌泉

注：→阳进　┄→阴退

从上表可看出，按时推算"阳进阴退"的原则。

日天干属阳主进，故由甲进乙，由乙进丙，由丙进丁……此为阳进；时支属阴主退，故由戌退酉,由酉退申,由申退未……此为阴退。由此可见,按时开穴皆本"阳进阴退"的规律,此为推算十二井穴按时开穴的方法,临床必须掌握。

至于癸日肾经井穴涌泉,则不按"阴退"的原则,在癸丑时开穴,而应在癸亥时开井穴涌泉,这是因流注从甲日起开穴,前后经过九天,而每日值一经,每经值日十一时,十日共一百二十时,但十日仅值一百一十一时,相差十时,就是说,每天不是阳交于阴,就是阴交于阳,当每交一次,即差一时,最后交到癸日,就空下十个时辰,因此癸日肾经井穴的开穴时间不能起于癸丑,应提前十个时辰在癸亥时开井穴涌泉,否则就影响流注一周与再周的循环。

2) 循经开穴:子午流注的开穴,除本"阳进阴退"的原则开取井穴之外,并根据时干配合脏腑阴阳,依照井荥输(原)经合五行相生的顺序来开取五输各穴,就是说上法是每日开井穴的方法,而要推算一天中的时干开穴,就要本着阳日阳时开阳经之穴,阴日阴时开阴经之穴和五输五行相生的规律顺序开穴,如甲日胆经主气,到甲戌时开取胆经井穴窍阴之后,再按阳日阳时开阳经之穴及五输五行规律开穴,例如甲戌时下一个阳时,当在乙日丙子时开取小肠经荥穴前谷,因为十天干的甲,在脏为木,属阳,其井穴为窍阴,阳井属金,其脏为木,以金能生水,故下一个阳时是丙子,当开小肠经荥水穴前谷,丙子下一个阳时就是戊寅时,戊为阳土属胃,当开胃经输木陷谷,同开丘墟,为返本还原,戊寅下一个阳时为庚辰。当开大肠经经穴阳溪,庚辰下一阳时,就是壬午,壬为阳水属膀胱,当开膀胱经合穴委中,壬午下一个阳时又转回到甲申,与第一个时辰甲戌同起于甲,此为"日干重见"。这是因为天干有十数,地支有十二数,因此十天干配合每日十二时辰中,起于甲必重见于甲,起于乙,必重见于乙,其他丙、丁、戊、己、庚、辛、壬、癸无不如此。凡遇到重见日,五输穴开过,此时可按阳经气纳三焦,以及他生我的原则,来开三焦经的五输穴,如甲日五输开过之后,在重见甲申时,则应开三焦经荥水穴液门,详见下表:

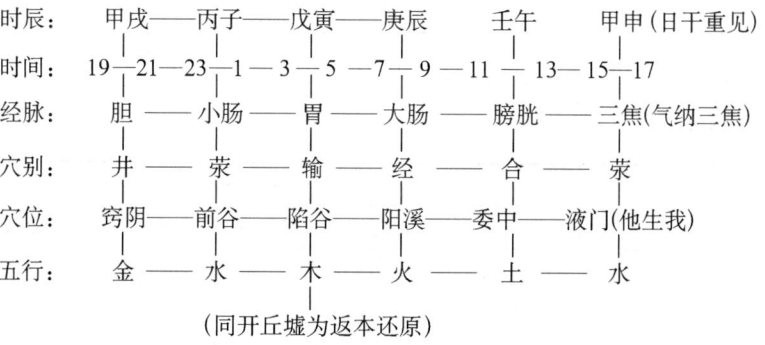

又如,乙日肝经主气,在乙酉时开取肝经井穴大敦。乙为阴,再按阴日阴时开阴经之穴,则知乙酉下一个阴时为丁亥。丁为阴属心,当开心经荥穴少府,再下则为己丑,己为阴土属脾,当开脾经俞穴太白。再下即为辛卯,辛为阴金属肺,当开肺经经穴经渠。再下即为癸巳,癸属阴水为肾,当开肾经合穴阴谷。再下则为乙未,与第一个时辰乙酉同起于乙。此为"日干重见",当五输开过之后,阴经则归入心包络,再按我生他的原则,此时当开心包络荥火穴劳宫。详见下表:

乙肝主气日

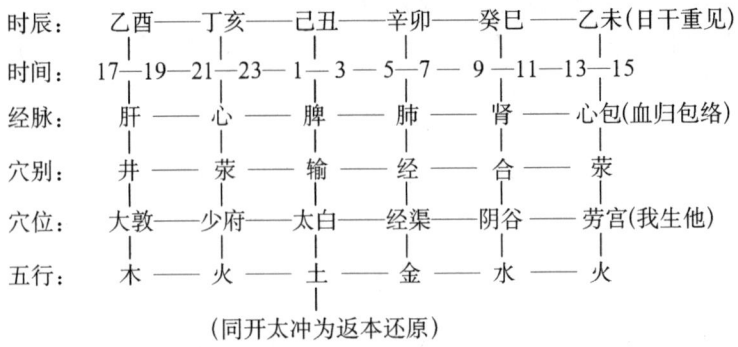

关于子午流注逐日按时开穴的规律,昔贤论述很多。但临床一般皆采用徐凤《针灸大全》所记载的《子午流注逐日按时定穴歌》,歌诀是:甲日戌时胆窍阴,丙子时中前谷荥,戊寅陷谷阳明输,返本丘墟木在寅,庚辰经注阳溪穴,壬午膀胱委中寻,甲申时纳三焦水,荥合天干取液门。

阳干	阳经	五 输 各 穴					
		井(金)	荥(水)	输(木)	(原)	经(火)	合(土)
甲	胆	窍阴(甲戌)			丘墟(戊寅)		
丙	小肠		前谷(丙子)				
戊	胃			陷谷(戊寅)			
庚	大肠					阳溪(庚辰)	
壬	膀胱						委中(壬午)
甲(气纳)	三焦		液门(甲申)				

乙日酉时肝大敦,丁亥时荥少府心,己丑太白太冲穴,辛卯经渠是肺经,癸巳肾宫阴谷合,乙未劳宫火穴荥。

阴干	阴经	五 输 各 穴					
		井(木)	荥(火)	输(土)	(原)	经(金)	合(水)
乙	肝	大敦(乙酉)			太冲(己丑)		
丁	心		少府(丁亥)				
己	脾			太白(己丑)			
辛	肺						
癸	肾					经渠(辛卯)	
乙(血归)	心包		劳宫(乙未)				阴谷(癸巳)

丙日申时少泽当,戊戌内庭治胀康,庚子时在三间输,本原腕骨可祛黄,壬寅经火昆仑上,甲辰阳陵泉合长。丙午时受三焦木,中渚之中仔细详。

阳干	阳经	五 输 各 穴					
		井(金)	荥(水)	输(木)	(原)	经(火)	合(土)
丙	小肠	少泽(丙申)			腕骨(庚子)		
戊	胃		内庭(戊戌)				
庚	大肠			三间(庚子)			
壬	膀胱					昆仑(壬寅)	
甲	胆						阳陵泉(甲辰)
丙(气纳)	三焦			中渚(丙午)			

丁日未时心少冲,己酉大都脾土逢,辛亥太渊神门穴,癸丑复溜肾水通,乙卯肝经曲泉合,丁巳包络大陵中。

阴干	阴经	五 输 各 穴					
		井(木)	荥(火)	输(土)	(原)	经(金)	合(水)
丁	心	少冲(丁未)			神门(辛亥)		
己	脾		大都(己酉)				
辛	肺			太渊(辛亥)			
癸	肾					复溜(癸丑)	
乙	肝						曲泉(乙卯)
丁(血归)	心包			大陵(丁巳)			

戊日午时厉兑先,庚申荥穴二间迁,壬戌膀胱寻束骨,冲阳土穴必还原,甲乙胆经阳辅是,丙寅小海穴安然,戊辰气纳三焦脉,经穴支沟刺必痊。

阳干	阳经	五 输 各 穴					
		井(金)	荥(水)	输(木)	(原)	经(火)	合(土)
戊	胃	厉兑(戊午)			冲阳(壬戌)		
庚	大肠		二间(庚申)				
壬	膀胱			束骨(壬戌)			
甲	胆					阳辅(甲子)	
丙	小肠						小海(丙寅)
戊(气纳)	三焦					支沟(戊辰)	

己日巳时隐白始,辛未时中鱼际取,癸酉太溪太白原,乙亥中封内踝比,丁丑时合少海心,己卯间使包络止。

庚日辰时商阳居,壬午膀胱通谷之,甲申临泣为输木,合谷金原返本归,丙戌小肠阳谷火,戊子时居三里宜,庚寅气纳三焦合,天井之中不用疑。

辛日卯时少商木,癸巳然谷何须忖,乙未太冲原太渊,丁酉心经灵道引,己亥脾合阴陵泉,辛丑曲泽包络准。

阴干	阴经	五 输 各 穴					
		井(木)	荥(火)	输(土)	(原)	经(金)	合(水)
己	脾	隐白(己巳)			太白(癸酉)		
辛	肺		鱼际(辛未)				
癸	肾			太溪(癸酉)			
乙	肝					中封(乙亥)	
丁	心						少海(丁丑)
己(血归)	心包					间使(己卯)	

阳干	阳经	五 输 各 穴					
		井(金)	荥(水)	输(木)	(原)	经(火)	合(土)
庚	大肠	商阳(庚辰)			合谷(甲申)		
己	膀胱		通谷(壬午)				
甲	胆			临泣(甲申)			
丙	小肠					阳谷(丙戌)	
戊	胃						三里(戊子)
庚(气纳)	三焦						天井(庚寅)

阴干	阴经	五 输 各 穴					
		井(木)	荥(火)	输(土)	(原)	经(金)	合(水)
辛	肺	少商(辛卯)			太渊(乙未)		
癸	肾		然谷(癸巳)				
乙	肝			太冲(乙未)			
丁	心					灵道(丁酉)	
己	脾						阴陵泉(己亥)
辛(血归)	心包						曲泽(辛丑)

阳干	阳经	五 输 各 穴					
		井(金)	荥(水)	输(木)	(原)	经(火)	合(土)
壬	膀胱	至阴(壬寅)			京骨、阳池(丙午)		
甲	胆		侠溪(甲辰)				
丙	小肠			后溪(丙午)			
戊	胃					解溪(戊申)	
庚	大肠						曲池(庚戌)
(壬)气纳	三焦	关冲(壬子)			阳池(丙午)		

壬日寅时起至阴,甲辰胆脉侠溪荥,丙午小肠后溪输,返求京骨本原寻,三焦丙午阳池穴,返本还原似的亲,戊申时注解溪胃,大肠庚戌曲池真,壬子气纳三焦寄,井穴关冲一片金,关冲属金壬属水,子母相生思义深。

癸日亥时井涌泉,乙丑行间穴必然,丁卯输穴神门是,本寻肾水太溪原,包络大陵原并过,己巳商丘内踝边,辛未肺经合尺泽,癸酉中冲包络连,子午截时安定穴,留传后学莫忘言。

阴干	阴经	五 输 各 穴					
		井(木)	荥(火)	输(土)	(原)	经(金)	合(水)
癸	肾	涌泉(癸亥)			太溪(丁卯)		
乙	肝		行间(乙丑)				
丁	心			神门(丁卯)			
己	脾					商丘(己巳)	
辛	肺						尺泽(辛未)
癸(血归)	心包	中冲(癸酉)					

【附】 几个问题的分析

(1) 何谓阳进阴退:"阳进阴退"是指天干为阳主进,地支为阴主退而言,它是推算次日的干支开取井穴时辰的方法。如甲日甲戌时开取胆井穴窍阴,要推算乙日开井穴的时间,根据阳进阴退的原则,则天干从甲进一数为乙,地支从戌退一数为酉,则知次日(乙日)开井穴大敦应在"乙酉"时,余皆类推。

(2) 明辨"经生经""穴生穴"的原则:每一天开取井穴之后,欲知以后时辰应开之穴,即可按照"经生经""穴生穴"的原则来推演,如甲日甲戌时开井穴后,根据经生经、穴生穴的原则,则知甲为阳木,下一个阳时为乙日的丙子,丙为阳火属小肠,这就充分体现了经生经的原则,而上时所开之穴属金,由于金能生水,故在丙子时当开小肠经荥水穴前谷,此又充分体现了穴生穴的规律,余皆类推,所以牢记经生经、穴生穴,就不难推算出一天应开的经穴。

(3) 何谓"返本还原":"返本还原"是指阳经开输穴的同时,必须同开原穴而言,其中本是指本日的值日经,原指值日经的原穴,因为"原"穴是十二经出入的门户,故逢输必开原穴。

一般开原穴的时辰,是在开井穴以后的四个时辰,如以胆经为例,在甲戌时开井穴窍阴,到第二天乙日的戊寅时开其原穴丘墟,从戌到寅,正隔四个时辰八小时,所以宜牢记阳经原穴皆在开井之后的四个时辰开穴。阴经无原,以输代之。

(4) 何谓"气纳三焦"、"血归包络":"气纳三焦"是指凡阳经开过五输穴之后,由于三焦为阳气之父,诸阳气皆归于三焦的原则,再按"他生我"的规律(他指三焦经腧穴,我指值日经),开取三焦经的腧穴。如以胆经为例,当甲戌(开井金窍阴)、丙子(开荥水前谷)、戊寅(开输木陷谷)、庚辰(开经火阳溪)、壬午(开合土委中),到甲申时,五输已流过之后,则纳入三焦,根据"他生我"的原则,当开三焦经的荥水穴液门,此即为气纳三焦,余皆类推。

至于"血归包络"是指凡阴经开过五输穴之后,由于包络为阴血之母,诸阴血皆归于包络的原则,再按"我生他"的规律(我指值日经,他指包络五输穴),开取心包经的腧穴。如以肝经为例,当乙酉(开井木大敦)、丁亥(开荥 火少府)、己丑(开腧土太白)、辛卯(开经金经渠)、癸巳(开合水阴谷),到乙未时,五输已经流过之后,则纳入包络,根据"我生他"的原则,当开心包经的荥火劳宫,此即为血归包络,余皆类推。

总上所述,说明凡开三焦经、心包经的腧穴,都在日干重见时开穴,也就是在主经开井穴之后的第十个时辰开取三焦、心包经的腧穴,所以掌握这些规律,就不会将三焦、心包经的腧穴开错。

3) 转盘推算法：子午流注计算盘，是由三个大小不同的盘构成的。

第一盘 1—0 是代表阳历日数。(1 包括 1、11、21、31 四天，2 包括 2、12、22 三天，余可类推[图 1(1)]。

第二盘 1—12 是代表阳历月数。其旁甲、乙、丙、丁……是代表日干。在第二盘的边缘附地支对时表[图 1(2)]。

第三盘。第一、二两圈是子午流注穴位，第三圈是时辰，第四圈是日干(图 2)。它的使用方法如下：

A、先将第一盘"1"对准第二盘本年元旦的日干，例如：1983 年元旦是"己"那么"1"就应对着"己"这一格。

B、推算时，先找日、后找月、从月旁找日干、从日干找某时应开某穴。例如推算 1960 年 1 月 7 日未时应开何穴，应先在第一盘找到 7 日这一格在同格第二盘上找一月，一月旁日干是甲，然后将第一盘(主穴)"冂"缝转到甲日，接十二地支子、丑、寅、卯、辰、巳、午、未、申、酉、戌、亥的顺序，找到甲日辛未时尺泽穴(主)，同时在对面己日"冂"缝中出现辛未时鱼际穴(客穴)。若"主日"穴不开，可用"客日"开穴，若主客两日皆无开所穴，是为闭穴，可采用闭变开穴。

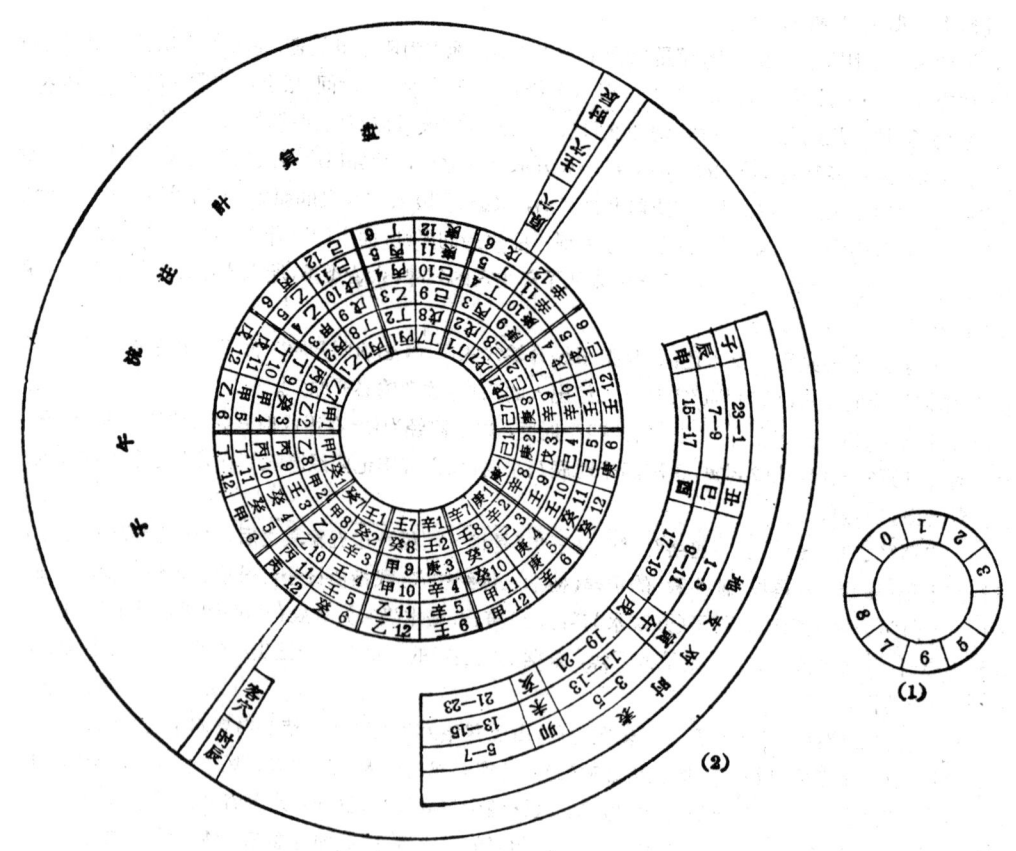

图 1　子午流注计算盘

注：使用此转盘，应按顺时针方向推转，不要逆转，以免错误。

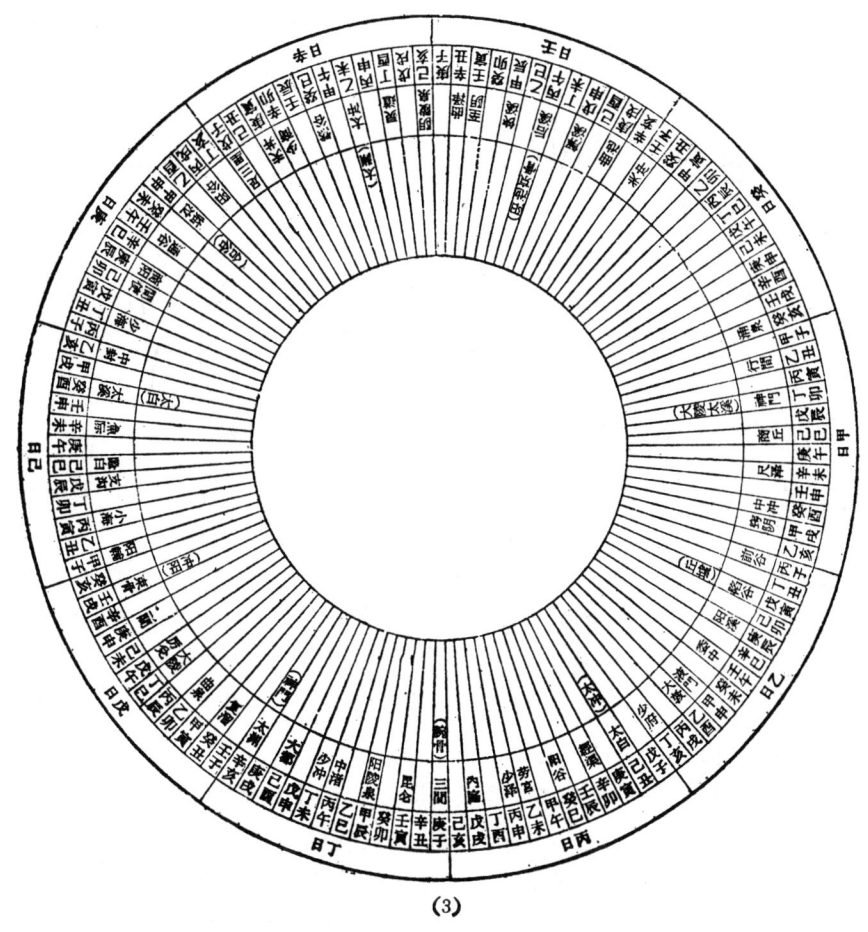

图2 子午流注计算盘

C、以上的推算指平年,若逢闰年推算时,1、2两月同上,3～12月须将第一表移前一格,如1980年是闰年,元旦日是癸,推算3～12月的日干,应从癸移至下格甲,然后按上法推算。

D、推算下一年元旦干支,只要推算出本年12月31日的日干,就可以知道下一年元旦干支。例如1983年12月31日是"癸","癸"下为"甲"即是1984年元旦干支,依此类推。

4) 指掌推算法:指掌推算法,就是根据上面所讲的规律,并把这些规律标在指掌上进行推算取穴。该法方便,可减少查表的麻烦,但也必须牢记推算日、时干支口诀以及《子午流注逐日按时定穴歌》,才能运用自如,它的具体推算:

A、地支指掌标位:就是将十二地支标记在指掌上,以利推算(图3)。一般将子时标定在环指第一节,丑定位于中指第一节,寅定位于食指第一节……

B、元旦干支指掌标位:根据前面推算元旦干支法,找出所求的元旦干支,将支定位在指上,再将干加在支的前面,则成元旦干支指位。

如求1983年元旦干支是"己丑",即先将支(丑)定位,再将"己"加在(丑)支的前面,就成为"己丑"。

C、日干支指掌标位:根据前面各月地支加减口诀,加上所求日数,其合数除掉地支周

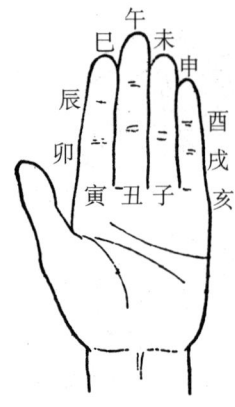 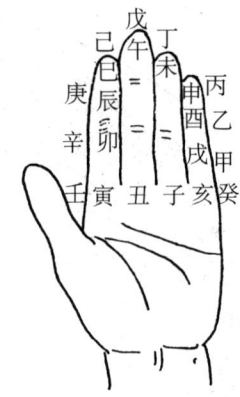

图 3　指掌地支标位图　　　图 4　指掌纳干开穴法

转数,再从元旦地支标起,即可得出应求的日地支数,再将上述口诀所得日干加在日地支上面即得。

如已知 1983 年元旦日干支是"己丑",求该年三月十日的干支,即可从指掌上找出"丑"位,配以天干的己,成为"己丑",根据三月份地支应加十数,即所求日数 10+10=20,再除去地支 12 周转数=8。8 数就是指掌应进数,就是从元旦支位向前数 8 位,则落在"酉"位上,酉就是所求 10 日的日支,再将 6+10-2=14,除掉 10 进位得 4 为丁,将丁加在酉位上即成丁酉,丁酉就是所求 3 月 10 日的日干支。

又如,已知 1983 年元旦日干支是"己丑"求该年五月十日的干支,即可从指掌上找出"丑"位,配以天干的己,成为"己丑",根据五月份地支应减一,即所求日数 10-1=9。9 数就是指掌应进数,就是从元旦支位向前数 9 位,则落在"戌"位上,戌就是所求十日的日支。然后再将 6+10-1=15,除掉 10 进位得 5 为戊,将戊加在戌位上,即成戊戌,戊戌就是所求五月十日的日干支。

D、时干支指掌标位:由于一天起时,古代均从夜半子时算起,推算时首先牢记前面的"甲己还生甲,乙庚丙作初,丙辛生戊子,丁壬庚子头,戊癸起壬子,周而复始求"的口诀。就是逢甲、己日,它的夜半子时都起于"甲子",顺次为乙丑、丙寅……。逢乙、庚日,它的夜半子时都起于"丙子",顺次为丁丑、戊寅……它是根据一昼夜有十二个辰,五日为一花甲环周,第六日出现重时,即甲与己,乙与庚……

指掌推算即先标定"子"位,再根据口诀规律,把它加在子的前面,然后按天干顺推即得。

如逢甲日,求当日 12 点(午时)即从甲子标起,向前数列午为庚,则成庚午时。

如求丙日夜半亥时,根据口诀丙日子时起戊子,从戊向前顺推到亥为己,则成己亥时。

E、指掌纳干开穴法:先在指掌上,将十干的甲配在十二地支的戌位上,然后按十干退位的方法就是由戌退酉,由酉退申……将乙配在酉上,丙配在申上……就成了甲日甲戌时开胆经井穴,乙酉时开肝经井穴……仅在壬寅时开膀胱井之后,相隔十时的癸亥时开肾经井穴,详见图 4。

当得出开井穴之后,即可按着《子午流注逐日按时定穴歌》开出所需的经穴。

(3) 临床运用的灵活性　子午流注针法,在临床运用方面,虽然有上述的规律,但决不能离开症状,不分病情,死板固定的某时即取某穴治疗,而要在逐日按时开穴的基础上,根据病情症状，结合腧穴主治功能，灵活地运用，只有这样才能更好地发挥流注针法的效能，兹将有关问题，简述如下，以供参考。

1) 合日互用，增加开穴：合日互用又叫"夫妻互用"。《医学入门》中指出："阳日阳时已过，阴日阴时已过，遇有急病奈何？曰：夫妻、母子互用，必适其病为贵耳。妻闭则针其夫，夫闭则针其妻，子闭针其母，母闭针其子，必穴与病相宜，乃可针也。"因为日随干支周转，五日为一周，十日为再周，一日有十二时，十日计有一百二十时，而流注针法仅用六十个腧穴，120比60，每一天仅有六个时辰有穴可开，余下的时辰则无穴可开，为扩大流注针法的范围，遇有急病，即可按着天干逢五相合的原则，所谓甲与己相合，乙与庚合，丙与辛合，丁与壬合，戊与癸合的化生规律，就可以在甲日的阴时开取己日的经穴，反之，己日的阳时，亦可开取甲日的经穴。例如，甲日乙亥时，无穴可开，如遇病情适取中封，即可借取己日乙亥时的中封穴，反之己日乙丑时无穴可开，如遇病情适取行间，即可借取甲日乙丑时的行间穴，余皆类推，此即为合日互用，从而扩大了流注取穴的范围。详见下表：

纳干法甲己两日互用开穴表

时\开穴\日	甲日	己日	闭变开穴
甲 子		阳辅	
乙 丑	行间		
丙 寅		小海	
丁 卯	神门、太溪、大陵		
戊 辰		支沟	
己 巳	商丘	隐白	
庚 午			（阳溪）
辛 未	尺泽	鱼际	
壬 申			（委中）
癸 酉	中冲	太溪、太白	
甲 戌	窍阴		
乙 亥		中封	

纳干法，通过合日互用，从而增加了开穴时辰。尚余12个时辰无穴可开，这就叫闭穴，这些闭穴，还可根据五行化生的规律，掌握井经荥合输纳零的法则（即1、4、2、5、3、0规律）逢甲寅开侠溪，逢甲午开临泣，逢乙巳开太冲，逢丙辰开后溪，逢己未开商丘，逢庚午开阳溪，逢辛巳开经渠，逢辛酉开尺泽，逢壬辰开昆仑，逢壬申开委中，逢癸卯开然谷，逢癸未开太溪（《简明针灸学》）。

2) 按时开穴，配穴治疗：按时开穴，配穴治疗，就是在气血流注，按时开穴的基础上，根据病情，酌情选配其他与病情相适应的腧穴进行治疗之。这样不但不影响流注针法的规律，反而增加治疗效果。它的选配原则，皆可先取流注开穴，后配局部，循经以及经验证明有效的腧穴针治之。例如：牙痛病人，适逢戊日庚申来诊，即可先开二间，再配颊车治疗之。又如耳部疾病，适逢丁日丙午时来诊，即可先开中渚，再配翳风，其效迅速。

纳干法乙庚两日互用开穴表

时\开穴\日	乙日	庚日	闭变开穴
丙 子	前谷		
丁 丑		少海	
戊 寅	陷谷、丘墟		
己 卯		间使	
庚 辰	阳溪	商阳	
辛 巳			（经渠）
壬 午	委中	通谷	
癸 未			（太溪）
甲 申	液门	临泣、合谷	
乙 酉	大敦		
丙 戌		阳谷	
丁 亥	少府		

纳干法丙辛两日互用开穴表

时\开穴\日	丙日	辛日	闭变开穴
戊 子		足三里	
己 丑	太白、太冲		
庚 寅		天井	
辛 卯	经渠	少商	
壬 辰			（昆仑）
癸 巳	阴谷	然谷	
甲 午			（临泣）
乙 未	劳宫	太冲、太渊	
丙 申	少泽		
丁 酉		灵道	
戊 戌	内庭		
己 亥		阴陵泉	

3）根据病情，定时治疗：病有虚实缓急，而俞穴又有其治疗之范围。如遇慢性疾病，按时开穴的腧穴，又与病情不相适应，此时为提高疗效，在不影响病情的原则下，可采用"定时治疗"的方法，选择流注经穴与病情相适的时间进行治疗之。例如，慢性胃病，即可约定在辛日戊子时针治，以提高其疗效。所以李梴在《医学入门》中指出："燕避戊己，蝠优庚申，物性且然，况人身一小天地乎？故缓病必俟开阖，犹瘟疫必依运气；急病不拘开阖，犹杂病舍天时

纳干法丁壬两日互用开穴表

时\开穴\日	丁日	壬日	闭变开穴
庚子	三间、腕骨		
辛丑		曲泽	
壬寅	昆仑	至阴	
癸卯			（然谷）
甲辰	阳陵泉	侠溪	
乙巳			（太冲）
丙午	中渚	后溪、京骨、阳池	
丁未	少冲		
戊申		解溪	
己酉	大都		
庚戌		曲池	
辛亥	太渊、神门		

纳干法戊癸两日互用开穴表

时\开穴\日	戊日	癸日	闭变开穴
壬子		关冲	
癸丑	复溜		
甲寅			（侠溪）
乙卯	曲泉		
丙辰			（后溪）
丁巳	大陵		
戊午	厉兑		
己未			（商丘）
庚申	二间		
辛酉			（尺泽）
壬戌	束骨、冲阳		
癸亥		涌泉	

而从人之病也。"说明人与自然相应,除了急性病不能等待腧穴开阖的时刻外,一般慢性疾病,即可根据病情,候经穴正开的时刻进行治疗,效果良好。由此可见,根据病情,定时治疗,早为古人所重视。

4)"表里互用","原络配合":脏腑原有表里之分,在生理上表里两经的脉气可以互通,而在疾病过程中,又可以互传病邪和互相影响。根据此理,针灸配穴,亦可表里通用,互相配合。如脾与胃为表里,当脾失健运,则胃气不和,在治疗上即可取脾经的太白,亦可配胃经的三里。又如肺经有病,在开合水尺泽的同时,根据表里通用的原则,亦可配大肠经的荥穴二间,余皆类推。

原络配合,是指在应开各经原穴的同时,再配以互为表里经的络穴而言。原穴是经气输注入经络的穴位,故曰"所过为原",它的运用不受五行生克的限制,凡五脏六腑有疾皆可取之。如《灵枢·九针十二原》中指出:"凡此十二原者,主治五脏六腑之有疾者也。"络穴是经脉别出之处,所谓"支而横出","别走邻经",也是络脉与经气聚合的部位。在流注针法应用原络穴时,就是在开原穴的同时,配以相为表里经的络穴进行治疗。如乙日戊寅时取胆经原穴丘墟,即可配肝经络穴蠡沟;又如丁日庚子时取小肠经原穴腕骨,即可配心经络穴通里,这样按时开原,配以络穴,就会提高疗效。

5) 根据病情,适当刺激:流注针法,虽然根据气血盛衰的周期性去逐日按时开穴针治,以调和气血,补虚泻实,纠正阴阳的盛衰,使之平衡,为提高疗效给予适当的手法,适合病情的需要亦为重要。

由于流注针法,注重气血盛衰开阖,所以在手法上,除采用捻转、提插外,主要采用迎随补泻最为适宜。因这种补泻法,是建筑在十二经经脉气血流注的基础之上的,故运用得当,可以调整气血的盛衰,提高针治疗效。

2 灵龟八法

灵龟八法又称"奇经纳甲法"。它是运用古代哲学的八卦九宫学说,结合人体奇经八脉气血的会合,取其与奇经八脉相通的八个经穴,按照日时干支的推演数字变化,采用相加、相除的方法,作出按时取穴的一种针刺法。此法包含着"天人相应"之说,阴阳消长之理,五行生克之变,气血流注之机,这种方法是在金·窦汉卿《针经指南》中所运用的八脉八穴基础上发展起来的。到宋、元时代干支盛行时才配以八卦九宫,到明·徐凤著的《针灸大全》中才提出灵龟八法这一名词,所谓"按灵龟飞腾图有二,人莫适从,今取其效验者寻之耳"。后来杨继洲在《针灸大成》中指出:"八法神针妙,飞腾法最奇,砭针行内外,水火就中推,上下交经走,疾如应手驱,往来依进退,补泻逐迎随。用似船推舵,应如弩发机,气聚逢时散,身疼指下移,这般玄妙诀,料得少人知。"这种方法和子午流注针法有着相辅相成,并用不悖的意义。兹将灵龟八法的八脉、八穴和八卦干支等,分述如下。

2·1 灵龟八法的组成

(1) 九宫八卦　八卦是古人取阴阳之象,结合自然界的天、地、水、火、风、雷、山、泽作成的。即:乾为天作≡形,坤为地作≡形,坎为水作≡形,离为火作≡形,巽为风作≡形,震为雷作≡形,艮为山作≡形,兑为泽作≡形。把八卦的名称和图象结合四方,即成九宫。由于八卦各有方位,配合九宫,根据戴九履一、左三右七、二四为肩、八六为足、五十居中的九宫数字(见《窦文真公八法流注》),每宫再配上一条奇经及其配属的穴位,就成为:坎一联申脉,照海坤二五,震三属外关,巽四临泣数,乾六是公孙,兑七后溪府,艮八系内关,离九列缺主(见《窦文真公八法流注》)。此八穴的代表数字,在灵龟八法的推算中占有极为重要的地位,所以运用本法必须牢记。

(2) 八脉交会　八脉指任、督、冲、带、阴维、阳维、阴跷、阳跷;交指交通;会指会合。它具有统帅和调整十二经脉气血的作用,而十二经脉本身又有上下循行,交错相会的特性,所以在四肢部位的十二经上有八个经穴相通为八脉。即:小肠经后溪通于督脉,肺经列缺通于

八穴八脉交会表

八穴名称	相互关系	通于八脉	合于部位
公孙 内关	父 母	冲脉 阴维	心、胸、胃
后溪 申脉	夫 妻	督脉 阳跷	目内眦、颈项、耳、肩膊、小肠、膀胱
临泣 外关	男 女	带脉 阳维	目锐眦、耳后、颊、颈、肩
列缺 照海	主 客	任脉 阴跷	肺系、咽喉、胸膈

任脉,脾经公孙通于冲脉,胆经临泣通于带脉,肾经照海通于阴蹻,膀胱经申脉通于阳蹻,心包经内关通于阴维,三焦经外关通于阳维。另外这八个经穴彼此之间又有着密切的联系和沟通。如公孙与内关相通,合于心、胃、胸;后溪与申脉相通合于目内眦、颈项、耳、肩膊、小肠、膀胱;临泣与外关相通合于目锐眦、耳后、颈项、肩;列缺与照海相通合于肺系、咽喉、胸膈等。这样就使八脉八穴分为四组,相互结合,有着一致的主治范围,如内关配公孙治胸、心、胃部之疾……并将其相互结合称之为"父母"、"夫妻"、"男女"、"主客"。为便于参考,列表附歌如下:

八脉交会歌诀

公孙冲脉胃心胸,内关阴维下总同;
临泣胆经连带脉,阳维目锐外关逢;
后溪督脉内眦颈,申脉阳蹻络亦通;
列缺任脉行肺系,阴蹻照海膈喉咙。

(3) 八法逐日干支代数　灵龟八法的组成除八脉、八穴、八卦外,尚有日时的干支数字作为八法取穴的依据。干支代数字的来由,是根据五行生成数和干支顺序的阴阳定出的,它是演算灵龟八法穴位的基本数字。一般宜牢记下列歌诀,并附表解:

甲己辰戌丑未十,乙庚申酉九为期,
丁壬寅卯八成数,戊癸巳午七相宜,
丙辛亥子亦七数,逐日干支即得知。

八法逐日干支代数表

代数	10	9	8	7
天干	甲 己	乙 庚	丁 壬	戊 丙 癸 辛
地支	辰 戌 丑 未	申 酉	寅 卯	巳 亥 午 子
五行	土	金	木	火

(4) 八法临时干支代数　每日时辰的干支,亦各有一个代数,这个代数与逐日干支的代数有着同样的意义,是推演八法必须掌握的内容。一般宜牢记下列歌诀,以利推算:

甲己子午九宜用,乙庚丑未八无疑,
丙辛寅申七作数,丁壬卯酉六须知,
戊癸辰戌各有五,巳亥单加四共齐,
阳日除九阴除六,不及另余穴下推。

八法临时干支代数表

代数	9	8	7	6	5	4
天干 地支	甲 己 子 午	乙 庚 丑 未	丙 辛 寅 申	丁 壬 卯 酉	戊 癸 辰 戌	巳 亥

2·2 灵龟八法的运用

(1) 开穴法　运用灵龟八法,是将日、时的干支数字,共同加起来,得出四个数字的和数,然后按照阳日用九除,阴日用六除的公式,去除干支的和数,再将它的余数,求得八卦所分配的某穴的数字,就是当时应开的腧穴。它的公式是:(日干+日支+时干+时支)÷6(阴)或9(阳)=商……(余数)

如欲求甲子日的子、丑等时所开穴位,首先要从甲日子时上起出时干;甲日子时按五虎建元(日上起时干)推算,则仍起于"甲子",再按六十花甲子的顺序排列,第二个时辰就是"乙丑"。

八法逐日干支代数,甲为十,子为七;八法临时干支代数,甲为九,子亦为九。四数相加的总和为三十五,由于天干的甲属阳,故用九除,所剩的余数是八,八为内关穴所应,所以我们知道甲子日的甲子时内关穴当开。

即日乙丑时的代数是十六,加上逐日甲子的代数十七,合为三十三数,由于天干的甲属阳,故仍用九除,所剩的余数是六,六为公孙穴的代数,所以甲子日乙丑时公孙穴当开。

如欲求乙丑日子、丑时应开之穴,乙日的子时是起于"丙子"。日干乙的代数为九,日支丑的代数为十,时干丙的代数为七,时支子的代数为九,四数相加的合数为三十五。由于乙日属阴,所以要被六除,结果余五,五属照海,则知乙丑日丙子时照海穴应开。而乙丑日丁丑

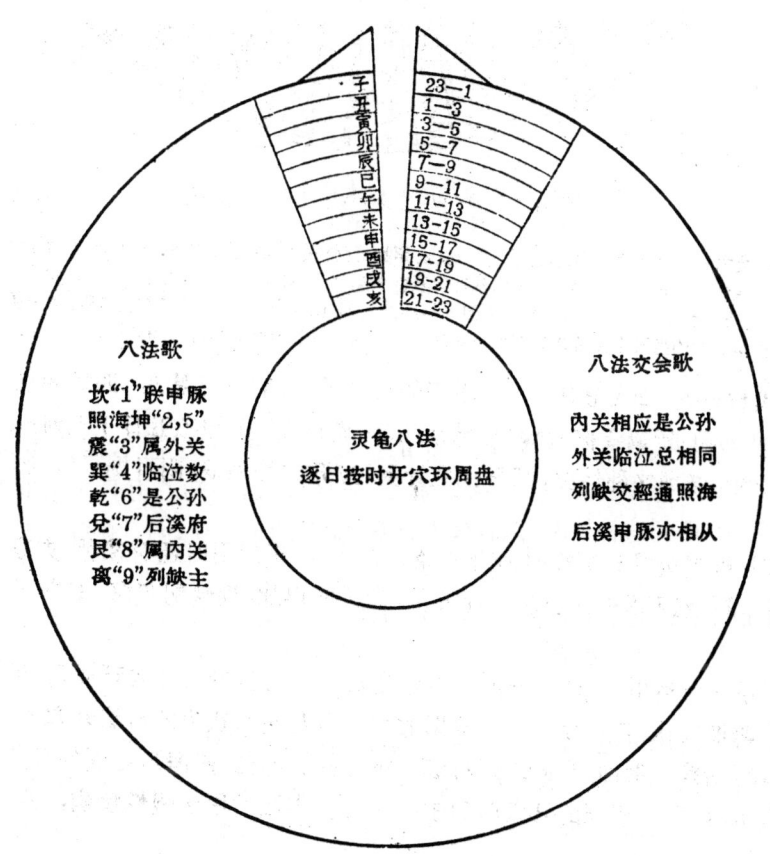

图 5　灵龟八法逐日按时开穴环周盘

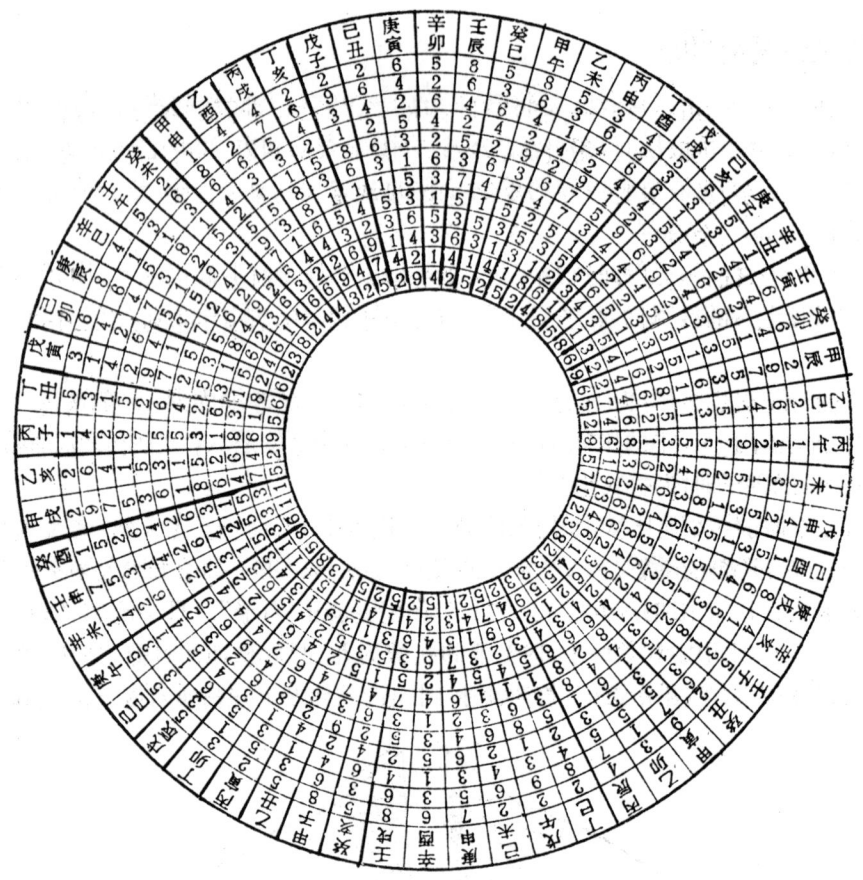

图 6　灵龟八法逐日按时开穴环周盘

1. 第一图中数字是代表八穴的穴名，即：1. 申脉、2. 照海、3. 外关、4. 临泣、5. 照海、6. 公孙、7. 后溪、8. 内关、9. 列缺。
2. 第二图是八穴与八卦、九宫的关系，每穴各有代表性的数字，上边是十二时辰配合二十四小时。
3. 在制做时，第一图应较第二图小一圈。将图一斜线处剪掉，使成空缺，复于第二图上，露出第一图的干支名称，如须查对开穴时间，将第二图的当天干支名称对准第一图的空缺，再按时辰去对数字，即可得知所开的穴位。

时是，日干乙代数是九，日支丑是十，时干丁的代数是六，时支丑是八，四数相加的合数为三十三，由于乙日属阴，所以要被六除，结果余三，三属外关，则知乙丑日丁丑时外关穴应开。另外，凡除尽不余，遇到这种情况，阳日作九计算，应开的是列缺；阴日则作六计算，应开的穴是公孙。

以上仅是根据公式计算按时所开的经穴方法，临床运用时还有父母、夫妻、男女、主客等的配用关系，就是公孙配内关，临泣配外关，后溪配申脉，列缺配照海，这样共同应用就可以提高疗效。

为便于掌握和运用灵龟八法开穴，兹绘龟灵八法逐日按时开穴环周盘，以便临床应用。

（2）定时取穴、配穴治疗　就是根据病情选取与病情适应的八法开穴的穴位，再配以适当的经穴进行治疗。例如，头面之疾可选后溪、列缺、临泣、照海适应证的开穴时间；胃心胸诸疾可选公孙、内关适应证的开穴时间进行治疗。本法适用于慢性疾病，故称定时取穴、配穴治疗。

（3）按时取穴、配合病穴　就是根据患者来诊时间所开的八法穴，再配合与疾病相适应的穴位进行治疗，以扶正驱邪，消除病痛，例如厥心痛，适逢丙申日己丑时，即先开公孙、内关，再取厥阴俞、巨阙疗之。再如蛔厥，时逢壬午日癸卯时，即先开内关、公孙，再配中脘、肝俞、胆俞，此即开穴与病穴合用法，以提高疗效。

（4）流注、八法、联合应用　子午流注法、灵龟八法二者皆以"时穴"为主，所以二者都是建立在"人与自然"按着气血流注盛衰的规律进行选穴。同时二者所用的经穴为人体重要腧穴，正如李梴所说："周身三百六十穴，统于手足六十六穴，六十六穴又统于八穴"，说明了五输八法穴的重要意义。这二者联合应用，可先开八法穴，再配纳干按时取穴；先开八法穴，再配纳支取穴；先根据病情，预定八法开穴时间再配纳干定时取穴。由此可见，运用时穴法，必须辨证，根据病情，适当配穴，才能更好地发挥时穴的疗效。

【附】　飞腾八法

飞腾八法也是以八脉八穴为基础，按时开穴的一种方法。它的运用和灵龟八法略有不同。本法不论日干支和时干支，均以天干为主，不用零余方法。其运用方法应牢记飞腾八法歌，并列表说明。

八穴八卦天干配合表

壬甲	丙	戊	庚	辛	乙癸	己	丁
公孙 乾	内关 艮	临泣 坎	外关 震	后溪 巽	申脉 坤	列缺 离	照海 兑

飞腾八法歌

壬甲公孙即是乾，丙居艮上内关然，
戊为临泣生坎水，庚属外关震相连，
辛上后溪装巽卦，乙癸申脉到坤传，
己土列缺南离上，丁居照海兑金全。

例如：本日天干是甲或是己，按"五虎建元"法推算，即是"甲己之日起丙寅"。丙寅应取内关穴，因丙配艮卦内关（其他如丙申、丙戌、丙辰、丙午皆同）。他如戊辰时取临泣，己巳时取列缺等，均同此例。

3 针刺麻醉

针刺麻醉是根据针刺能够镇痛和调节人体生理功能的原理而发展起来的。从最初针刺摘除扁桃体,到复杂的胸、腹、开颅手术,经过20多年的大量临床实践,目前已确立了针麻作为一种麻醉方法的地位。这是我国中西医务人员,运用现代科学知识和方法发扬针灸医学所取得的丰硕成果。

3·1 针麻的特点

(1) 适应范围广 在我国应用针麻进行手术,已达200余万例,使用范围已经推广到100多种大小手术,成功率达80%左右。通过大量临床实践,约有二三十种常用手术针麻效果稳定。一般认为对颈、胸部手术效果好,如针麻甲状腺、上颌窦、青光眼、腹式输卵管结扎等已普及应用,针麻剖腹产、脾切除、胃大部切除、全喉截除等也取得较好成效。作为常规麻醉,有些单位已将颅脑手术、前列腺切除、半月板摘除、肺叶切除等麻醉列为首选方法。近年来还有用针麻进行体外循环、心内直视手术,也取得较满意的效果。

(2) 生理扰动少 由于针刺经穴具有调整人体各种功能的作用,因而针麻手术时病人的血压、脉搏、呼吸都比较平稳,在整个手术过程中,病人保持神志完全清醒,并能主动积极配合手术。

(3) 使用安全 由于针麻具有生理扰动少的优点,因而对肝肾功能不好,以及休克、病危、衰老等全身状态差的病例均可应用。在针麻下做手术,还无需担心麻药过量、病人对药物过敏而发生麻醉意外。

(4) 术后痛苦少 在针麻下手术,术后少有药物麻醉所出现的头痛、鼓肠、尿闭等副反应,且有进食早、活动早、恢复快等优点。

(5) 方便经济 针麻操作比较简便,不需要特殊的器械设备,且有花钱少,减少病人经济负担的优点。

不过,针麻还没有达到完全无痛的要求,未能完全控制内脏牵拉反应,以及肌肉松弛不全。这些缺点,还有待改进,以利提高针麻效果。

3·2 针麻的原理

针刺麻醉,主要在于针刺能达到镇痛的目的。关于针刺镇痛的机理,通过大量的研究工作表明:

(1) 在针刺穴位之后,可以引起神经冲动,沿着传入神经传导到神经中枢,通过各级中枢的整合作用,便对手术部位和脏器产生镇痛和调整等作用。例如:针刺可使神经中痛觉纤维的传导发生阻滞;可使脊髓背角内发生突触后抑制;针刺的信号通过脊髓入脑,经过复杂的整合活动,可兴奋内在镇痛系统,下行抑制背角,从而发挥镇痛效应。

(2) 在针刺过程中,还有神经体液的参与,并起着重要的调节作用。如针麻之后,可使动物脑内5-羟色胺含量增加,使儿茶酚胺类递质的受体受到抑制。特别是针刺镇痛时,动物脑内内啡肽含量明显增加,延缓脑啡肽的降解,可以延长针刺镇痛的效应。

总之,针刺镇痛,既有神经系统的参与,也有神经递质的参与,而二者又是相互配合的,这就为针刺麻醉作用机理提出了初步理论依据。针刺镇痛是在针刺作用下,在机体内发生的一个从外周到中枢的各级水平,涉及神经、体液许多因素,包括致痛与抗痛这一对立而又统一的两个方面的复杂动态过程。

3·3 针麻的方法

（1）术前准备 针麻术前准备和其他麻醉相同,并要了解病人的针感情况和对针刺的耐受力,必要时应进行术前试针和对病人进行在术中配合手术的训练（如开胸时的深呼吸）以及介绍针麻的特点,使之主动配合,消除紧张情绪。

（2）选穴原则 针麻选穴与针灸治疗基本相同,一般宜取穴少,针感好,才能充分达到镇痛的目的。

1) 体针选穴：体针选穴是在十四经腧穴的循经取穴基础上发展起来的。常用选穴方法有4种：

循经选穴：它是根据"经脉所过,主治所及"的理论,在与手术切口部位或与内脏相关的经脉上,选取针感好、镇痛强的腧穴。如头、面、颈、项部手术选用手阳明经的合谷穴；胃大部切除术选用足阳明经的足三里穴等。

在选穴时,还要注意穴位的特殊性能和主治作用。如腹腔手术选用"下合穴",因合治内腑；四肢手术选用"五输穴"中的"输"穴,因输主体重节痛。

邻近选穴：在循经取穴的同时,为加强局部的镇痛效果,还可根据"以痛为腧"的理论,配取手术部位附近的穴位。如拔上牙选颊车、颧髎；剖腹产选带脉穴等。做各种内脏手术,还可选用五脏六腑相应的俞募穴和相应的夹脊穴,可加强镇痛的效果。

辨证选穴：根据所表现的症状,选取经验有效的穴位,以加强镇痛的效果。如胸闷、心悸选内关可达镇静之效。

根据神经分布选穴：它是按照神经解剖生理学理论来选穴的。具体应用,可选用支配手术区的神经干附近的腧穴,或直接刺激神经干,或选用同一神经节段附近的腧穴。如甲状腺手术取扶突（颈浅神经丛）；下肢手术用第三、四腰神经、股神经、坐骨神经等。

上述四种方法,可单独使用,亦可配合使用。

2) 耳针选穴：一般根据以下三点进行选穴：

根据脏象学说选穴：如切开皮肤选用肺穴,因"肺主皮毛"；切肌肉多选用脾穴,因"脾主肌肉"；切骨选用肾穴,因"肾主骨"；做眼科手术多用肝穴,因"肝开窍于目"等。

选用与手术部位相应的耳穴：它是根据各种脏器疾病在耳廓上可相应地产生反应点来选用的。如阑尾切除术选用阑尾穴；甲状腺手术选颈穴。还可以根据耳廓的压痛、变色、电阻变小等来选穴。如胃、十二指肠溃疡可在消化道区找到反应点,这些反应点均可作为刺激点。

根据耳部神经、生理学选穴：如腹部手术常选用口穴、耳迷根穴,因受迷走神经支配。加强镇痛效果和减少内脏反射,常选用皮质下穴和交感穴,乃是根据生理作用所决定的。

针麻选穴,不论体针与耳针麻醉,一般多用患侧,亦可选用健侧或双侧同用。所选穴位

常用手术针麻穴位处方表

手术名称	针麻选穴举例	
	体 针	耳 针
斜视矫正术	合谷、四白透承泣、阳白透鱼腰	眼、肝
青光眼手术	合谷、支沟、四白透承泣、阳白透鱼腰	眼、肝
拔牙术	合谷,上牙加颊车、颧髎;下牙加大迎	上下拔牙麻醉点
上颌窦手术	合谷、支沟、颧髎、四白、阳白透鱼腰、四白透承泣	肾上腺透内鼻、上颌透额
扁桃体摘除术	合谷、支沟、扶突	咽喉、扁桃体
前颅窝手术	颧髎、太冲、足临泣、金门	脑干透皮质下,神门透肾、交感、肺
肺叶切除术	郄门、内关透三阳络	神门、肺
二尖瓣扩张分离术	合谷、内关、支沟	神门、肺、胸
食道手术	合谷、内关、翳风	
乳房肿瘤切除术	合谷、内关	神门、交感、内分沁、胸、肺
胃大部切除术	足三里、上巨虚	胃、神门、交感、肺
甲状腺手术	合谷、内关、扶突	神门、肺、颈、内分泌
胆囊切除术	足三里、三阴交、胆囊穴	胆、腹、神门、交感、肺、皮质下
脾切除术	足三里、三阴交、太冲	
阑尾切除术	上巨虚、太冲、阑尾	阑尾、口
疝修补术	阴陵泉、三阴交、横骨、维道	神门、外生殖器、皮质下
部腹产术	足三里、三阴交、带脉、切口旁针	神门、子宫、腹、肺
输卵管结扎术	三阴交	肺、皮质下、子宫
膀胱切开取石术、膀胱造瘘术	三阴交、中极、关元	膀胱、腹、神门、肺
四肢闭合性骨折复位术	上肢:极泉、曲池、合谷 下肢:阳陵泉、悬钟、太冲、外丘 在骨折端各取1~2个感应较强的腧穴	神门、交感、皮质下 上肢:腕、肘、肩 下肢:膝、髋、踝

以不影响手术进行为宜。

常用针麻处方:目前,针麻技术已被广泛应用于各种外科手术,且随临床实践不断地扩大应用范围。下面仅介绍部分常用针麻处方,以备选用。

(3) 针刺方法 选穴是取得镇痛的关键,而针刺方法,获得圆满的针感得气,又是保证疗效的关键。目前临床针麻手术的针刺方法,分有手法运针、电针刺激以及刺激强度、诱导与留针等。

1) 术前诱导:手术开始之前,可在预先选好的穴位上进行一段时间的刺激,称为诱导。其目的在于使病人适应穴位的刺激,安定情绪,还可以起到调整机体各器官功能的作用,为接受手术作好准备。诱导时间一般为20分钟左右。

2) 手法运针:运针在于加强疗效,取得针感,保持所产生的痠、麻、胀、重的感觉,以达到镇痛的目的。一般体针多采用提插加捻转术。捻转频率一般为120次/分左右,捻转幅度是90°~360°,提插幅度一般在10 mm以内。耳针只宜捻转。捻转幅度要小,不要改变针尖方向。还要注意防止掉针或穿通耳廓,但要使病人耳部有胀、热等感觉。

3) 电针刺激:针刺得气后,将电针机开关打开,把输出强度调节旋钮调至最小(无输出),再将两个输出头分别连接在两根毫针的针柄上,然后调节输出强度,使病人产生痠、麻、胀、重的感觉,其强度要因人而异,控制在中等强度,以保持得气为度。一次连续较长时间通电后,常出现得气减弱甚至消失现象,因此,手术中应经常适当增加电刺激强度,或采用间断通电的方法,以保持针感,增强镇痛的效果。

至于刺激强度,由于病人对刺激强度的反应差异很大,不同手术和同一手术不同阶段对人体的影响也不同,因此刺激强度要根据病人的体质、病情,以及手术的需要来决定。其原则在于使病人保持一定的针感,产生痠、麻、胀、重为宜,不应笼统地认为刺激愈大愈好。刺激过强会引起疼痛,反而影响得气,使针麻效果降低。

3·4 辅助用药

针麻和其他麻醉一样,常需给予适当的辅助药物以提高麻醉效果,使病人处于最安全、最有利的条件下进行手术。辅助药物的种类甚多,主要有镇静、镇痛和抗胆碱等药物。

辅助用药有:镇静药和安定药,常用的有苯巴比妥,乙酰普马嗪,氟哌啶醇,安定等;镇痛药,常用的有杜冷丁,有时也可用吗啡、芬太尼,但后二者副作用和毒性较大,须特别谨慎使用;抗胆碱能药物,常使用阿托品和东莨菪碱。

加用辅助药物要掌握时机,在剂量上也要适当控制,否则可能使病人处于朦胧状态,不能清楚地反映情况,失去主动配合手术的能力而影响针麻效果。肌肉松弛剂的应用更需慎重,并予严密观察,一有意外情况发生,立即采取有效的抢救措施。

3·5 针麻的要求

实践证明,针麻效果的优劣,除针刺的作用外,还与辅助药物、环境条件、病人的精神因素、个体差异以及医务人员的操作等有关。医务人员必须根据客观实际对待这些因素,并且从中找出规律。目前国内外针麻工作者多数采用针药结合的麻醉方法,这是进一步提高针麻效果的有效途径。

由于针麻时病人处于清醒状态,加之目前针麻有时还存在着镇痛不全、内脏牵拉反应和肌肉紧张等,因此就要求术者在手术过程中做到稳、准、轻、快,一般不用有齿镊子钳夹皮肤;切皮要迅速;对肌肉层应尽量避免钝性分离;对内脏器官组织不宜过多牵拉;根据手术当时情况灵活改变操作步骤,改进操作方法,尽量减少不必要的刺激,以减轻病人的痛苦,有利于病人健康的恢复。